类风湿关节炎的诊断与特殊治疗

——蚂蚁丸治疗类风湿关节炎及其研究

（第三版）

郭来旺　郭海明　主编

中国医药科技出版社

内 容 提 要

本书共分四章，论述了类风湿关节炎的病因病机，辨病与诊断，辨证与论治，西医西药治疗，中医中药治疗，中西医结合治疗，康复治疗等。特别是作者结合多年临床经验，对研究应用复方蚂蚁丸治疗类风湿关节炎、强直性脊柱炎的实践经验做了详细的阐述。该书内容新颖，文字通俗，讲求实用，可供中西医医务科技工作者参考，也可帮助广大类风湿关节炎、强直性脊柱炎和其他风湿病病人自我康复治疗参考使用。

图书在版编目（CIP）数据

类风湿关节炎的诊断与特殊治疗：蚂蚁丸治疗类风湿关节炎及其研究 / 郭来旺，郭海明主编 . —3 版 . — 北京：中国医药科技出版社，2017.2

ISBN 978-7-5067-9030-7

Ⅰ . ①类… Ⅱ . ①郭… ②郭… Ⅲ . ①类风湿性关节炎—中医诊断学 ②类风湿性关节炎—中药疗法 Ⅳ . ① R259.932.2

中国版本图书馆 CIP 数据核字（2017）第 015377 号

美术编辑 陈君杞

版式设计 也 在

出版 中国医药科技出版社

地址 北京市海淀区文慧园北路甲 22 号

邮编 100082

电话 发行：010—62227427 邮购：010—62236938

网址 www.cmstp.com

规格 710×1000mm $\frac{1}{16}$

印张 17

彩插 6

字数 259 千字

初版 2004 年 9 月第 1 版

版次 2017 年 2 月第 3 版

印次 2017 年 2 月第 1 次印刷

印刷 三河市国英印务有限公司

经销 全国各地新华书店

书号 ISBN 978-7-5067-9030-7

定价 **35.00 元**

编 委 会

主　编　郭来旺　　郭海明

编　者　郭海江　　郭葭蓬　　郭　芳　　郭春燕

　　　　郭来旺　　郭海明　　刘海娜　　李兆信

吴　序

  风湿病是一类病种繁多、病情复杂的系统性疾病，不少病种病因至今尚未完全阐明。目前，世界卫生组织将其分为 10 大类 100 余个病种。类风湿关节炎是其中极为重要的一种，其患病率为 0.37%。从临床症状来看，又有早期非典型（未分化）类风湿关节炎、典型进展型类风湿关节炎、幼年类风湿关节炎及老年类风湿关节炎等差异。因此，对本病的治疗强调根据临床不同类型决定治疗对策以及采用个体化治疗方案。目前，大部分药物对类风湿关节炎治疗的效果还是喜忧参半。大部分基层医疗单位仍然是采取一线药物、二线药物循序渐进的治疗方法。近 10 余年来逐步推荐应用抗风湿药（DMARDs）、生物制剂，但是仅抑制某一细胞因子，未必就会有好的疗效。不少临床研究结果显示，采用中西医结合联合用药方案治疗类风湿关节炎的效果要比单用西药或单用中药好。

  郭来旺、郭海明医师从事风湿病的临床与研究工作 30 余年，对风湿病的诊治积累了丰富的经验，尤其是对类风湿关节炎的治疗研究见解独到，研制有独特治疗类风湿关节炎的有效方药——复方蚂蚁丸，使众多风湿病病人从中受益。多年前，两位郭医师即耗费大量的时间和精力，不吝将其经验编辑成书，付梓出版。郭来旺主任医师曾是中国中西医结合学会第三届风湿病专业委员会委员和第四届风湿病专业委员会常务委员，近年来，其对类风湿关节炎的研究又有新的成绩，喜闻此书再版，乐为序。

吴启富

中国中西医结合风湿病专业委员会主任委员

中国中西医结合防治风湿病联盟主席

2012 年 5 月 6 日于广州

冯　序

　　我认识郭来旺医师是在十几年前，那时郭医师到广安门医院来找我，希望我能牵头为他研制的用于治疗类风湿关节炎中药新药蚁参蠲痹胶囊做临床试验工作。中药新药的临床试验研究是一件非常复杂的工作，投入高，风险大，我多次劝他不要申报新药了，搞不好会"竹篮子打水一场空"。然而，郭医师讲蚁参蠲痹这个处方我们临床使用多年，确有疗效，该药虽不能尽愈其疾，却能缓解部分病人的痛苦，希望这个处方能用于更多的病人。由于他的自信和坚持，我接受了这项临床试验研究工作。历时十几年，经历千辛万苦，郭医师的耕耘，终于有了收获，于2006年蚁参蠲痹胶囊获得原国家食品药品监督局中药新药批准证书。

　　郭来旺医师是一位基层的中医医师，深感群众罹患类风湿关节炎的痛苦，致力于中西医治疗类风湿关节炎的研究，几十年来，矢志不移，坚韧不拔，在中西医治疗类风湿关节炎的方面积累了丰富的经验，尤其是在使用蚂蚁丸治疗类风湿关节炎方面体会颇深，并将自己的经验总结整理撰写成《类风湿关节炎的诊断与特殊治疗》一书。该书重点介绍了类风湿关节炎的辨证论治及蚂蚁丸的应用经验。郭医师在临床上治疗类风湿关节炎是采用中西医结合的方法，所以书中也介绍了有关西医对类风湿关节炎的诊断和治疗的知识。

　　近十几年来无论是西医还是中医在类风湿关节炎的治疗方面都取

得了长足的进步。但我们对类风湿关节炎的认识仍然是有限的，类风湿关节炎的治疗仍然存在很多不尽人意的地方，这需要中西医药工作者共同不断努力，发挥各自的优势，把类风湿关节炎的治疗提高到一个新的水平。

马兴华

中国中医科学院广安门医院原风湿科主任
2012 年 5 月 10 日于北京

刘 序

　　在 22 年前的一次国家新药研发培训会议上，我初次结识了郭来旺主任医师，当时我十分纳闷，作为一名基层医疗机构的专家，既无研发新药的人才团队，又无开展新药研究的药剂、药理等条件，即使郭先生参加完为期一周的专业培训，他能独立开展新药研发工作吗？然而，通过培训期内的几次交流我得知，当时他已研制出了治疗类风湿关节炎的"复方蚂蚁丸"等三个临床制剂，且疗效满意。在随后的几年中，郭医师经常来我院向新药研发专家咨询中药新药研发的相关问题，并委托我院药学部门开展新药的工艺、质量标准、药理毒理等新药临床前的研究工作，在 2000 年前后的十年间，我在北京参会或差旅途中，经常会遇见郭医师为了新药申报、审批、补充资料等工作穿梭于京晋之间的疲惫身影。功夫不负有心人，在繁重的医疗工作之外，郭来旺先生倾其前半生之积蓄，担失败"打水漂"之风险，访遍京晋大部分新药研发专家，承受着难以言表的心理和经济压力，以持之以恒、坚韧不拔之毅力，十几年如一日，终于研制成功了两个国家级新药——"复方蚂蚁丸"和"蚁参蠲痹胶囊"，获得了新药证书，并进行了成果转化。这应是对其前半生孜孜以求进行类风湿治疗临床与科研的最好诠释。

　　本人除对近 20 年郭医师"仁心仁术""大医精诚"的认识外，昨晚从《杏林中人》图画册中更加感受到了学者成长的过程和成才的艰辛及中医药临床技术功底的深厚。年少时的村娃娃经历、青年时的军旅生涯、求医历程及生活事业的历练，造就了他为人医、为人良医的高尚品格。

　　人的一生是短暂的，终其一生之追求，亦可无所收获，郭来旺医师在自己的类风湿病研究中孜孜以求，穷其精力，劳其身心，终获硕果。山西省科技进步一等奖，国家新药证书，山西旺龙药业公司，十余项实用发明专利，沉甸甸的专科论著论文，享受国务院特殊津贴专家，山西省优秀专家，山西省突出贡献专家，山西省劳动模范，山西省优秀卫生科技工作者等等，不胜枚举，这些都是对他最好的肯定。

　　成功的路上并不拥挤，只是因为坚持的人太少。郭来旺医师之所以能在中医药防治类风湿病领域独辟蹊径，成绩斐然，是与其矢志不渝的杏林耕耘分不开的，但愿郭来旺医师满园杏林常盛，医业鹤寿延年。

山西省中医药研究院
山西省中医院副院长刘光珍教授
2016 年 3 月 11 日于太原

前 言

    类风湿关节炎是一种以关节病变为主的全身性自身免疫性疾病。在我国北方高寒地带和南方沿海、潮湿地带患病率较高,男女发病比例为1:3,其特点是四肢大小关节的疼痛、肿胀、活动受限、变形、畸形,且致残率较高,病人表现极为痛苦,过去有"不死的癌症"之称。

    我们遵循"走中西医结合的道路"和"古为今用,洋为中用"的方针,在学习应用现代西医辨病诊断的基础上,挖掘中医学宝库,发现和汲取民间一些防治痹病的经验,在类风湿关节炎(中医称之为顽痹、尪痹)的治疗方面取得了较大进展。我们深深体会到,只要应用中医理论,辨证准确,用药对症,就会取得较好疗效。如能因人因病而异,采用内治与外治,中治与西治,治疗与预防相结合的方针,长期治疗疗效会更好。

    笔者从医40余年,从事治疗类风湿、强直性脊柱炎等风湿性疾病已达30余年,积累了一定的临床经验。特别是发现棕褐沙林蚁这一新药材,与其他中药反复调剂配伍实践,研制成功治疗类风湿关节炎、强直性脊柱炎的旺龙蚂蚁丸系列制剂,尤其升级换代的蚂蚁通痹丸和蚂蚁通痹胶囊更是疗效独特,深受病人欢迎。由交口县政府设立,山西省卫生厅批准,成立的交口县类风湿病专科医院和山西晋康风湿病医院,以对不同病症,特殊类型的病人给予住院、咨询等指导性针对性的治疗,取得良好效果。尤其山西晋康风湿病医院在省城太原,交通便利,给病人就诊提供了极大的方便。

    本书在出版发行后,深受广大读者和类风湿病人的欢迎,现进行了新的修订,提出了新的理念、方法,特别是升级换代后的蚂蚁通痹丸和蚂蚁通痹胶囊治疗效果进行了补充，这对认识、治疗此病，康复身体有很大的指导作用。修订过程中，在一、二版参考大量公开发表的书刊资料基础上又进行了补充。同时也感谢中国中西医结合风湿病专业委员会主任委员、中国中西医结合防治风湿病联盟主席吴启富教授，中华中医药学会风湿病专业委员会副主任委员、中国中医科学院广安门医院风湿科原主任冯兴华教授，山西省中医药研究院、山西省中医院副院长刘光珍教授在百忙中给予作序。由于我们的水平有限，错漏之处在所难免，恳请广大读者批评指正。

编 者

2016 年 11 月

再 版 说 明

　　由于本书出版以来深受广大读者和风湿病病人喜爱，我们又将近年来治疗类风湿关节炎、强直性脊柱炎的新体会、新经验进行了总结，并将旺龙蚂蚁丸的第一、第二、第三代制剂进行了介绍，尤其对形成的旺龙蚂蚁丸系列制剂疗法做了说明，为其升级换代不断提高疗效，扩大治疗范围，如骨性关节炎、系统性红斑狼疮、干燥综合征、硬皮病也作了简要叙述，对研制成功后转化的国家中药三类新药蚁参蠲痹胶囊作了介绍，将其走向市场后的反响效果作了部分收集，以便为创研更新的成果，研究与国际接轨，走向世界的新型抗风湿中成药做出我们的努力。

编　者

2017 年 1 月

目　录

第一章　风湿类相关疾病的诊断与检查

第一节　风湿类疾病的常用检查方法

风湿病人的主体自觉症状、体征和辅助检查，对病证分析、确立诊断、指导制定规范且合理的治疗方案，有着极为重要的意义。

一、临床表现

（一）关节疼痛

1.关节疼痛的表现形式

疼痛是风湿性关节病的常见主诉之一，疼痛的部位、时间、程度、性质是诊断疾病的重要依据。如活动时疼痛，静止时疼痛，夜间疼痛，白天疼痛，持续性的疼痛，间歇性的疼痛，遇冷时疼痛，遇热时疼痛，针刺痛，跳痛，烧灼痛，钝痛等等，疼痛辅以其他伴随的症状，再结合一些必要的辅助检查，分辨其疼痛的原因及何种疾病，有利于尽早做出诊断及进行治疗。

2.关节疼痛、压痛的检查

关节疼痛是病人的自觉症状，为能够明确诊断，往往做一些体征的检查，以排除其他疾病。如：肘关节部位的肱骨外上髁炎（网球肘），跟骨结节性滑囊炎的典型局部点状压痛，如大面积压痛时说明疼痛范围的广泛；髋关节病变时，牵涉到膝关节部位的疼痛，而又在膝关节找不到压痛点，冠心病心绞痛时的放射性左肩部疼痛等等，这些作为我们临床医师都是很熟悉的。

可用 10cm 水平视力对照表来直观的观察疼痛的转化情况：

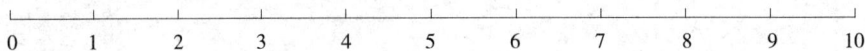

0	1	2	3	4	5	6	7	8	9	10

在上表相应点划圈，在治疗前后做比较。

对疼痛程度的衡量或测量，我们在类风湿关节炎疼痛中和风湿病常见的几项症状和临床观察指标中已进行量化分级，以便于统计学进行总结处理。

（二）关节肿胀

1. 关节肿胀的形式

肿胀是风湿、类风湿关节炎的重要体征，它是关节炎确诊的重要依据。关节炎肿胀，主要发生在关节腔整体及其周围的软组织，它有漫状的肿胀和局限性的肿胀，可凹陷的肿胀和压之不凹陷性的肿胀。这些肿胀都是由关节滑膜和关节囊壁的炎症、渗出、增生直接引起的，严重者形成关节腔积液（这在膝关节处最为常见）；继而又挤压、压迫、阻滞远端肢体静脉血、淋巴液的回流，成为继发性的加重肿胀的原因。严重者可引起整个一侧肢体的肿胀。

2. 关节肿胀的检查法

关节肿胀有明显的它觉体征，在检查时测量的方法也比较多，下面介绍几种：

（1）目测法　即肿胀的关节有明显的增粗、膨隆或关节部位饱满。如双手指的梭形肿胀，或枣核状肿胀；腕关节、踝关节的鼓起肿胀，严重时看不到原来部位，如尺骨小头和踝关节突起；膝关节肿胀时有明显的浮髌试验阳性，这说明关节腔内积液很多；如膝关节内有少量积液时，检查者用手掌心向下按压髌骨部位，双膝眼部位即有膨起的现象。为了使肿胀程度有个量化体现，往往风湿科医师在关节周围选一骨性标志，来判断肿胀的轻重，如在腕关节选尺骨小头和桡骨结节，肘关节选肱骨内外髁，膝关节选择髌骨，踝关节选用内外踝。关节轻度肿胀：关节肿胀，尚未超过骨性标志，关节周围正常软组织凹陷还存在；关节中度肿胀：关节肿胀处与骨性标志相平，关节周围正常软组织凹陷消失；高度肿胀（或叫重度肿胀）：关节肿胀处正常软组织凹陷不仅消失反而异常隆起，并高于骨性标志。

（2）皮带测量法　用皮带、软尺测量关节部位的增粗与变细，以了解肿胀的加重与减轻，对判断治疗效果很有参考价值。测量时主要是在治疗前后反复测量一个部位进行比较；如对侧关节部位正常时，双侧都同时测量进行数值比较，看其病情进展和治疗效果比较；此方法适应于肘、腕、膝、踝、指、趾关节等。

（3）肿胀关节排水测量法　此方法仅适应于腕关节以下的全手关节和踝关节以下的全脚关节；方法较繁琐，而国内外学术团体尚未制定出统一量化统计之标准；测量方法：先找一玻璃或塑料制作的能容纳下一只手或一只脚的量杯或量筒，上有明确的刻度标志；在测量的肢体确定一固定部位；划一圈不易褪色的标志线；准备万分之一或千分之一的天平。将量杯或量筒中装满了水，将要测量肢体伸入至标志线，将排出的水进行称量，这样相隔一段时间，将反复做的检查和排出的水量进行前后比较（或划成一条曲线），以了解病情转化程度或用药后的效果。注意肿胀在类风湿和风湿病中常见的几项症状和临床观察指标中已有的量化指标。

（三）关节活动障碍

关节功能活动受限是风湿性关节炎的明显体征，也正是由于关节的炎症、肿胀、僵硬，使其活动的范围、角度、伸度、屈度受到不同程度的限制。

在关节炎早期的活动障碍中，多是关节腔炎症渗出、肿胀，引起关节的疼痛，而自身关节活动受限，如被动运动这些关节还可以有一定活动范围，不过是因疼痛拒绝活动而已。随着病情的加重，病期的延长，关节滑膜、骨质及周围的韧带不同程度的器质性病损，关节腔、关节间隙变窄，关节正常位置、正常着力点发生了物理的力学形态改变，关节出现了各种各样的变形或畸形，如"纽扣指""扳机指""鹅颈指"等等。这时进行被动性的运动、活动，如在风湿静止期，这种活动可能有轻微的疼痛或不疼痛；如在风湿的活动期，它即拒活动和进行运动；但是不论是风湿静止期或活动期，这种关节的活动范围，角度不会回到原来正常活动时的位置。

关节活动障碍也称为功能障碍，而功能障碍我们又将其分为人体整体功能障碍和关节局限性功能障碍，这对判断类风湿的病情程度和病情分期极为重要，并且对其进行了量化测量统计。

（四）僵直

类风湿关节炎的关节活动不灵活，尤在早晨起床时表现最为突出，我们称其为晨僵。根据病情的轻重，晨僵有的仅30分钟，有的则达1小时、2小时，甚至整日成僵直状。使关节只能成微屈、半屈或不能屈曲。极个别类风湿病人，也有无晨僵现象的，但极为罕见。

（五）身疲无力

类风湿关节炎病人身体乏力、无力感非常明显，尤其在早期隐匿起病者，总感到自己累得不行，不知什么原因，总想休息，即使好好地睡一觉，也不能解除自己的这种疲劳感。

个别病人自己服一两片去痛片或阿司匹林，可有明显的减轻、舒适感。其实这是早期类风湿关节炎的表现，随着病情的发展，中、晚期类风湿会不断加剧。这时如果化验一下血象，血沉，类风湿因子等，很快结果就会真相大白。因此在身体反复的、极为疲乏、不适的情况下，不要忘记查一下是否患了类风湿病，或是检查一下风湿病是否又进入活动期。

人乏力严重时，即转为无力，无力严重时就标志着人体肌肉的收缩力减弱。较长时间的无力可使肌肉的收缩力逐步减退。在骨科领域，将肌肉的收缩力分为 6 级（即 0~5 级），肌肉完全瘫痪为 0 级；肌肉稍有收缩，但关节无活动为 1 级；能带动肢体活动，但不能对抗自身重力为 2 级；能带动肢体活动，并对抗重力活动为 3 级；可对抗重力和轻微阻力为 4 级；完全正常者为 5 级。这对类风湿关节炎病人长期卧床，不能活动、运动，或久坐轮椅者，肌肉出现萎缩，产生肌无力者程度的判定，治疗的指导和康复保健、锻炼有着重要的实际意义。我们将临床上常见的症状进行了量化评分，列表如下，以观察病情好转程度和用药效果。

表 1-1　临床症状体征分级量化评分表

临床症状	评分标准	记分
关节疼痛	关节不痛或疼痛消失	0
	疼痛较轻，尚能忍受，或仅劳累或天气变化时疼痛，基本不影响工作	2
	疼痛较重，工作和休息均受到影响	4
	疼痛严重，难以忍受，严重影响休息和工作，需配合使用止痛药物	6
关节肿胀	关节无肿胀或肿胀消失	0
	关节轻度肿胀、皮肤纹理变浅，关节的骨标志仍明显	2
	疼痛较重，工作和休息均受到影响	4
	疼痛严重，难以忍受，严重影响休息和工作，需配合使用止痛药物	6
关节压痛	关节无压痛或压痛消失	0
	轻度压痛，病人称有痛	1
	中度压痛，病人尚能忍受，皱眉不适等	2
	重度压痛，痛不可触，压挤关节时病人很痛，将手或肢体抽回	3

临床症状	评分标准	记分
关节屈伸不利	关节活动正常	0
	关节活动轻度受限，关节活动范围减少 <1/3	1
	关节活动明显受限，关节活动范围减少 ≥1/3	2
	关节活动严重受限，关节活动范围减少 ≥1/2，甚或僵直	3
晨僵	无	0
	晨僵 <1h	1
	晨僵 ≥1h、<2h	2
	晨僵 ≥2h	3
关节作冷	无	0
	仅关节恶风寒，触之不凉	1
	关节恶风寒，触之凉，喜温	2
	关节恶风寒明显，常加衣保护	3
畏恶风寒	无	0
	畏恶风寒，不需加衣	1
	常畏恶风寒，需加衣	2
手足不温	无	0
	自觉时冷，但触之不凉	1
	经常自觉冷，触之凉	2
疼痛夜甚	无	0
	有疼痛、夜甚，尚不影响睡眠	1
	疼痛、夜甚，影响睡眠	2
神疲乏力	无神疲乏力	0
	有神疲乏力	1

二、各部位关节检查特征

（一）手腕及手指关节

1. 手腕关节

正常关节可背伸掌屈在 60° 以上，向桡侧、尺侧可偏 30° 以上。如患类风湿关节炎时，这些活动度不同程度受限，并且有明显的疼痛、肿胀、晨僵（大部分超过 1 小时以上），尤其在上床（或坑）或揉面用力时，腕关节疼痛加重，或干脆不能着力。随着病期的延长，腕关节骨及其周围韧带逐步的损害，形成关节破坏，半脱位，腕关节伸屈、倾斜功能完全丧失，成为固定的伸直位或屈曲位。

2. 手指关节

手指关节一般呈对称性，是最早或最易受累的关节。除表现为疼痛、肿胀、晨僵，不能握拳外，在早期可出现梭形肿胀，或关节周围隆起、增厚、增粗，到中晚期可有肌腱滑脱或断裂，内在肌腱的挛缩，可引起关节的脱位、变形、畸形。

常见的手指关节畸形有：①掌指关节尺偏畸形（手指斜形变或叫梭状变）；②拇指畸形一种为 Z 形畸形，而另一种天鹅颈样畸形；③纽扣指样畸形；④鸡爪形畸形等。

（二）肘关节

肘关节主要功能是屈伸运动，有的还可以微度过伸。类风湿侵犯时引起关节的疼痛、肿胀、屈曲、伸直功能受限，到中晚期其伸屈活动范围越来越小，有的形成肘内翻、肘外翻等畸形，有的连穿衣、吃饭都不能正常进行。

（三）肩关节

肩关节是人体活动范围最大的关节，它由盂肱关节、肩锁关节、胸锁关节和肩胛胸壁关节组成。能进行前屈、后伸、上举、内收、外展、内旋、外旋等功能的活动。

肩关节由于其活动范围较大，故在骨伤科中以引起脱位较多，而在骨病中因该关节入睡时，易裸露在外，尤其是老年人，很容易受凉引起肩周炎。肩周炎合并风湿者也较常见，而合并类风湿关节炎者也有，但相对较少。

类风湿肩关节炎，除肩关节本身的疼痛，肿胀（一般渗出液不多时不明显），活动方位性受限外，一般多伴有其他关节的类风湿症状，化验类风湿因子常为阳性，X 线显示关节间隙变窄，肱骨头骨质硬化囊性变，晚期在关节边缘形成骨赘。

（四）髋关节

髋关节是人体站立时承重最大的关节，也是下肢活动范围最大的关节。由于承重、劳累的负担，使其最易感染疾病。在类风湿和强直性脊柱炎及骨性关节炎很容易侵犯此关节。在该关节部位感觉疼痛时，进行按压检查时会使疼痛加重，如按压该部位疼痛不明显，也可能是腰、骶髂部病变放射性所致。髋关节类风湿的特点是类风湿患病的共性特点和它自身个性特征，即关节疼痛、肿胀、晨僵、僵直，髋关节的内收、外展、前屈、后伸，内旋、外旋等功能受限（这些在下节的测量度数中进一步介绍）。类风湿因子阳性，血沉增快，免疫球蛋白定量增高。做 Thomas 征检查为阳性，臀部及大腿肌肉萎缩等现象。X 线检查在早期表现为骨质疏松，中晚期关节间隙变窄，关节腔消失，失去关节的所有功能。

如是强直性脊柱炎所致的髋关节损害，应有性别年龄区别，即男性多见，见于 15~30 岁。类风湿因子多为阴性，HLA–B27 化验为阳性。伴有骶髂关节和脊柱的病理性损害，到晚期，多形成关节功能严重受限，髋关节出现骨性强直。也有在早期发病时滥用激素类药，引起股骨头缺血性坏死，通过做 CT 检查可以确诊。

（五）膝关节

膝关节的类风湿损害是关节的疼痛、肿胀、伸屈活动受限，早期骨质疏松，骨间隙增宽，晚期出现屈膝挛缩畸形，关节间隙变窄、不等宽，进而骨质破坏，上下关节面融合，间隙完全消失，使伸屈功能完全丧失。

在确诊类风湿关节炎和排除其他疾病时，常常做一些检查，如浮髌试验，髌骨推压试验，髌骨加压研磨试验等。

（六）踝和脚趾关节

在检查踝、趾关节时，应脱去袜子，双脚放平进行比较，看关节突起部位是否存在挤压，有无凹陷肿胀，踝关节的前屈后伸，内收外展功能如何，脚背动脉搏动如何，有无跖趾外翻、扁平脚等。

踝趾关节的类风湿病变，在早期肿胀、疼痛、晨僵、活动受限。晚期可出现足内翻、外翻畸形，跖趾关节脱位，足趾重叠变形，跖趾外翻突出，常出现压迫性疼痛。这些疼痛使脚着力不能平衡，继发性的引起脚底鸡眼、胼胝、巨大骨囊炎等。

（七）颈部、下颌部

颈椎是类风湿关节炎易侵犯的部位之一，病人除四肢关节部位的疼痛、肿胀、疲乏无力外，常感到颈部有不适、疼痛，最明显的是头向左、右侧旋转时受限，晨起脖子发硬，如四肢关节炎不明显时，开始往往易误认为是落枕。

强直性脊柱炎也常侵犯颈椎部位，同时还会放射到肩、臂部疼痛。但检查这些部位又找不到病灶压痛点。强直性脊柱炎可以表现为先侵犯颈椎，而后到胸椎、腰椎、骶髂关节，形成下行性的患病顺序过程；也可先侵犯骶髂关节，而后到腰椎、胸椎，最后到颈椎，从而形成上行性的整个脊柱患病过程。

做检查时，让病人正坐位置，将头摆正，两眼目视前方，然后做头向前屈、后仰、侧屈、旋转等运动，类风湿、强直性脊椎炎侵犯颈椎时，这些运动均出现不同程度的受限。

检查颈椎活动时，要求固定双肩，以防躯干参与运动造成假象。一般做屈颈运动时，下颌应触及胸骨柄，后仰时双眼可视房顶，旋转运动时下颌尖可碰及锁骨最外边，侧屈时耳垂可扫住肩部。如类风湿、强直性脊柱炎侵犯颈椎时，这种活动会明显的受限。

当然做以上检查时，也应结合颈部 X 线拍片和 CT 检查等，化验血象、血沉、类风湿因子、HLA-B27 等项检查，以及再做一些颈部其他项的特征性检查，以排除其他疾病，使诊断更为准确。

在颈部的咽喉部——即甲状软骨部，也有个别类风湿病人受侵犯，表现为局部的疼痛不适感和吞咽时的疼痛感。检查者用手触摸时感觉疼痛，严重者拒用手摸之。未发现该部位有变形和影响吞咽功能的，结合伴随全身关节的类风湿表现和体征不难做出诊断。

下颌关节也是类风湿病人侵犯的部位之一，主要表现为局部疼痛、肿胀、僵硬，在张口说话、吃东西时更疼痛，有的人吃东西不能做咬合动作，严重者张开口都有困难。因此，有一些类风湿严重的病人，为了减轻下颌部的疼痛，尽量少说话，食流质食物。如病情得不到尽快控制，久而久之，下颌的关节张、合的功能越来越差，直至固定于咬合位。由于下颌关节的炎症、渗出、增生，最后纤维化、骨化变形。笔者曾在鞍山巡诊时在敬老院遇到一位49岁的男性病人，最后就是靠断掉的半个牙齿缝隙，吸吮乳汁性的食物来维持生存。由于他没有钱，也不能做手术矫形。下颌关节完全变形，形成骨性融合。同时他的髋、膝关节都变形使身体固定于强直位。

（八）脊柱

检查脊柱病变时，病人应脱去全部上衣，松解裤带，内裤亦应下移，使之显露双臀部及骶脊部。挺胸抬头，双足跟靠拢，成立正姿势。双眼目视前方，双臂及手自然下垂。主要观察了解以下情况：①脊柱是否在竖直线上，有无前凸、后凸、侧弯畸形；②双肩是否等高，双髂脊是否在横着的一条水平线上；③双侧骶棘肌是否对称，有无萎缩或痉挛。

正常人在直立姿势，向下钩头弯腰，双手指尖可触及双脚尖，双臂向后下伸手可摸及腿弯腘窝部，侧弯一侧手可触另一侧的膝外侧，这些动作在平素进行体育锻炼的人很容易达到，锻炼较少者也可以近乎达到，如腰椎有病变时做这些动作就会产生疼痛或拒做这些运动检查。

通过做以上的姿势动作，目测其可能的病变部位，然后用手触摸、按压，也可用一手掌全托扣于病人的头顶部，然后用另一手握拳捶击，看脊柱是否某一部位产生疼痛，即所谓叩击痛。具体寻找出疼痛的部位、范围、深浅、性质等。

脊柱常进行的几项检查如下。

1. 拾物试验

常用于幼儿的检查，即在地上放一支钢笔，让其蹲下去拾起来。如不能弯腰下去取，而要靠屈髋屈膝蹲下去取物，说明腰椎处有病变或脊柱有僵硬、强直。

2. 坐位试验

病人坐正，双腿伸直，检查者做屈颈活动，如腰椎有病变时，常牵拉着坐骨神经痛，并向小腿放射，有时为了减轻疼痛，病人双下肢常反复屈膝，以减轻疼痛。在腰椎间盘脱出症时此试验经常为阳性。

3. 直腿抬高试验

病人平躺，双侧腿保持伸直位，检查者一手握住病人足跟，向上抬高约90°（注意对侧腿保持伸直位），应坐骨部、腘窝部无疼痛。如腰椎间盘脱出症时，直腿抬高不能到90°，即引起腰骶、坐骨神经的疼痛，并可向小腿、脚部放射。如果使踝关节被动背屈时，可使这种疼痛更为加剧，此又被称为直腿抬高加强试验阳性。

4. 脊柱被动伸展试验

即让病人俯卧，将双小腿向后上提起（也称腰部过伸试验），如脊柱有病变，僵硬时，即产生疼痛，或拒绝此项检查。

5. "4"字试验

病人仰卧，双腿伸直，将一只脚抬起，屈膝内旋，置于对侧伸直腿的膝上向下压，此时同侧骶髂关节有病变时即产生疼痛，反之可作另一侧的检查，方法相同。

6. 床边试验

病人仰卧，身体贴近床边，检查者一手按住病人屈曲的小腿，使其尽量贴近腹壁，另一手按住悬于床缘外的大腿向下压，此时无论哪一侧骶髂关节发生疼痛，就说明了该侧骶髂关节有病变。

7. 仰卧挺腹试验

本项检查是通过增加椎管内压力，刺激由于炎症刺激的神经根，产生疼痛，根据这些疼痛部位和范围可确诊是否患有椎间盘突出症。方法步骤如下：①病人仰卧，双手置胸腹部，以头枕部和足跟着力，将腰段腹部、骨盆尽量向上挺起，如产生疼痛即为阳性，并向患侧腿部放射；②维持挺腹位，进行深吸气后，屏气并用力鼓气，至面色变红，约半分钟，如有腰椎间盘脱出时，会出现放射性的腰腿疼痛；③保持上述挺腹位，用力咳嗽，若有放射性疼痛至腿部即为阳性；④仰卧挺腹位，检查者用手压迫双侧颈内静脉，若出现双侧放射性腿痛即为阳性。

8. 棘突间距离测量法

在测试的棘突部位，测得棘间距离的长度（10~12cm），可用龙胆紫药水，做标志，然后脊柱再最大后仰和前屈，这时再测量棘突间的距离，以观察脊柱的活动度。

9. 柄耻间距测量法

病人自然直立位不动，测得胸骨柄和耻骨联合上缘之距离，然后让病人做最大后伸和前屈动作，在后伸和前屈时再测得其之间的距离，以此来测量胸椎和腰椎的活动度。

10. 剑耻间距离法

先测得病人自然直立位时剑突下缘与耻骨联合上缘之间的距离，然后让病人作最大的后伸和前屈动作，在后伸和前屈时再测得其之间的距离，以此测量了解腰椎的活动度。

11. 胸廓扩张度测量

在胸第4肋间隙水平，做深吸气和深呼气来测量胸廓扩张度，两者之间的差值正常为 2.5cm，而肋骨和脊椎有病变时则胸廓扩展度减小。

12. 头枕壁试验

病人呈立正姿势，双足跟并拢紧贴墙根，正常人应头枕部贴近墙壁无间隙。如颈部僵直或胸椎病变时后凸间隙增大，头枕部不能贴近墙壁。

三、各关节活动范围测量

常用国际中立位零度测量法，以被测关节的中立位作为测量基线，即零度，以关节中立位起，测量关节活动的最大角度。如髋关节在正常伸直位时为髋关节的中立位，也是髋关节的伸直角度，将其定为 0°，让髋关节最大限度的屈曲，其角度一般为 135°，我们说该关节的最大活动范围为 135°（0°~135°）。有的病人髋关节在中立位上，可以向后过伸运动 20° 那么髋关节的最大活动范是 155°（20°+135°）。当髋关节发生病变时，尽力伸髋关节，但达不到中立位，距离中立位仍差 30°，那么这时髋关节最大的活动范围为 105°（135°-30°）。其他四肢关节常规的确立了其中立位的正常位置，即 0° 的位置，同时又测得一般正常人关节活动的范围，以其来判断病情的轻重和性质，以及观察治疗的效果。

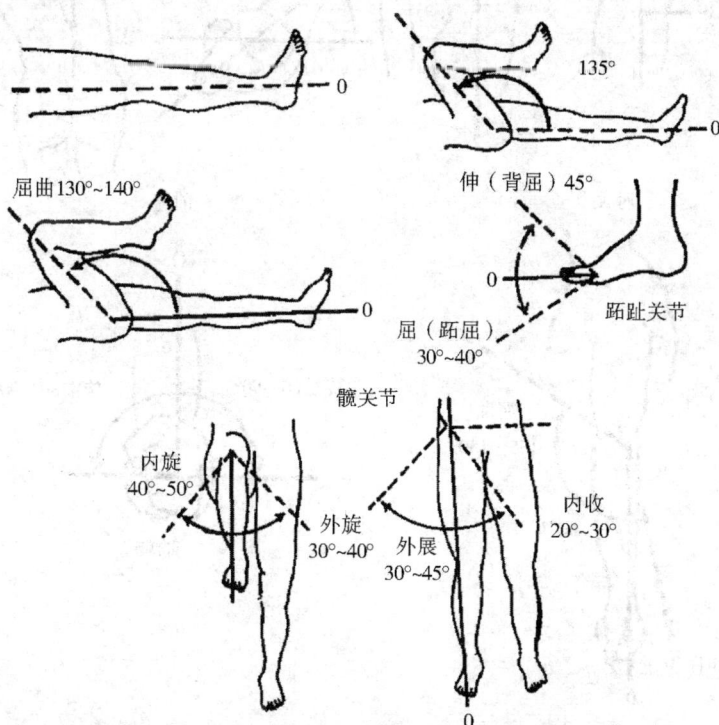

屈曲130°~140°

135°

伸（背屈）45°

屈（跖屈）30°~40°

跖趾关节

髋关节

内旋 40°~50°

外旋 30°~40°

外展 30°~45°

内收 20°~30°

0

超伸10°~15°

0

颈椎
0

颈椎伸35°~45°　屈35°~45°

左旋60°~80°　右旋60°~80°

右侧屈15°　左侧屈15°

胸腰椎

0

屈30°

伸30°

旋转30°

胸腰椎

侧屈20°~30°

肘关节

肘

屈曲135°~150°

超伸10°

0

前臂

0

旋后80°~90°　旋前80°~90°

前臂

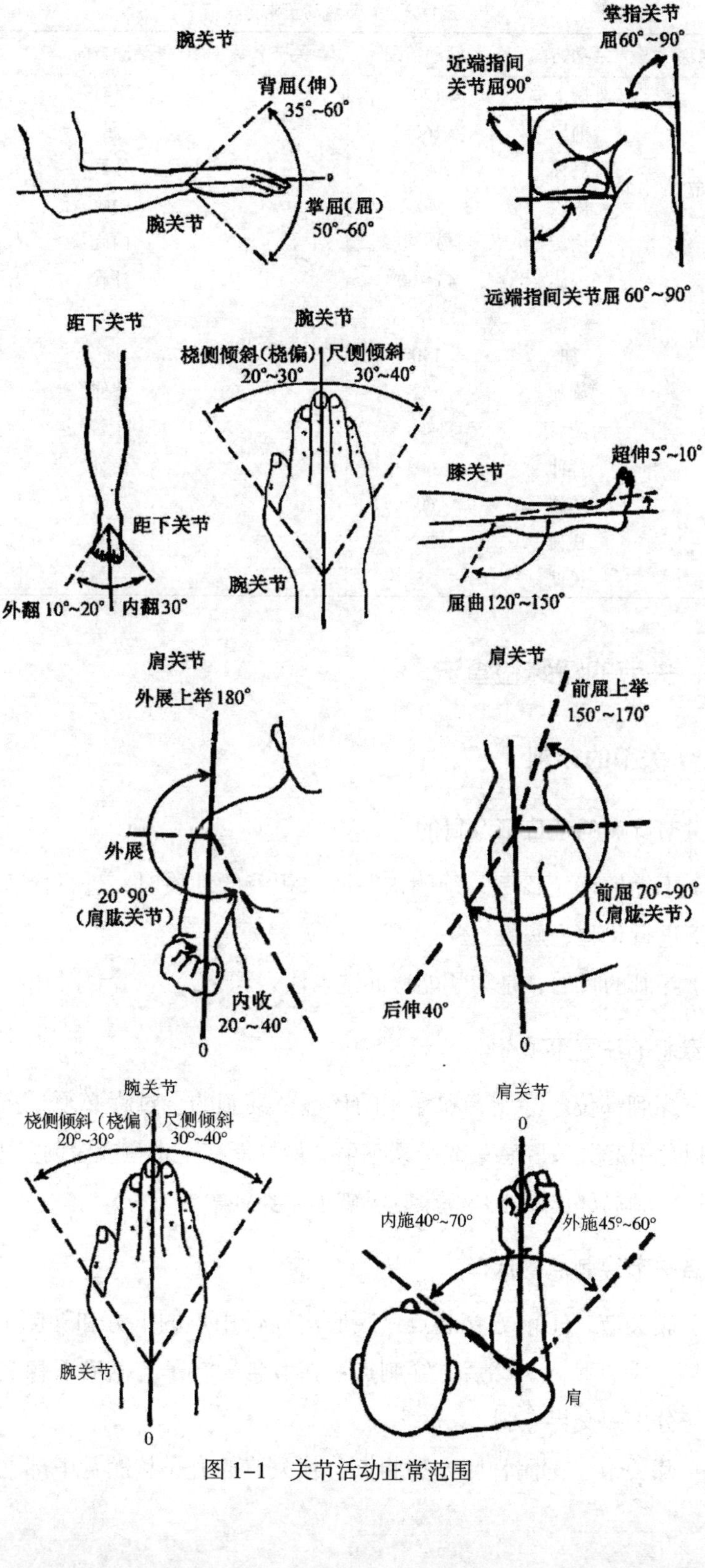

腕关节

掌指关节
屈60°~90°

近端指间
关节屈90°

背屈（伸）
35°~60°

掌屈（屈）
50°~60°

腕关节

远端指间关节屈 60°~90°

距下关节

腕关节

桡侧倾斜（桡偏）尺侧倾斜
20°~30°   30°~40°

膝关节

超伸5°~10°

距下关节

屈曲120°~150°

外翻10°~20° 内翻30°

腕关节

肩关节

外展上举180°

肩关节

前屈上举
150°~170°

外展

前屈70°~90°
（肩肱关节）

20°90°
（肩肱关节）

内收
20°~40°

后伸40°

0

0

腕关节

桡侧倾斜（桡偏）尺侧倾斜
20°~30°   30°~40°

肩关节

0

内施40°~70°

外施45°~60°

腕关节

肩

0

图1-1 关节活动正常范围

第一章 风湿类相关疾病的诊断与检查

表1-2　关节活动正常范围

关节名称	活动方向	活动范围	关节名称	活动方向	活动范围
肩关节	外展上举	170°	髋关节	伸	30°
	前屈	160°		屈	120°
	后伸	45°		外展	45°
	内收	40°		内收	30°
	内旋	40°~70°		内旋	45°
	外旋	45°~60°		外旋	45°
肘关节	伸	0°	膝关节	伸	5°~10°
	屈	140°		屈	140°
前臂	旋前	70°	踝关节	背伸	15°
	旋后	80°		跖屈	45°
手腕关节	背伸	60°		内翻	35°
	掌屈	60°		外翻	10°~20°
	桡偏	20°			
	尺偏	35°			

四、关节的特殊检查法

（一）关节的穿刺

1. 关节穿刺的适应证及目的

（1）不能够确定诊断，须明确肿胀、积液的性质时，进行穿刺，将取得的滑膜液进行化验、病检。

（2）穿刺的目的，是为了能够冲洗、注入药物，达到治疗目的。

2. 穿刺的注意事项

（1）穿刺部位、穿刺者和穿刺的环境及穿刺的全过程必须严格执行无菌操作，以免引起关节腔感染或交叉感染。最好能在手术室或清创室中进行。

（2）穿刺局部皮肤必须健康，无破损、炎症等。

3. 各关节穿刺点的选择

（1）髋关节　①前方穿刺点：腹股沟韧带中点的下方和外侧1cm，股动脉稍外侧，垂直刺入。②后方穿刺点：在骰骨大转子与髂后下棘之间连线的中、外三分之一交界点刺入。

（2）膝关节　①髌骨侧方穿刺点：膝关节伸直，从髌骨中部之内侧或外侧 1cm 处刺入。②髌骨下穿刺点：于髌骨下缘髌韧带两侧刺入。

（3）踝关节 ①前内侧穿刺点：于胫前肌腱与内踝之间刺入。②前外侧穿刺点：于伸趾肌腱与外踝之间刺入。

（4）肩关节 ①前方穿刺点：肩关节轻度外展、外旋，从肱骨小结节与喙突之间刺入。②侧方穿刺点：病人向健侧侧卧，从肩峰和肱骨头最突出部分之间刺入。③后方穿刺点：肩关节轻度外展，针头沿肩峰下方，呈水平方向刺入。

（5）肘关节 肘关节屈曲 90°，于肘尺骨鹰嘴与肱骨外髁之间向前内刺入。

（6）腕关节 从腕背伸拇长肌与食指固有伸腱之间刺入。

4. 操作方法

（1）常规消毒穿刺部位皮肤，铺无菌洞巾，术者穿无菌衣，戴口罩，戴手套，局部麻醉后，用 16 号针头按上述穿刺点及穿刺方向刺入。

（2）穿刺针进入关节腔时，术者可感到阻力消失，抽吸关节液，如关节腔内液体较少，可边按压，边抽吸，将关节液尽量抽吸干净，如治疗需要，可将预先准备好的药物注入关节腔。

（3）用棉球按住穿刺针孔处，拔出穿刺针，将无菌纱布覆盖针孔，弹力绷带加压包扎。

附：穿刺液的肉眼分析和化验检查（表 1-3）。

表 1-3 正常及关节病变时穿刺液分析

病 名		外 观		白细胞计数		黏度	黏液素凝块	软骨碎骨	结晶	细菌
		颜色	混浊度							
非炎症	正常	草黄色	透明	<200	<25%	高	坚固			
	创伤性关节炎	红色-黄色	混浊或透明	<1000	<25%	高	坚固	+		
	骨关节炎	黄色	透明	<1000	<25%	高	坚固	+		
非化脓性炎症	风湿性关节炎	黄色	轻度混浊	10000	50%	低	轻度易碎			
	假痛风	黄色	乳块	<500	25%~50%	低	轻度易碎		焦磷酸钙	
	痛风	黄色	乳块	10000	60%~70%	低	轻度易碎		尿酸	
	类风湿关节炎	黄或黄绿色	混浊	15000	75%	低	易碎			
化脓性炎症	结核性关节炎	黄色	混浊	25000 50%~60%		低	易碎			结核菌
	化脓性关节炎	灰色	混浊	20000		低	易碎			化脓菌

（二）关节镜的检查

关节镜检查最先在 1918 年开始使用，由日本的高木宽次用膀胱镜从一位膝关节结核病人的瘘孔处插入关节腔，第一次直接对膝关节的内部结构进行了观察。1954 年又有人通过关节镜进行了腔内手术。1968 年渡边成功地制造出直径为 2.4mm 的关节镜，该镜不仅可在膝关节使用，还可用于肩、肘、腕、踝关节。1977 年渡边、武田在 NHK 综合技术研究所的帮助下，将带有高感光度和高质量画面的电视技术应用于关节镜成像，从而使关节镜检查可在电视下进行观察，并可以录像。1970 年在欧美国家引起重视，并广泛使用，而且发展到可在关节镜的帮助下的手术。

我国关节镜应用起步较晚，由于医院条件、设备技术所限，目前只能在一些大医院中开展。随着我国经济的飞速发展和技术的引进与提高，在各中小医院也会很快得到普及和应用。

（三）关节超声的检查

超声的检查是一种无创伤性检查，也较方便而实用，对关节的肿胀、积液、囊肿、增生、游离物等均有分辨性诊断的特点，尤其在做穿刺或关节镜检查前可先做该项检查较为适宜。

第二节　风湿类疾病实验室指标检查方法与意义

一、实验室特殊项目的检查

（一）类风湿系列（RAS）检查

1. 类风湿因子

是人体产生的一种针对体内变性免疫球蛋白（IgA）的一种抗体。75% 左右的类风湿关节炎病人血清中出现类风湿因子，因此临床上常对关节炎病人进行此项检查，并作为诊断类风湿关节炎的条件之一，同时可与其他原因引起的关节炎进行鉴别。

（1）检查类风湿因子的方法　类风湿因子通常用 RF 表示，正常值为阴性可用（－）来表示，目前多用量化的数字来表示。

致敏羊血细胞凝集试验：方法是将致敏羊血细胞加入到成倍稀释的待测病人血清中，足以引起致敏羊血细胞凝集的最低稀释度，即为该血清中类风湿因子的滴度，但该滴度在每个实验室的阳性标准不同，一般认为 1:16 或 1:32 以上者为阳性。

胶乳絮状试验：方法是利用有生物特性的聚苯乙烯乳胶小球（直径 0.8μm）配制成 1% 的液体，使乳胶颗粒致敏。由于丙种球蛋白中有 IgG，故遇类风湿因子阳性的血清即相互结合而产生可见的沉淀，发生凝集的血清效价在 1:20 以上者为阳性。

此外尚有膨润土试验、曙红胶乳法试验。也可以用放射免疫法和酶免疫法进行检测。在这些实验中较常用的是致敏羊血球凝集试验及胶浮絮状试验。致敏羊血细胞凝集试验为经典试验，阳性率为 70%~100%，胶乳絮状试验比致敏羊血细胞凝集试验操作简单且较敏感。

（2）类风湿因子阳性常见于以下几种疾病：① 2%~5% 的正常人及 10% 的 60 岁以上老年人可出现类风湿因子，但滴度多不高。②风湿性疾病：如类风湿关节炎、系统性红斑狼疮、干燥综合征及硬皮病等。③急性病毒感染：如流感、肝炎、单核细胞增多症。④寄生虫感染：如疟疾及丝虫病等。⑤慢性炎性疾病：如结核、麻风、梅毒、亚急性细菌性心内膜炎等。⑥肿瘤：尤在放疗或化疗后更明显。⑦其他高免疫球蛋白血症状态：如冷球蛋白血症、慢性肺部或肝脏疾病、高丙种球蛋白血症性紫癜等。

2. 抗核抗体（ANA）

以鼠肝或 Hep-2 细胞为底物，间接免疫荧光法检测。高滴度的 ANA 可作为自身免疫性结缔组织病的筛选试验。

3. 抗核周因子（APF）

用间接免疫荧光法检测，底物细胞为人颊黏膜上皮细胞。APF 对 RA 诊断的敏感性 40%~80%。

4. 抗角蛋白抗体（AKA）

大鼠的中下段食道上皮为底物，用间接免疫荧光法检测。对 RA 敏感 19.8%~59.3%，特异性 87.9%~100%，有早期诊断价值。

5. 抗环瓜氨酸肽抗体（CCP）

一种自身抗体。是类风湿关节炎特异而敏感的早期诊断指标，可鉴别侵蚀性、非侵蚀性类风湿关节炎，阳性者通常出现或易发展为严重的关节骨质破坏。

临床资料显示，CCP抗体对RA具有较高的特异性和敏感性（68%~75%），即使是RA早期病人，敏感度也有40%~60%。还有学者认为，CCP抗体不仅是RA早期诊断指标，而且是鉴别侵蚀性、非侵蚀性RA的灵敏指标，CCP抗体阳性者通常出现或易发展成较抗体阴性者更严重的关节骨质破坏。但最近也有数个研究报道显示CCP抗体对RA的敏感度在40%~50%，不及RF，因此联合检测RF和CCP抗体，将明显提高诊断的敏感度。

虽然抗CCP抗体在RA发病的致病机制尚未阐明，但其作为疾病的早期诊断和进展标记显示了较好的前景。抗CCP抗体主要为IgG类抗体，对RA的特异性约为96%，在RA的早期阶段即可出现阳性，并且具有很高的阳性预判性。Mediwake R等对已有关节损伤的SLE和RA病人分别进行了anti-RA33和抗CCP抗体的测定，结果也显示了抗CCP抗体仅在RA中有较高的阳性，可从损伤性关节炎病人中区分出来。另外，有一些报道认为，抗CCP抗体作为RA的灵敏标志物，有能力区分损伤性和非损伤性关节疾病。但BasS等提出了不同的观点，通过他们的临床试验，认为抗CCP抗体是RA早期诊断的特异性指标，而RF可作为疾病损伤严重性的较好的标记物。因此，联合检测抗CCP抗体和RF对RA的诊断及预后有很大的意义。

抗CCP抗体除早期诊断RA外，对疾病的预后评估也有重要意义。在已确诊的RA病人中，抗CCP抗体阳性者较阴性者更易发展为多关节损伤。Kroot EJJA等通过对数百例发病1年以内的RA病人进行了1~6年的随访，通过对疾病活动评分、健康评估问卷以及影像学评分的连续观察，抗CCP抗体阳性的RA病人骨破坏较阴性者严重。

（二）血沉的检查

血沉（ESR）是红细胞沉降率的简称，是指单位时间内血液中红细胞在一定条件下沉降的速度。国内外通用的魏氏法测定的血沉值，是指第一小时末红细胞在血沉管中垂直下降的毫米数。健康男性血沉应小于15mm/h，女性血沉应小于20mm/h。

1. 血沉的正常值及生理状况表现

魏氏法测定血沉，不论男女其血沉值在1小时末达25mm为轻度增快，达50mm为中度增快，大于50mm为明显增快。在生理情况下，如妇女月经期、妊娠 3 个月以上及 60 岁以上的高龄者，都可以有轻度血沉增快。

2. 血沉增快主要见于以下病理情况

（1）各种炎症　如结核病、风湿热、风湿性关节炎及赖特综合征等。

（2）组织损伤与坏死　如手术或外伤后，心肌梗死等。

（3）恶性肿瘤。

（4）各种原因导致的高球蛋白血症　如系统性红斑狼疮、干燥综合征、类风湿关节炎、强直性脊柱炎等。

（5）各种原因导致的相对性球蛋白增高　如慢性肝炎、慢性肾炎等。

（6）病理性球蛋白增多　如多发性骨髓瘤、巨球蛋白血症等。

（7）稀血症重度贫血时血液中红细胞数量减少，血球下沉时阻力减少可出现血沉增快。

（8）高胆固醇血症冠心病病人因血胆固醇水平增高常致血沉增快。

3. 类风湿关节炎查血沉的意义

患类风湿关节炎查血沉是为了帮助了解疾病的严重性和活动性。同时，经过治疗一段时间后，观察药品应用后的疗效和病情的恢复程度，有时也可作为临床停减药物的依据。

（三）抗"O"的检查

抗"O"是抗链球菌溶血素"O"抗体的简称。链球菌溶血素"O"是链球菌的重要代谢产物，具有抗原性。可刺激机体产生相应的抗体，病人在感染链球菌 1 周后，体内便可出现链球菌溶血素"O"抗体，4~6 周达到高峰，并可以持续数日甚至数年。因此，测定抗"O"可以间接反映人体有无链球菌感染史。由于链球菌感染在正常人中相当常见，故正常人血中也有一定量的抗体，不过滴度多在 400 以下。

1. 查抗"O"对风湿热与风湿性关节炎的临床意义

风湿热是链球菌感染引起的一种全身性疾病，临床主要表现为多关节炎、心肌炎、皮肤环形红斑，舞蹈症及皮下结节等。约 80% 的风湿热病人出现抗"O"增高，不过，抗"O"增高还可见于急性肾小球肾炎及其他链球菌感染性疾病。一些高胆固醇血症，特别是胆固醇和磷脂比值很高的病人，因血清中有某些抑制溶血的物质，虽无链球菌感染，却可以有很高的抗"O"。由此可见，抗"O"增高只是风湿热或风湿性关节炎的一种表现，确定诊断还需要依靠其他临床资料。

2. 测抗"O"对诊断类风湿关节炎的意义

类风湿关节炎病人细菌感染后会发生急性活动病变，期间抗"O"亦往往增高，而以溶血性链球菌引发的上呼吸道感染，如咽炎、扁桃腺炎的发生亦诱发或加重类风湿关节炎的发生与发展，它对类风湿关节炎的诱发因素起着间接的作用。为此，在治疗急性类风湿活动并发感染者，也常常合用一段时间抗感染药物，可缓解病情。

类风湿与风湿性关节炎常重叠发病，诊断时应予以鉴别，治疗时应予以兼顾。测定抗"O"滴度不仅对诊断、鉴别诊断风湿类疾病有参考价值，而且对治疗用药观察疗效亦有指导意义。

（四）C反应蛋白（简称CRP）的检查

C反应蛋白是一种急性时相蛋白。类风湿病早期或急性风湿热时，血清中可达33mg，其阳性率为80%~90%，它可以在恶性肿瘤、感染或组织损伤等情况下，较正常增加数十数百倍。在病情得到改善后，又逐渐下降。

1. CRP增高常见疾病

（1）主要见于各种急慢性炎症：如类风湿关节炎、幼年类风湿关节炎的全身型、强直性脊柱炎、赖特综合征、反应性关节炎及成人斯蒂尔病等。

（2）各种急慢性细菌感染：如败血症、肺炎、肺结核等。

（3）各种恶性肿瘤：如肾癌、膀胱癌、恶性淋巴瘤及骨髓瘤等。

（4）急性心肌梗死、大手术后的组织损伤。

（5）各种外伤：如骨折、烧伤等。

2. 类风湿关节炎化验CRP的意义

（1）了解病情程度 一般来说，CRP水平增高，病情多处于活动期；反之，CRP正常时，则病情多处于稳定期或好转痊愈。

（2）判断感染性质 类风湿关节炎和强直性脊柱炎病人，CRP一般轻、中度增高，但很少超过50mg/L。如超过此值，且伴有发热，往往提示并发感染，应进一步排除其他疾病。

（3）观察治疗效果 类风湿关节炎活动期，经药物治疗后，病情已得到改善和控制，这时CRP也多趋于不同程度的下降或达到正常值。

（五）HLA-B27 的检测

HLA-B27 为人类白细胞抗原，是人类主要组织相溶性复合体一类基因表达于白细胞表面的产物，通过血清学方法可对其进行检测。正常人群HLA-B27 的阳性检出率为 6%~8%，而在强直性脊柱炎病人中，阳性率高达90%以上，在赖特综合征及反应性关节炎病人也可达 70%~80%。且具有一定的家族遗传性。

（六）尿酸的检查

人们每天所吃的食物中，含有一种叫嘌呤的营养物质，吸收入血后要参与一系列复杂的生物化学反应，其最终产物就是尿酸。由于这种物质最早在尿液中发现，且呈酸性，因而得名尿酸。正常进食的人，每天要形成 500~1000ml 的尿酸，其中 2/3 从尿中排泄，剩余的进入肠道，最后被肠道细菌所分解。

1. 检查血和尿中尿酸的意义

正常人血清中尿酸的含量为 178~488μmol/L，其中男性平均为 378μmol/L，女性平均为 283μmol/L。当病人由于某些原因产生尿酸过多或由于肾脏排泄尿酸减少，都可以使病人血尿酸水平升高及从尿中排出的尿酸也增多。尿酸在血浆中的溶解度为 476μmol/L，超过这个浓度就会形成过饱和的状态，这种尿酸盐就会在关节软骨、滑膜、肾脏以及其他组织中沉积，引起痛风性关节炎、痛风石以及痛风性肾病等。因此对关节炎病人同时检查血和尿中尿酸水平，有助于确立病人是否有高尿酸血症，是否可诊断为痛风性关节炎。对已确诊的病人，追踪检查血和尿中尿酸水平则有助于判断药物治疗效果。

2. 检查血和尿中尿酸的注意事项

测定血和尿中尿酸水平，对确定高尿酸血症及痛风的诊断有重要意义，因此应认真留取标本。一般在检测前应进低嘌呤食物 3 天，避免吃肉类与内脏以及像扁豆、菠菜、花生、大豆之类嘌呤含量高的食品。第四天上午 7 点排尿后弃去，开始收集 7 点以后的 24 小时之内所有尿液，直至第五天上午 7点排出的尿液均在收集之内，并在第五天上午 7 点抽静脉血 2ml 和尿标本一起送检。

（七）ENA 多肽抗体谱测定

ENA（Extractable Nuealear Antigen, ENA）是指在盐水中可溶解的一部分

核抗原，该抗原有10余种之多，主要从兔、牛胸腺获得，抗ENA抗体是针对核内可提取性核抗原的抗体。

近年来随着免疫学技术的发展，已将ENA的检测从对流免疫电泳法测定Sm和RNP完善到用免疫印迹和酶联免疫技术观察与抗体反应的多肽数量与分子量，不仅可识别抗原的表位，还可用来检测其相应的多种抗体。可用以鉴别诊断风湿性疾病（表1-4）。

表1-4　ENA多肽抗体谱测定的鉴别与临床意义

阳性结果	相应疾病	临床意义
抗Sm	系统性红斑狼疮（SLE）	是SLE的血清标记性抗体，阳性检出率30%，与SLE的活动性无关
抗rRNP	SLE	是SLE的又一血清标记抗体，与SLE的中枢神经系统病变相关
抗U1RNP	（1）混合性结缔组织疾病（MCTD）（2）少见于SLE、PSS	是MCTD的血清标记性抗体，阳性检出率95%以上，可作为MCTD诊断的一项排除性指标，经治疗病情稳定仍可阳性。但不能作为病情和疗效的指标
抗SSA	干燥综合征（SS）	阳性率为60%~70%，可见于亚急性皮肤狼疮的皮损，还可见于新生儿狼疮综合征。少见于SLE，PSS，MCTD
抗SSB	干燥综合征	阳性率40%，是SS的血清标记性抗体，少见于SLE，MCTD，PSS
抗Scl-70	弥漫型硬皮病（PSS）	阳性率30%~50%，是PSS的血清标记性抗体。该抗体（+）者，病程进展较迅速在伴有PSS的重叠综合征病人中阳性率为43%
抗Jo-1	是多发性肌炎（PM）和皮肌炎（DM）的血清标记性抗体	在PM中阳性率35%，在DM中阳性率4.5%，是PM和DM的血清标记性抗体

注：1. 抗体rRNP又称抗核糖体抗体或抗Rib抗体。

2. SSA抗体与Ro抗体是同一抗体，SSB抗体与La抗体和Ha抗体是同一抗体。

（八）白细胞介素（interleukin，IL）

免疫学家们将T细胞、B细胞、巨噬细胞和NK细胞称为免疫效应细胞，它们的功用在于维持介导机体的免疫防御、免疫稳定和免疫监视，这些作用受着许多被称为淋巴因子的影响。现今，专家们规定将联系白细胞间相互作用的因子统称为白细胞介素。并将由激活的T细胞产生，在淋巴细胞间起相互作用的因子称为白细胞介素2（IL-2）；将由激活的巨噬细胞产生的，以往称为淋巴细胞激活因子，命名为白介素1（IL-1）。

IL-2主要来源于OKL4细胞和OK8细胞，它们可从人体外周血淋巴细胞、脾细胞、胸导管淋巴细胞、淋巴结细胞、扁桃体细胞等，经过PHA的诱导而产生。其中以脾脏产生的最多，扁桃体次之。IL-2 对 T 细胞、B 细胞、巨噬细胞和 NK 细胞均有调节作用。

科学家们发现受刺激的人鼠黏附细胞可产生一种促鼠胸腺细胞有丝分裂的因子，后来将能够促进胸腺细胞增殖和促进抗体产生的一种单核因子定名为白细胞介素 1（IL-1），IL-1 主要由活化的 Mφ 分泌，也可由 IL-2 诱导产生。IL-1 有激活淋巴细胞、增强炎症反应、破坏结缔组织的生物学效应。

IL-2、IL-1 和 LAK 细胞具有抗肿瘤作用，也有抗感染治疗病毒性肝炎和免疫缺陷的作用，目前正处于临床的试用阶段，需进一步实验证实。

（九）补体测定

补体（Complement，C）是存在于人和脊椎动物体液中的一组具有酶原活性的糖蛋白，占血浆球蛋白总量的 10%~15%。由 9 种成分（C1~C9）组成，而补体第一成分又含三个亚单位（C1q，C1r，C1s），共 11 种蛋白质成分连同其衍生物等补体系统共含 20 多种蛋白成分，补体和其他体液因子或免疫细胞共同完成机体的免疫反应。但它也可在尚未产生抗体之前，通过补体活化的第二途径而达到同样杀菌效果。但当机体自稳机制失调产生自身免疫反应时，补体也能参与破坏自身组织或细胞而造成免疫病理性损害。故血清中补体活性特别是其单一成分 C 的含量变化对诊断和疗效的观察都有重要意义。

（1）血清总补体活性（CH50）测定　血清总补体活性的测定目前临床上常用的方法是试管法（改良 Mayer 法）。

参考值：试管法 170±70U/ml。

（2）补体 C3 测定　C3 是补体各成分中含量最高的一种，在正常新鲜血清中其含量约为 1g/L，占总补体含量的 1/2 以上，测定血清中 C3 含量比测定总补体活性更为敏感。

参考值：1.14±0.54g/L。

临床意义：补体含量的升高主要见于急性风湿病、急性心肌梗死、传染病、炎症性疾病及阻塞性黄疸、溃疡性结肠炎、糖尿病、组织损伤、癌肿、骨髓瘤、Hodgkin 病和 Wegner 肉芽肿等，同时某些补体成分（C3、C4 等），也有显著增长。补体减低主要见于消耗性增加，体内分解补体加速，合成不足，或先天性补体缺乏症。风湿病（如类风湿关节炎，SLE 及链球菌感染后肾炎，慢性膜增殖性肾炎，冷凝集溶血性贫血，恶性疟疾和急性病毒性肝炎等）均可减少。

（十）抗线粒体抗体（AMA）

在慢性肝炎、肝硬化病人可有 30% 阳性率，在原发性胆汁性肝硬化病人中可有 90% 阳性，正常人无此抗体。

（十一）抗甲状腺抗体（ACTA、AGTA）

正常人无此抗体，主要见于桥本甲状腺炎、甲状腺功能亢进。而干燥综合征往往和此两种疾病有相关性。

（十二）抗肾小球基底膜抗体（AGBM）

阳性者占自身免疫性肾炎的 5%，多数为新月体性肾小球肾炎。

（十三）抗中性粒细胞胞浆抗体（ANCA）、抗 MPO

ANCA 是针对中性粒细胞胞浆颗粒及单核细胞中溶酶体成分的抗体总称，包括 C-ANCA 和 P-ANCA。其中 C-ANCA 是韦格纳肉芽肿的特异抗体，特异性高达 90%；P-ANCA 则可见于各种系统性血管炎和各种结缔组织病。是血管炎的标志。MPO（髓过氧化物酶）是 P-ANCA 的主要靶抗原。抗 MPO 意义同 P-ANCA。主要见于显微镜下多血管炎及局灶性节段性坏死性肾小球肾炎。

（十四）抗心磷脂抗体（ACL 抗体）

ACL 抗体是诊断抗磷脂综合征的一个指标。在系统性红斑狼疮病人中阳性率为 30%~40%，在有网状青斑的 SLE 阳性率可达 80%，ACL 抗体也可见于硬皮病、干燥综合征、混合性结缔组织病、血小板减少性紫癜、溶血性贫血、莱姆病等。

（十五）唾液 3 项、眼 3 项、唇腺活检

（1）眼 3 项：①泪液流率：5 分钟内湿润长度 ≤10mm 为异常。②角膜染色：点超过 10 个为异常。③泪膜破裂时间：短于 10 秒为异常。

（2）唾液 3 项：①唾液流率：每分钟平均 <0.6ml。②腮腺碘油造影：腮腺导管不规则狭窄、扩张，腺体末端呈葡萄状。③腮腺闪烁扫描和放射性核素测定，浓度和排 Tc^{99m} 功能差，对酸性刺激低下甚至消失。

（3）唇腺活检：$4mm^2$ 组织块内有 1 个以上单核细胞浸润病灶。

可用于诊断干燥综合征。

（十六）抗 RA33 抗体

用免疫印迹法检测。血清阴性的 RA 病人中有 27%~45% 可检出抗 RA33

抗体，尤见于 RA 早期，有助于 RA 早期诊断。

（十七）抗 Sa 抗体

抗 Sa 抗体对 RA 诊断的敏感性 61%，特异性 98.6% 对 RA 早期诊断有一定价值。

（十八）抗着丝点抗体（ACA）

此抗体主要出现在硬皮病病人的血清中，阳性率 30%~70%，但 CREST 综合征病人中，阳性率可达 90%。

（十九）抗 DNA 酶 –B

即抗脱氧核糖核酸酶试验。用于风湿热的诊断。DNA 酶 –B 是 A 组乙型溶血性链球菌的细胞外产物。其抗体测定有助于确定链球菌感染是否存在。

（二十）抗 DNA 抗体

正常人抗 dsDNA 抗体和抗 ssDNA 抗体均为阴性。Farr 法测试的结合率 ≤20%。

抗 dsDNA 抗体主要存在于 SLE 病人血清中，是 SLE 高度特异性抗体，阳性率 60%~90%，与 SLE 的肾损害相关，抗体滴度随疾病的活动或缓解而升降，活动性 SLE 抗 dsDNA 抗体滴度较高，阳性率 80%~100%；非活动期阳性率约 30%。

（二十一）抗核小体抗体（AnuA）

正常人为阴性，AnuA 的检查主要用于 SLE 的诊断，在 SLE 中的阳性率为 70%~90%。

（二十二）免疫球蛋白（Ig）

正常人：IgG：8~16g/L；IgA：0.7~3.3g/L；IgM：0.5~2.2g/L；IgD：1~4mg/L；IgE：0.1~0.9mg/L。SLE 病人血清 IgG、IgA、IgM 水平可增高，狼疮性肾病病人有大量蛋白从肾丢失时可出现 Ig 降低。RA 病人血清 IgG 增高，IgA、IgM 也可增高。

（二十三）抗 α 胞衬蛋白抗体（α–fodrin 抗体）

正常人为阴性，定量：0~15ml，主要用于 SS 的诊断，尤其对于 ANA、抗 SSA、抗 SSB 抗体阴性的病人，做该项检查有助于观察并评估 SS 病情变化。

第三节　风湿类疾病影像学检查方法与意义

一、X线检查

在类风湿关节炎早期，因缺乏典型的 X 线的表现，单靠拍片诊断是较难诊断的。但结合病人的症状、体征、发病部位、化验室检查，加上 X 线拍片即可作出较为准确的诊断。当然，如到晚期，已出现了关节的破坏、变形、畸形时即不难诊断。X 线拍片检查不仅可帮助诊断、定性定位，而且可以确定病情进入哪一期，以及损害病情到了什么程度，还能为本病分期指导治疗，提供一个比较可靠的指标。

1. X 线片常见的表现

（1）软组织的肿胀　是由于关节内滑膜组织的增生与肥厚和关节腔积液引起。其体表形状与肿胀程度、部位、时间长短不同而各异。

（2）骨质疏松　目前原因尚未明了。可能与类风湿致病因子刺激人体产生一种骨质溶解酶溶解骨质有关，或由于病人久病卧床，不见阳光，摄食钙质较少，大量长期服用激素类药物等有很重要的因素，或因为精神、情绪受郁，或久病致胃肠功能衰竭，消化吸收营养差有关。

（3）关节间隙的改变　关节间隙的逐步变窄到融合的改变。主要是由于类风湿关节炎破坏了关节滑膜、软骨面及血管翳；中性粒细胞可反应性的释放一种蛋白溶解酶溶解软骨基质中的胶原纤维和透明质酸等。使软骨失去基质中的支持物质，以致软骨萎缩、变薄，最后消失。

（4）骨质的改变　除前述骨质疏松外，在软骨面边缘骨质腐蚀和软骨下骨质中的囊性变，这是类风湿肉芽肿（血管翳）腐蚀的结果。骨膜性新骨形成，主要见于指骨、跖骨、趾骨、桡尺骨，掌骨（年轻病人的手足小骨）。关节破坏后，骨端骨质吸收，见于手足小关节、肩锁关节，特别注意：末节指骨远端吸收是牛皮癣性关节炎和系统性硬化症的特点，在本病见不到。骨受压变形，见于高度骨质疏松的骨盆部位和椎体，严重者出现病理性骨折。

（5）关节脱位和畸形　关节的严重破坏和肌肉的痉挛，关节周围韧带炎性纤维化、钙化，可造成关节的脱位、半脱位、各式各样的畸形。

（6）关节强直　关节软骨面完全破坏消失后，关节即发生纤维性骨性融合，使关节僵直，这时关节间隙完全消失。

2.类风湿关节炎的 X 线分期

早期：软组织肿胀、骨质疏松。

中期：除早期所见外。还有骨端边缘腐蚀，软骨下囊性改变和关节间隙的不同程度变窄。

晚期：除上述所见外，还有关节严重破坏，骨质吸收、脱位、畸形，纤维性和骨性强直。

3.肘关节类风湿 X 线检查分期

Ⅰ期：关节疼痛、肿胀、肌力下降，屈肘畸形小于 15°，可有轻度骨质疏松，关节间隙基本正常，属早期关节滑膜病变期。

Ⅱ期：关节活动痛，有骨摩擦感，滑膜炎持续存在，屈肘畸形在 15°~30°，关节间隙开始变窄，骨组织出现早期囊性改变，但关节面尚光滑完整。

Ⅲ期：关节活动痛，骨摩擦感明显，屈肘畸形超过 30°，可伴有尺神经症状，关节间隙进一步变窄，关节面不平整，骨组织有破坏，鹰嘴 X 线侧位片显示皮质变薄。

Ⅳ期：屈肘畸形伴明显功能障碍，严重骨质疏松，关节破坏，关节不稳定，可有肘关节半脱位或脱位，肘关节疼痛并可涉及肩、前臂及腕部。

4.强直性脊柱炎骶髂关节病变的 X 线分期

表 1-5　强直性脊柱炎骶髂关节病变的 X 线分期

分期	X 线特点
早期	关节边缘模糊并稍致密，关节间隙增宽
中期	关节间隙狭窄、关节边缘骨腐蚀及致密增生相交错而呈锯齿状（虫蚀样），髂骨侧骨致密带增宽
晚期	关节间隙消失，致密度消失，关节呈骨性强直

5.强直性脊柱炎的 X 线分期

表 1-6　强直性脊柱炎的骶髂、脊柱 X 线分期

分期	X 线特点
早期	骶髂关节间隙模糊，关节突间关节正常或仅关节间隙改变
中期	骶髂关节锯齿样改变，部分韧带钙化骨化，方椎，关节突间关节骨质破坏，间隙模糊
晚期	骶髂关节融合，脊柱呈竹节样改变

二、CT 的检查

（一）CT 检查的意义

风湿、类风湿关节炎、强直性脊柱炎和其他骨性关节疾病，医者除了依据病人临床表现和实验室检查外，影像学的检查也越来越被重视，它对病变范围、性质，治疗中、末效果的评估都有重要作用，而且对早期诊断的确立也有了重要依据。过去我们通过拍 X 线片一般就能够解决问题了，这是既普及又实惠，既实用又方便的，基层医院即可检查的方法，而且多数骨创伤或骨关节病变，都可作出诊断和鉴别诊断。随着高科技的迅猛发展，CT、磁共振等的应用，对人体医疗诊断疾病的使用和影像学的发展又大大的向前推进了一步。

（二）CT 检查和 X 线的不同点

CT 检查的原理与 X 线相似，它是通过人体组织对射线吸收衰减的差异，形成不同密度层次的图像对比。它与 X 线不同的是：①密度分辨率较高，依赖电脑能分辨 2000 个密度层次，不仅能清楚的显示骨皮质与骨髓质；而且对骨关节周围的肌肉、肌腱、纤维组织、脂肪组织及其血管也能分辨清楚。由于这种高分辨率，它对骨与关节病灶，有无炎变、渗出、液化、坏死、钙化等内部结构和周围关系充分的显示。②做横段分切面成像，使骨与关节及周围组织的各个层次，病理灶、形态、性质显示的更精确、更详细。③通过 X 射线对机体各组织的固定吸收衰减值，了解病变的实质和侵犯部位。

（三）CT 检查的适应证

（1）了解骨与关节的滑膜、皮质、实质的完整性，有无炎变、渗出、破坏、骨融合及其程度、范围等。

（2）对骨与关节病进行评估分期，了解与其周围的关系。

（3）对病灶内的渗出、坏死、钙化等明确其组织学成分。

（4）对人体四肢大关节，如髋关节、肩关节、膝关节的检查具有其独到之处，如骶髂关节之耳状关节面的骨质破坏、骨质硬化、关节间隙变窄、融合；对腰椎间盘脱出或融合，神经根有无受压等，有决定性的诊断意义。

（5）对骨内矿物质含量的测定也有参考价值。

CT不足之处是对四肢末端骨关节断面图像整体感不如平片较清晰。不易显示软骨和滑膜，不易分辨肌肉和韧带等。

CT检查也越来越普及，原来的高额检查费用也在逐步下降，在条件允许的情况下，它的使用价值也逐步在提高，它对类风湿、强直性脊柱炎的早期诊断以及对中晚期病情程度的了解、鉴别、诊断还是有重要的参考意义的。

三、核磁共振（MRI）

（一）MRI的特点

（1）MRI同CT一样，是灰阶成像。但MRI反映的是MR信号强度的不同或弛豫时间T_1、T_2的长短，CT图像的灰度则是反映的组织密度。

（2）血流成像，流空现象使血管不使用显影剂即可显示。

（3）MRI是三维成像，即人体横断面、冠状面、矢状面及任何方向断面均可成像。

（4）质子弛豫增强效应与对比增强。钆（Gd）是顺磁性物质，可用作MRI对比剂。

（二）优缺点

（1）优点 MRI对人体没有电离辐射损伤；MRI能获得原生三维断面成像而无需重建就可获得多方位的图像。

（2）缺点不足 MRI也存在不足之处，它的空间分辨率不及CT，带有心脏起搏器的病人或有某些金属异物的部位不能作MRI的检查，另外价格比较昂贵、扫描时间相对较长。

（3）软组织结构显示清晰 对中枢神经系统、膀胱、直肠、子宫、阴道、关节、肌肉等检查优于CT。多序列成像、多种图像类型，为明确病变性质提供更丰富的影像信息。

（三）MRI在风湿病中的应用

近年来，很多研究表明，MRI在类风湿关节炎、强直性脊柱炎的早期诊断中有显著的临床意义，远较X线片、CT发现病变早。

第四节 风湿类疾病常见的几项症状、体征和主要理化指标

关节疼痛、压痛、肿胀、活动障碍和全身整体功能状态是观察病人风湿活动的程度、轻重，到了哪一期的重要指标。通过这种认真、完整、科学、准确的观察，进行量化处理记录的方法，使我们在临床中，对病情的掌握和临床用药的疗效观察，有了更客观的评价和临床记录，也对研究风湿病，进行统计学处理，更有科学的比较。风湿类疾病常用的临床观察指标有以下几项。

一、疼痛关节数

指病人在就诊时感到疼痛的全部大小关节的总数。此项指标来源于病人本人的主述。无论关节大小，每个关节均以 1 个关节计算。

二、关节疼痛积分

首先，将病人全部疼痛关节均依下述标准分别评分。

0 分：尤疼痛。

1 分：关节不活动时无疼痛，关节活动时有疼痛。

2 分：关节不活动时亦有疼痛，关节活动时疼痛加重。

3 分：疼痛剧烈：关节活动因疼痛而明显受限。

完成对病人全部疼痛关节的评估后，将各关节疼痛评分相加即得到该病人的关节疼痛积分。

三、压痛关节数

指病人在就诊时被检查出有压痛的全部大小关节的总数。此项指标应由专科医师逐一检查后确定。无论关节大小，均以 1 个关节计算。

四、关节压痛积分

首先由专科医师对病人受累关节逐一做压痛检查，并按下述标准评分。

0分：无压痛。

1分：压迫时病人诉疼痛。

2分：压迫时病人不仅诉疼痛，而且有痛苦的表情，畏惧、皱眉或缩回该关节。

3分：病人拒绝医生做压痛检查。

关节压痛积分是病人全部受累关节压痛评分的总和。

五、肿胀关节数

肿胀关节数指病人全部肿胀关节的总数，且肿胀必须在就诊时为医生所看到。无论关节大小，均以 1 个关节计算。

六、肿胀关节积分

对关节肿胀的评估亦分为 4 级。

0分：关节无肿胀。

1分：关节肿胀，但肿胀处尚未超过关节附近骨突出部。

2分：关节肿胀已较为明显，肿胀处已与骨突出部相平，因此关节周围的软组织凹陷消失。

3分：关节高度肿胀，肿胀处已明显高于附近的骨突出部。

病人全部肿胀关节评分的总和即为该病人的关节肿胀积分。

七、功能障碍关节数

指病人不能达到正常活动范围的关节总数。

八、关节功能障碍积分

对关节功能障碍的评估分为 5 级。

0分：关节活动正常。

1分：关节活动受限 1/5。

2分：关节活动受限 2/5。

3分：关节活动受限 3/5。

4分：关节活动受限 4/5。

关节功能障碍积分是对病人全部功能障碍关节评分的总和。

九、晨僵时间

记录晨僵时间有两种方法。一种是直接以分钟计算，即以"分钟"记录病人受累关节实际历时的晨僵时间，其优点是直观、简单、明了。另一种是仍以评分的方式。

0分：无晨僵。

1分：晨僵时间在1小时以内。

2分：晨僵时间在1~2小时。

3分：晨僵时间大于2小时。

评分方法的优点是可与上述各项观察指标的评估方法取得一致。

十、握力

由于手的功能是上肢功能的集中体现，因此，握力主要用来评估病人的上肢功能。测量方法一般选用血压计，并以千帕斯卡（kPa）计量。测量时，先将血压计袖带卷成卷状，然后将其充气至2.67kPa（20mmHg），嘱病人尽力握，从读数中将预充气压力减去。可将左、右手握力分别统计，也可将左右手测得数值相加后除以2以求得两手握力的平均值。

十一、20m 步行时间

步行时间的测量是用来评估病人下肢的功能。通常是测量病人以最快速度步行20m所需时间。一般以"秒"（s）表示。

十二、整体功能

整体功能评估是记录病人病情及评价临床疗效的重要指标。目前常用美国风湿病学（ARA）4级分级法。

1级：完全胜任每天的任何活动。

2级：能从事正常活动，但有关节活动受限及疼痛。

3级：只能自理生活或从事极少数职业性活动。

4级：卧床不起或坐轮椅，不能自理生活。

十三、实验室检查

常用的有白细胞、红细胞、血小板、血色素，类风湿因子、抗链"O"、血沉、C反应蛋白、免疫球蛋白、免疫复合物、抗核抗体、尿酸等。为便于做统计学观察，对类风湿因子、C反应蛋白等通常做定性检查的项目，应尽量实现定量检查。

十四、X线检查

为了对病人的X线改变做出相对恰当的评估，目前，越来越多的临床医生对病人的X线改变也采取了分级评估的方式。

0级：X线正常。

1级：X线片可见软组织肿胀或（和）骨质疏松。

2级：X线片可见局限性骨质腐蚀破坏。

3级：X线片可见多处骨质破坏。

4级：X线片不仅有多处骨质破坏，而且可见关节畸形、脱位、融合等。

由于上述各项观察指标均已量化，所以在评定临床疗效时，很容易计算出各项观察指标的改善幅度。

对于疼痛关节数、关节疼痛积分，压痛关节数、关节压痛积分，肿胀关节数、关节肿胀积分，功能障碍关节数、关节功能障碍积分，晨僵时间，X线分级等以0为正常值的观察值的观察项目，其改善幅度的计算公式是：

$$改善幅度 = \frac{治疗前值 - 治疗后值}{治疗前值} \times 100\%$$

对于握力、20m步行时间、整体功能及各项实验室检查等不以0为正常值的观察项目，其改善幅度的计算公式是：

$$改善幅度 = \frac{治疗前值 - 治疗后值}{治疗前值 - 正常值} \times 100\%$$

以上的分级方法都是风湿专科医师，通过检查病人，把其所存在的症状特征进行量化处理记录，而便于对病情及用药效果做出较科学客观的评价而设计，同时病人也可以通过这些方法，来分析自己病情的好转程度和用药效果。

第一章 风湿类相关疾病的诊断与检查

第五节 风湿类疾病国内外诊断标准

一、国内诊断标准

1985 年 7 月，全国部分省市中西医结合治疗风湿寒病协作组，根据我国的实际情况，以风湿类疾病中的常见病、多发病——风湿四病为突破口，在全国率先提出风湿四病的中西医结合诊断标准。该标准于同年 10 月在全国部分省市中西医结合治疗风湿寒病学术座谈会上被修改通过，并应用于临床。经过 3 年临床验证表明，基本符合我国需要。于 1988 年 4 月在昆明召开的第一届全国中西医结合风湿类疾病学术会议上，全体到会代表对该标准进行了深入细致的讨论，经再次修订通过，沿用至今。

（一）诊断标准

1. 风湿寒性关节痛

（1）有风湿寒邪侵袭史。

（2）症状　有些关节或肌肉酸楚，麻木，疼痛甚至剧痛，活动困难，遇冷或天气变化（阴天、下雨、刮风）病情加重。

（3）体征　受累关节因疼痛所致活动功能受限，但活动后减轻，多数病例只痛不肿，少数病例在关节周围轻度肿胀（无红热）。

（4）实验室检查　活动期 ESR 绝大多数正常，少数稍快；ASO、RF、血常规等皆属正常。

（5）X 线检查　除少数病例可见软组织肿胀外，一般无骨质改变。由于风湿寒邪（尤以湿或寒湿之邪）长期刺激，部分病例可并发骨质增生（此并非老年退行性改变所致），应进行 X 线摄片予以排除。如有骨质增生应诊断为风关痛（风湿性关节痛）合并骨质增生。

（6）预后　缓解期或治愈后受累关节不留畸形，关节功能恢复正常。

2. 风湿性关节炎

（1）病前　多有溶血性链球菌感染史。

（2）症状　四肢大关节（腕、肘、肩、踝、膝、髋）游走窜痛或肿痛。

（3）体征　受累关节红、肿、热、痛或肿痛，活动功能受限，部分病例可兼有低热，结节性红斑或环形红斑或心脏病变等。

（4）实验室检查　活动期 ESR 一般多增快，非活动期多正常。活动期 ASO 多阳性（1:600U 以上）。如 ASO 阴性者（1:400U 以下），必须见有环形红斑或结节形红斑，否则不能诊为风湿性关节炎。

（5）X 线检查　受累关节仅见软组织肿胀，无骨质改变。

（6）预后　缓解期或治愈后受累关节不留畸形。

3. 类风湿关节炎

（1）症状　以小关节为主，多为多发性肿痛或小关节对称性肿痛（单发者须认真与其他病鉴别，关节症状必须持续 6 周以上），晨僵。

（2）体征　受累关节肿胀、压痛，活动功能受限，畸形或强直，部分病例可有皮下结节。

（3）实验室检查　RF 阳性，ESR 增快。

（4）X 线检查　X 线显示重点受累关节具有典型类风湿关节炎表现。

对具备上述症状及体征的病人，或兼有 RF 阳性，或兼有典型 X 线表现均可诊断。

4. 强直性脊柱炎

（1）症状　以两骶髂关节，腰背部反复疼痛为主。

（2）体征　早、中期病人脊柱活动有不同程度受限；晚期病人脊柱出现强直或驼背固定，胸廓活动度减少或消失。双侧骶髂关节检查（如骨盆分离试验、骨盆挤压试验、"4"字试验等）显示阳性结果。

（3）实验室检查　ESR 多增快，RF 多阴性，HLA-B27 多阳性。

（4）X 线检查　具有强直性脊柱炎和骶髂关节典型改变。详细内容见 "X 线检查"节。

注：有条件者可参考并观察其他各项免疫指标和实验室检查。

（二）中医分型

根据临床（主证、舌、脉）进行辨证分型。

1. 风重型

风邪侵犯人体偏重所致。其主证：全身各关节、肌肉游走窜痛，脉象多浮缓或弦缓，舌淡红，苔薄白。其特点是遇刮风时病情加重（酸痛难忍），疼痛部位不固定。

2.湿重型

湿邪侵犯人体偏重所致，其主证：患病局部沉重，酸楚或麻木不仁，关节屈伸不利，多有骨擦音，脉多缓或濡，舌淡，苔白腻或微黄腻。其特点是遇阴天、下雨或遇冷水时病情加重。

3.寒重型

寒邪侵犯人体偏重所致。其主证：肌肉、关节皮肤发凉，固定性剧痛或挛缩拘急，脉弦紧或沉紧，舌质淡，苔白或白滑。其特点为：遇冷病情加重，遇热则好转。

4.化热型

风湿寒邪留滞肌肉、关节郁久化热而致。主证：肌肉或关节红肿热痛或伴有低热，口渴不欲饮，烦闷不安，脉滑数或濡数，舌质偏红，苔黄或黄腻。其特点，本型多为湿热，兼有纳呆、倦怠，且无遇冷加重之象。

以上为了便于掌握，简要分为风、湿、寒、热四型：但亦有风湿或寒湿两者相兼并存，而出现相兼的症状。另外，除分型外还要结合人体的虚实进行辨证，以利指导临床治疗。

（三）疗效判定标准

1.风湿寒性关节痛

近期治愈：经治疗后受累关节、肌肉疼痛消失。关节功能恢复正常，ESR快者降至正常。

显效：受累关节肌肉疼痛大部消失或明显减轻，ESR恢复正常关节疼痛未消失者。

有效：受累关节疼痛或肿痛有好转。

无效：经连续治疗1~2个疗程以上（15天为1疗程）受累关节症状无好转。

2.风湿性关节炎

近期治愈：受累关节肿痛消失，关节功能恢复正常，复查ESR、ASO、WBC三项指标恢复正常，如有结节性红斑、环形红斑须消失。

显效：受累关节肿痛明显好转或消失，复查ESR、ASO，WBC未完全恢复正常；或三项指标已恢复正常，但关节肿痛尚未消失。

有效：经治疗后受累关节疼痛或肿痛有好转。

无效：经治疗 1 个疗程（30 天）以上，受累关节症状无好转。

3. 类风湿关节炎

近期控制：经治疗后受累关节肿痛消失，关节功能改善或恢复正常，RF、ESR 恢复正常，且停药后维持 3 个月以上。

显效：受累关节肿痛明显好转或消失，ESR、RF 滴度降低或 ESR、RF 已恢复正常，但关节肿痛尚未消失。

有效：经治疗后受累关节疼痛或肿痛有好转。

无效：经治疗 1~3 个疗程（每疗程 30 天），受累关节肿痛无好转。

4. 强直性脊柱炎

显著好转：经治疗后受累部位疼痛消失，活动功能改善或恢复正常，ESR 恢复正常，X 线显示骨质病变有改善或无发展，恢复日常劳动。

好转：受累部位疼痛减轻，活动范围增大，ESR 降低。

无效：经治疗 1~3 个疗程（30 天为 1 疗程）以上，受累部位症状无改善。

二、国外诊断标准

为了便于对部分风湿病的了解，我们选编了一些涉及本书疾病的国外诊断标准，供大家学习参考。

类风湿关节炎的诊断标准

【美国风湿病学会（ARA），1964 年】

（1）晨僵。

（2）至少 1 个以上关节的运动痛或压痛。

（3）至少 1 个以上关节肿胀（软组织或关节腔积液，但不包括骨质增生在内）。

（4）至少 2 个以上的关节肿大（两侧关节起病期间不超过 3 个月）。

（5）对称性关节肿大（但近端指、趾关节不一定完全对称）。

（6）骨突起部位，侧伸面或关节附近的皮下小结。

（7）类风湿关节炎的典型 X 线征（是指罹患关节或邻近部位的骨质疏松）。

（8）类风湿因子乳胶凝聚试验阳性，其正常对照阳性率不超过 5%。

（9）关节液的黏蛋白沉淀不良。

（10）具备下列 3 项以上的典型滑膜炎病理改变：滑膜绒毛增生，常成为栅状排列的细胞增生，也有淋巴滤泡的形成；慢性炎细胞浸润；滑膜或间质有纤维素样沉积或滑膜细胞坏死灶。

（11）皮下结节的典型病理现象：中央有细胞坏死的肉芽肿；周围为栅状排列的增生的吞噬细胞，并存在纤维化及血管周围为主的慢性炎细胞浸润。

以上11项中，倘具备7项以上，则为典型的类风湿关节炎；具备5项以上，则可确诊为类风湿关节炎；具备3项以上为怀疑诊断；如符合上述标准2项，而具备下列标准2项以上，作为不能排除类风湿关节炎（可疑诊断）：①晨僵；②反复关节压痛和运动疼痛，反复发作或持续三周以上的过去史；③现在或过去曾发生关节肿大；④皮下小结；⑤ESR增快或C反应蛋白阳性；⑥虹膜炎。

【ARA，1987年修订的标准】

（1）晨僵至少1小时（≥6周）。

（2）3个或3个以上关节肿（≥6周）。

（3）腕、掌指关节或近端指间关节肿（≥6周）。

（4）对称性关节肿（≥6周）。

（5）皮下结节。

（6）典型的X线改变。

（7）类风湿因子阳性（滴度>1:32）。

如具备4项或4项以上标准即可确诊。

【2010 ACR/EULAR RA分类和诊断标准】

2009年10月在美国费城召开的第75次美国风湿病学年会上，英国利兹大学Paul Emery教授等公布了美国风湿病学会（ACR）联合欧洲抗风湿病联盟（EULAR）新的类风湿关节炎（RA）分类标准（以下简称ACR/EULAR 2010标准）。

专家组对这些临床及实验室指标进行了量化。关节表现：1个中、大关节受累为0分，>1个不对称性或对称性中、大关节受累为1分，1~3个小关节和手、腕和足受累为2分，4~10个小关节为3分，>10个关节（至少有1个小关节）5分。血清学ACPA和RF：均阴性为0分，至少1项阳性为2分，至少1项强阳性为3分。滑膜炎持续时间：<6周为0分，≥6周为1分；ESR和CRP均正常为0分，其中1项增高为1分。ACR/EULAR标准进行评分和推演（见表1-7）。关节受累、血清学改变、滑膜炎持续时间和急性时将反应物几项所得分值相加结果≥6分则诊断为RA。

表 1-7　2010 年 ACR/EULAR 标准计分表

分值	累及关节数	RF 或 ACPA	ESR 或 CRP	关节炎持续
0	1 个大关节	阴性	正常	<6 周
1	2~10 大关节		增高	≥6 周
2	1~3 个小关节	RF 或 ACPA+		
3	4~10 个小关节	RF 或 ACPA++		
4	>10 个关节且至少有 1 个小关节			

当 1 个或 1 个以上关节肿，如果不能用其他疾病较好地解释，影像学有典型的 RA 侵蚀可诊断为 RA，否则需用诊断标准分类。

如表 1-8 所示，至少符合以下情况方可诊断为 RA：①当 >10 个关节受累（至少包括 1 个小关节）+ 血清学（RF 或 ACPA）阳性，或 + 病程≥6 周或急性时相反应物阳性之一者；② 4~10 个小关节受累 + 血清学（RF 或 ACPA）强阳性，如血清学阳性则需病程≥6 周或急性时相反应物阳性之一者；③ 1~3 个小关节受累兼血清学（RF 或 ACPA）强阳性需加病程≥6 周或急性时相反应物阳性之一者，如血清学为阳性则需同时具备病程≥6 周和急性时相反应物阳性；④ 2~10 个大关节受累则需同时兼有血清学（RF 或 ACPA）强阳性和病程≥6 周以及急性时相反应物阳性三者，否则应进一步观察。

表 1-8　2010 年 ACR/EULAR 标准

关节肿胀、压痛计数	血清学（抗体）（2~3 分）	病程 >6 周（1 分）	急性时相反应物高（1 分）
>10 个关节（至少包括 1 个小关节）（5 分）	+~++	−	−
	−	+	−
	−	−	+
4~10 个小关节（3 分）	++	−	−
	+	+	−
	+	−	+
1~3 个小关节（2 分）	++	+	−
	++	−	+
	+	+	+
2~10 个大关节（1 分）	++	+	+

注：表 "−" 为阴性，"+" 为阳性，"++" 为强阳性；要求几项相加分值至少要≥6 分以才符合 RA 诊断。

从表 1-8 可以看出，新的标准是以关节肿胀和压痛（并排除了其他导致关节炎的疾病）为基础。血清学检测结果阳性为第二重要的诊断因素。当关节肿胀少于 4 个小关节且受累关节总数不超过 10 个以上只计为 3 分，如果血清抗体阴性，尽管加上滑膜炎持续时间≥6周和急性时相反应物阳性2项也只有5分仍达不到诊断RA的标准。

抗瓜氨酸蛋白抗体（anti citrullinated protein antibodies，ACPA）可在RA早期出现，对RA具有较高的敏感性和特异性，这对早期诊断RA具有重要意义，被视为RA新的血清学指标。ACPA主要包括抗环瓜氨酸肽（cyclic citrullinated peptide，CCP）抗体、抗角蛋白抗体（anti keratin antibodies，AKA）、抗核周因子（anti perinuclear factor，APF）、抗聚丝蛋白抗体（antifilaggrine autoantibodies，AFA）等。这些抗体有共同的抗原决定簇——瓜氨酸，故统称为ACPA。

幼年类风湿关节炎的诊断标准[①]。

【ARA，1973年】

（1）持续3个月以上的多发性或单发性关节炎。

①罹患关节肿大或具有局部热、痛、压痛、运动受限等四项中的三项。

②排除风湿热、其他结缔组织疾病、传染病、变态反应、过敏性紫癜、溃疡性结肠炎、恶性肿瘤、血液病、外伤、牛皮癣性关节炎、Reitei综合征、强直性脊柱炎、结核病、γ球蛋白血症等。

（2）持续6周以上，3个月以内的多发性关节炎，并必须具备以下一项。

①幼年类风湿关节炎的皮疹[②]。

②类风湿因子阳性[③]。

③虹膜睫状体炎。

④颈椎障碍。

⑤心包炎。

⑥腱鞘炎。

⑦弛张热[④]。

⑧清晨关节僵直。

---

① 幼年类风湿关节炎一般分为：急性型（全身型）、多关节炎型（成人型）；单关节型（少数单关节型）。

② 一般为5~7cm以下圆形或不规则橙红色斑丘疹，稍隆起或不隆起，无或偶有痒感。常见于胸腹部、上肢，也可在脸部、下肢及躯干出现。常于发热时出现，热退时消失。

③ 以多关节炎型的阳性率较高，但幼年类风湿关节炎的总阳性率约10%，而抗核抗体阳性率较高。

④ 多见于全身型和初起病时，一般达39~40℃，常为午前低、午后高的弛张热型，往往与皮疹相伴出现。

【ARA 修订的诊断标准，1989 年】

（1）发病年龄在 16 岁以下。

（2）一个或几个关节炎症，表现为关节肿胀或积液，以及具备下列 2 种以上体征，如关节活动受限，关节活动时疼痛或触痛及关节局部发热。

（3）病程在 6 周以上。

（4）根据起病最初 6 个月的临床表现确定临床类型：①多关节型：受累关节 5 个或 5 个以上；②少关节型：受累关节 4 个或 4 个以下；③全身型：间歇发热、类风湿皮疹、关节炎、肝脾肿大及淋巴结肿大。

（5）排除其他类型幼年关节炎　如果只有典型发热和皮疹而不伴关节炎者，应考虑可能为全身型 JRA。如合并关节炎，可确定为全身型 JRA。

（二）强直性脊柱炎的诊断标准

【纽约标准，1968 年】

（1）各方面的腰椎活动（前屈、后伸、侧弯）完全受限。

（2）胸腰部或腰椎疼痛或疼痛病史。

（3）胸廓扩张受限，在第 4 肋间隙水平测量，只能扩张 2.5cm 或少于 2.5cm。

肯定的强直性脊柱炎：

（1）3~4 级双侧骶髂关节炎加 1 项以上临床标准。

（2）3~4 级双侧骶髂关节炎或双侧 2 级骶髂关节炎加第 1 项或 2+3 项临床标准。

【修订的纽约标准，1984 年】

（1）临床诊断标准

①腰痛、晨僵 3 个月以上，活动时改善，休息无改善。

②腰椎额状面和矢状面活动受限。

③胸廓活动度低于相应年龄、性别的正常人。

（2）放射学标准：双侧骶髂关节炎 ≥ 2 级或单侧骶髂关节炎 3~4 级。

分级：肯定的强直性脊柱炎：符合放射学标准和 1 项以上临床标准；可能强直性脊柱炎：①符合三项临床标准；②符合放射学标准而不具备任何临床标准（应排除其他原因所致骶髂关节炎）。

【AS 的 ASAS 新分类标准，2009 年】

腰背痛持续至少 3 个月，发病年龄小于 45 岁的病人，若符合以下任何 1

项标准，即可诊断为 AS。

（1）经影像学证实的骶髂关节炎 + 至少 1 项脊柱炎特征。

（2）HLA-B27 阳性 + 至少另外 2 项脊柱炎特征。

附：

1.经影像学证实的骶髂关节炎定义（符合任意 1 条）

（1）MRI 检查提示骶髂关节活动性急性炎症，高度提示与脊柱关节炎相关的骶髂关节炎。

（2）根据修订后的纽约标准，骶髂关节炎影像学改变确切。

2.脊柱关节炎的特征

（1）炎性腰背痛。

（2）关节炎。

（3）附着点炎。

（4）葡萄膜炎。

（5）指（趾）炎。

（6）银屑病。

（7）克罗恩病 / 溃疡性结肠炎。

（8）对 NSAID 治疗反应良好。

（9）有脊柱关节炎家族史。

（10）HLA-B27 阳性。

（11）C 反应蛋白升高（适用于慢性腰背痛病人）。

（三）骨关节炎的诊断标准

【手关节 OA 的 ACR 分类标准，1995 年】

（1）前 1 个月大多数时间有手痛、发酸或发僵。

（2）10 个指定的指间关节中有硬性膨大≥2 个。

（3）掌指关节肿胀≤2 个。

（4）远端指间关节硬性组织肥大 >2 个。

（5）10 个指定的关节中有畸形的≥1 个。

（注：10 个指定关节指双侧第二、三远端和近端指间关节及第一腕掌关节）

备注：符合（1）+（2）+（3）+（4）项或（1）+（2）+（3）+（5）项者可诊断手关节 OA。

【髋关节 OA 的 ACR 分类标准，1995 年】

1. 临床标准

（1）前 1 个月大多数时间髋痛。

（2）髋内旋 <15°。

（3）ESR<45mm/h。

（4）髋屈曲 <115°。

（5）髋内旋 >15°。

（6）晨僵 <60 分钟。

（7）年龄 >50 岁。

（8）内旋时疼痛。

备注：符合（1）+（2）+（3）项或（1）+（2）+（4）项或（1）+（5）+（6）+（7）+（8）项者可诊断为髋 OA。

2. 临床 + 实验室 + 反射学标准

（1）前 1 个月大多数时间髋痛。

（2）ESR<20mm/h。

（3）X 线平面有骨赘形成。

（4）X 线平面髋关节间隙狭窄。

备注：符合（1）+（2）+（3）项或（1）+（2）+（4）项或（1）+（3）+（4）项者可诊断为髋 OA。

【膝关节 OA 的 ACR 分类标准，1995 年】

1. 临床标准

（1）前 1 个月大多数时间有膝痛。

（2）有骨摩擦音。

（3）晨僵≤30 分钟。

（4）年龄≥38 岁。

（5）有骨性膨大。

备注：符合（1）+（2）+（3）+（4）项或（1）+（2）+（5）项或（1）+（4）+（5）项者可诊断为膝 OA。

2. 临床 + 放射学标准

（1）前 1 个月大多数时间有膝痛。

（2）骨赘形成。

（3）滑液检查符合骨关节炎。

（4）年龄 >40 岁。

（5）晨僵≤30 分钟。

（6）有骨摩擦音。

备注：符合（1）+（2）项或（1）+（3）+（5）+（6）项或（1）+（4）+（5）+（6）项者可诊断为膝 OA。

【髋关节 OA 的诊断标准，2007 年】

（1）近 1 个月内反复髋关节疼痛。

（2）血细胞沉降率≤20mm/h。

（3）X 线片示骨赘形成，髋臼缘增生。

（4）X 线片示髋关节间隙变窄。

备注：符合（1）+（2）+（3）项或（1）+（3）+（4）项，可诊断为髋关节 OA。

【膝关节 OA 的诊断标准，2007 年】

（1）近 1 个月内反复膝关节疼痛。

（2）X 线（站立或负重位）示关节间隙变窄、软骨下骨硬化和（或）囊性变、关节缘骨赘形成。

（3）关节液（至少 2 次）清亮、黏稠，白细胞 <2000/ml。

（4）中老年病人（≥40 岁）。

（5）晨僵≤30 分钟。

（6）活动时有骨摩擦音（感）。

备注：综合临床、实验室及 X 线检查，符合（1）+（2）项或（1）+（3）+（5）+（6）项或（1）+（4）+（5）+（6）项，可诊断为膝关节 OA。

（四）系统性红斑狼疮的诊断标准

【ARA，1982 年】

（1）颊部红斑遍及颊部或高出皮肤的固定性红斑，常不累及鼻唇沟部位。

（2）盘状红斑隆起的红斑上覆有角质性鳞屑和毛囊栓塞，旧病灶可有萎缩性瘢痕。

（3）光过敏　日光照射引起皮肤过敏。

（4）口腔溃疡　口腔或鼻咽部无痛性溃疡。

（5）关节炎　非侵蚀性关节炎，累及 2 个或 2 个以上的周围关节，关节肿痛或渗液。

（6）浆膜炎

①胸膜炎胸痛、胸膜摩擦音或胸膜渗液。

②心包炎心电图异常，心包摩擦音或心包渗液。

（7）肾脏病变

①蛋白尿 >0.5g/d 或 >（ +++ ）。

②管型可为红细胞、血红蛋白、颗粒管型或混合性管型。

（8）神经系统异常

①抽搐非药物或代谢紊乱，如尿毒症、酮症酸中毒或电解质紊乱所致。

②精神病非药物或上述的代谢异常。

（9）血液学异常

①溶血性贫血伴网织红细胞增多。

②白细胞减少，少于 4×10^9/L（4000mm^3）。

③淋巴细胞少于 1.5×10^9/L（1500mm^3）。

④血小板减少，少于 100×10^9/L（100000/mm^3），除外药物影响。

（10）免疫学异常

① LE 细胞阳性。

②抗 dsDNA 抗体阳性。

③抗 Sm 抗体阳性。

④梅毒血清试验假阳性。

（11）抗核抗体免疫荧光抗核抗体滴度异常或相当于该法的其他试验滴度异常，排除了药物诱异的"狼疮综合征"。

以上标准中，如具有 4 项或以上者，即可确定诊断。

【SLE 的 ACR 分类标准，1997 年】

1. 颊部红斑

遍及颊部的扁平或高出皮肤的固定性红斑，常不累及鼻唇沟部位。

2. 盘状红斑

隆起的红斑上覆有角质性鳞屑和毛囊栓塞，旧病灶处有皮肤萎缩性瘢痕。

3. 光敏感

由医师观察到或病人过去曾有对日光的异常反应，出现皮疹。

4. 口腔溃疡

由医师观察到口腔或鼻咽部无痛性溃疡。

5. 非侵蚀性关节炎

累及 2 个或 2 个以上的周围关节，有关节肿痛或渗液。

6. 浆膜炎

（1）胸膜炎：胸痛、胸膜摩擦音或胸膜渗液。

（2）心包炎：心电图异常，心包摩擦音或心包渗液。

7. 肾脏病变

（1）持续性蛋白尿：>0.5g/d，或 >（+++）。

（2）管型：可为红细胞、血红蛋白、颗粒管型或混合性管型。

8. 神经系统异常

（1）抽搐：非药物或代谢紊乱，如尿毒症、酮症酸中毒或电解质紊乱所致。

（2）精神病：非药物或代谢紊乱，如尿毒症、酮症酸中毒或电解质紊乱所致

9. 血液学异常

（1）溶血性贫血伴网织红细胞增多。

（2）白细胞减少，低于 4×10^9/L，至少 2 次。

（3）淋巴细胞减少，低于 1.5×10^9/L，至少 2 次。

（4）血小板减少，低于 100×10^9/L（除外药物影响）。

10. 免疫学异常

（1）抗双链 DNA 抗体阳性。

（2）抗 Sm 抗体阳性。

（3）抗磷脂抗体阳性。

①抗心磷脂抗体 IgG 或 IgM 水平异常。

②标准方法测定狼疮抗凝物阳性。

③梅毒血清试验假阳性至少 6 个月，并经梅毒螺旋体固定试验或荧光抗体吸收试验证实。

11. 抗核抗体

免疫荧光抗核抗体滴度异常或相当于该法的其他试验滴度异常，排除药物性狼疮。

备注：符合≥4/11 项可确诊为 SLE。

【SLICC 修改的 ACR 的 SLE 分类标准，2009 年】

1. 临床标准

（1）急性或亚急性皮肤狼疮。

（2）慢性皮肤狼疮表现。

（3）口腔或鼻咽部溃疡。

（4）非瘢痕性脱发。

（5）炎性滑膜炎，内科医师观察到 2 个或 2 个以上关节肿胀或伴晨僵的关节压痛。

（6）浆膜炎。

（7）肾脏病变：尿蛋白 >0.5g/d，或出现红细胞管形。

（8）神经病变：癫痫发作或精神病、多发性单神经炎、脊髓炎、外周或脑神经病变、脑炎。

（9）溶血性贫血。

（10）白细胞减少（至少 1 次细胞计数 $<4.0 \times 10^9/L$），或淋巴细胞减少（至少 1 次细胞计数 $<1.0 \times 10^9/L$）；血小板减少症（至少 1 次细胞计数 $<100 \times 10^9/L$）。

2. 免疫学标准

（1）ANA 效价高于试验室参考标准。

（2）抗 dsDNA 抗体效价高于实验室参考标准（ELISA 法测需有 2 次高于该参考标准）。

（3）抗 Sm 抗体阳性。

（4）抗磷脂抗体：狼疮抗凝物阳性 / 梅毒血清学试验假阳性 / 抗心磷脂抗体是正常水平 2 倍以上或抗 $β_2$-GP1 中效价以上升高。

（5）补体减低：C3、C4、CH50。

（6）溶血性贫血者直接 Coomb 试验阳性。

3.确诊条件

（1）肾脏病理证实为狼疮肾炎并伴 ANA 或抗 dsDNA 阳性。

（2）以上临床及免疫指标中有 4 条以上符合（至少包含 1 项临床指标和 1 项免疫学指标）。

（五）干燥综合征的诊断标准

【Fox 标准，1986 年】

（1）口干症状及唾液流量减低。

（2）夏滤纸试验及角膜染色（角膜染色试验，荧光素试验）阳性。

（3）唇腺活检至少有 2 个灶性淋巴细胞浸润。

（4）RF/ANA/抗 SSA/SSB 抗体各达到有诊断意义滴度。

必须排除其他已分类结缔组织病、淋巴瘤、艾滋病、移植物抗宿主等病。具备 4 条者为肯定，3 条者为可能。

【欧洲诊断标准，1992 年】

（1）有 3 个月以上的眼干涩感，或眼部有异物感，或每日需用 3 次以上的人工泪液。凡有其中任 1 项者阳性。

（2）有 3 个月以上的口干症，或进食时须用水送下，或有反复出现或持续不退的腮腺肿大。凡有其中任 1 项者为阳性。

（3）滤纸试验≤5mm/5min 或角膜染色指数≥4 为阳性。

（4）下唇黏膜活检的单核细胞浸润灶≥1/4mm^2 为阳性。

（5）腮腺造影，唾液腺同位素扫描，唾液流率中有任 1 项阳性者。

（6）血清抗 SSA、抗 SSB 抗体阳性。

凡具备上述 6 项中的至少 4 项，并除外其他结缔组织病、淋巴瘤、艾滋病、结节病、移植物抗宿主病，则可明确诊为原发性干燥综合征。已有某一肯定结缔组织病同时有上述（1）或（2），另又有（3）（4）（5）中的两项阳性则诊断为干燥综合征。

【SS 的董怡标准，1996 年】

1.主要指标

抗 SSA 或 SSB 抗体阳性。

2.次要指标

（1）眼干和（或）口干（持续三个以上）。

（2）腮腺肿大（反复或持续性）。

（3）猖獗齿。

（4）Schirmer 试验≤5mm/5min 或角膜荧光染色阳性。

（5）自然唾液流率≤0.03ml/min 或腮腺造影异常。

（6）唇腺活检异常。

（7）肾小管酸中毒。

（8）高球蛋白血症或高球蛋白血症性紫癜。

（9）类风湿因子阳性和抗核抗体阳性。

3. 排除

其他结缔组织病、淋巴瘤、艾滋病、淀粉样变和移植物抗宿主反应。

备注：诊断原发性 SS 需要符合标准中 1 项主要指标及至少 3 项次要指标，或符合标准中至少 5 项次要指标。

【SS 的国际分类 / 诊断标准，2002 年】

1. 眼部症状（以下 3 种中≥1 项）

（1）每天感到不能忍受的眼干持续 3 个月以上。

（2）感到反复的沙子进眼或沙磨感。

（3）每天需要用人工泪液 3 次或 3 次以上。

2. 口腔症状（以下 3 种中≥1 项）

（1）每天感到口干持续 3 个月以上。

（2）成人腮腺反复或持续肿大。

（3）吞咽干性食物时需用水帮助。

3. 眼部体征（下述检查≥1 项阳性）

（1）Schirmer 试验（＋）（≤5mm/5min）。

（2）角膜染色（＋）（≥4 van Bijsterveld 计分法）。

4. 组织学检查

下唇腺病理显示淋巴细胞灶≥1（4mm^2 组织内至少有 50 个淋巴细胞聚集于唇腺间质者为 1 个灶）。

5. 唾液腺受损（下述检查≥1 项阳性）

（1）唾液流率（＋）（≤15ml/min，不刺激法）。

（2）腮腺造影（＋）。

（3）唾液腺放射线核素检查（＋）。

6. 自身抗体

抗SSA或抗SSB（＋）或二者均（＋）（双扩散法）。

备注：SS判定标准

（1）原发性SS（无任何潜在疾病的情况下，有下述2条则可诊断）：①符合上述4条或4条以上，但必须含有条目Ⅳ（组织学检查）和（或）条目Ⅵ（自身抗体）。②条目Ⅲ、Ⅳ、Ⅴ、Ⅵ4条中任意3条阳性。

（2）继发性SS 病人有潜在的疾病（如任一结缔组织病），而符合Ⅰ和Ⅱ中任意1条，同时符合Ⅲ、Ⅳ、Ⅴ中任意2条。

（3）排除 颈头面部放疗史，丙型肝炎病毒感染，艾滋病（AIDS），淋巴瘤，结节病，移植物宿主（GVH）病，抗乙酰胆碱药的应用（如阿托品、莨菪碱、溴丙胺太林、颠茄）。

（六）硬皮病的分类及诊断标准

【硬皮病的分类，Masi，1981年】

（1）进行性系统（全身）性硬皮病

①弥漫性硬皮病。

②重叠综合征（包括混合性结缔组织疾病），如硬皮性皮肌炎。

③CREST综合征（由钙沉着、肢端动脉痉挛现象、食管功能障碍、手指硬化症、毛细血管扩张等症状、体征组成）。

（2）局限性硬皮病

①片状。

②带状。

③点滴状。

（3）化学品引起的硬皮病状态：镇痛新诱发纤维化，乙烯基氯化物病，争光霉素诱发纤维化。

（4）嗜酸性粒细胞性筋膜炎。

（5）假性硬皮疾病。

【SSc的ACR修订分类标准，1988年】

1. 弥漫性皮肤系统硬化症

（1）雷诺现象发生1~2年内出现皮肤改变。

（2）除肢体远端与近端，面部皮肤受累外，躯干皮肤亦受累。

（3）早期出现明显肺间质病变、肾衰竭、弥漫性胃肠病变和心肌受累。

（4）抗 Scl-70 阳性。

（5）甲褶毛细血管环扩张和缺失。

2. 局限性皮肤系统性硬化（包括 CREST）

（1）雷诺现象发生数年（偶有数十年）后出现皮肤改变。

（2）皮肤病变局限于双手、双足、肘、膝关节远端肢体、面颈部。

（3）后期发生肺动脉高压、伴或不伴肺间质纤维化、皮肤钙化、毛细血管扩张、三叉神经痛。

（4）抗着丝点抗体（ACA）阳性。

（5）甲褶毛细血管环扩张，常无毛细血管环的缺失。

3. 无皮肤表现的系统性硬化症

具有特征性内脏器官受累表现以及特征性血管、血清学异常，但无明显临床皮肤变化。

4. 重叠综合征或混合性结缔组织病

系统性硬化同时伴有符合诊断标准的系统性红斑狼疮、多发性肌炎或皮肌炎、类风湿关节炎等 1~3 种疾病。混合性结缔组织是指同时具有系统性硬化、系统性红斑狼疮和炎性疾病的部分临床特征，但又不能单独诊断为上述某一种疾病，同时血清中有高效价抗 UIRNP 抗体。

5. 未分化结缔组织病

雷诺现象病人具有系统性硬化的部分临床或（和）血清学特点（如肢端溃疡、手指水肿、甲褶毛细血管异常、ACA 阳性），但无皮肤硬化，亦无特征性内脏器官受累。

第二章　常见风湿类疾病的诊疗基础与技术

第一节　类风湿关节炎

一、概述

类风湿关节炎（rheumatoid arthritis，RA），是结缔组织疾病，又称为胶原性疾病，是一种以关节病变为主的慢性全身性自身免疫性疾病。凡构成关节的各部分组织均可受到侵犯。其突出的临床表现呈对称的多发关节炎，特别是以手、足、指、趾、腕、踝等小关节最易受累。早期或急性期发病关节呈红肿热痛和功能障碍，晚期则关节强直或畸形，并有骨和骨骼肌萎缩。在整个疾病过程中，病人可以有发热、无力、贫血、皮下结节、心包炎、胸膜炎、血管炎等病变。

在绝大多数情况下，本病不会影响人的生命，但在少数病人中，可造成严重残疾，使病人完全丧失劳动力，对其寿命也有影响。如果病变严重破坏颈椎，并造成病理性半脱位和高位截瘫，病人就有生命危险；类风湿血管炎如累及重要脏器的血管，也可以危及病人生命。本病具有慢性、反复发作、致残率高的特点。

类风湿关节炎为常见病、多发病。近年来发病率有所上升，国外统计轻型病人（包括只有一次发作的病人）约占正常人群 62.5%；较重者（符合 ARA 诊断标准的）占其中的 1/10，即 2.5‰。中国中西医结合风湿病学会及中国中西医结合防治风、寒、湿病协作组，到 1995 年 10 月底在全国 15 个省市自治区抽取 271 个样本调查结果表明，类风湿关节炎患病率为 0.69%，在自然人群中的患病率 0.62%，好发地带为高寒、沿海区域，好发年龄为 20~45 岁，女性发病率高于男性，男女之比约为 1∶3。

类风湿关节炎在中医学中属痹证范畴，《素问·痹论》中就痹症的病因、病机、分类做了精辟的论述："风、寒、湿三气杂至，合而为痹也。"阐明了痹症是由于风寒湿邪侵犯人体，留滞肌肉经络，导致气血闭阻，从而引起关节疼痛、麻木、屈伸不利等症状的一类疾病。又指出"五脏皆有所合，病久而不去者，内削其合也。"说明古人也把本病看作是一种全身性疾病。但痹症这一概念，几乎包含了西医学所指的各种关节疾病，而这些疾病病因、病理、临床表现以及预后又有很大悬殊。尤其是类风湿关节炎，病邪多深入经髓骨骼，疼痛剧烈，缠绵不愈，以致关节畸形废用，应和一般的痹症相区别，故后世医家又有"尪痹""顽痹"之称。但纵观历代文献，以"历节"一词来形容类风湿关节炎更为贴切。"历节"首见于《金匮要略·中风历节篇》"诸肢节疼痛、身体尪羸，脚肿如脱。"《济生方》中论五痹历节曰："白虎历节由体虚之人将理失宜，受风寒湿毒之气，使筋脉凝滞，血气不流，蕴于骨节之间，或在四肢，肉色不变，其病昼轻夜剧，其痛彻骨，如虎之啮，故名白虎也。"综上所述，中医学文献中有关痹症的论述相当丰富。

从中西医结合的角度对该病的认识、实践，不断地总结提高，使其命名得到了统一，治疗手段更为全面，取得了较好的疗效，为彻底攻克此病奠定了基础。

二、病因病理

（一）西医的病因病理

本病的病因目前尚不明确。近几十年来，由于内分泌学、酶学、组织化学，特别是免疫病理学的进展，为进一步探讨本病的病因和发病机制创造了较好的技术条件。国外许多研究中心在这方面，投入了大量的人力、物力，虽然对有关本病的免疫病理方面取得了一些进展，但还没有重大的突破。一般认为其发病与自身免疫、遗传、感染、过敏、内分泌失调等有关。

1. 免疫因素

病损滑膜组织上有大量的淋巴细胞和浆细胞浸润，滑膜液中有变性的 IgG 和类风湿因子组成的免疫复合物。类风湿因子（RF）有两种类型，即

IgG-IgGRF 和 IgG-IgMRF；其中 IgG-IgGRF 可以再与补体结合，形成一种（IgG-IgGRF）-C 复合物。由于免疫复合物沉积在关节滑膜上，激活了机体的补体系统，使大量的中性粒细胞向滑膜和关节腔内渗入引起炎症，并促使中性粒细胞和巨噬细胞的吞噬作用，吞噬了补体结合的免疫复合物，便形成了类风湿细胞。在消除免疫复合物的过程中，类风湿细胞的溶酶体释放大量的酶，对关节的一些组织起到破坏作用，引起了局部病变。

2. 遗传因素

类风湿发病可能与遗传有关。有学者对类风发病情况作了调查，认为近亲发病率较高，揭示类风湿与遗传相关。现已知人类白细胞抗原（HLA）是一个重要的遗传基因系统位于第六对染色体上，具有 A、B、C、D、DR、DQ 和 DP 位点，每点控制着不同数目的抗原，HLA-DRW4 抗原和类风湿相关。Belehetor 观察 98 例类风湿，HLA-DRW4 检出率为 62%，对照 24%。国内也有类似的报道，笔者在临床中曾遇祖孙三代患病，一家四弟兄同患类风湿，均说明类风湿与遗传有着密切关联。

3. 感染因素

在临床中常遇到因感冒，呼吸道感染，尤以咽炎、扁桃腺炎诱发和加重类风湿关节炎的发生发展，故有人认为溶血性链球菌、类白喉杆菌、支原体、病毒等为类风湿病原体。曾在动物身上用感染的方法制造出类风湿模型。据北京协和医院张烜教授和华大基因张东亚博士报道，他们领导的两个团队，经过 4 年的合作，通过元基因组关联分析法，揭示了检查口腔和肠道菌群可诊断类风湿关节炎，从牙菌斑、唾液和粪便中提取样本可诊断准确率接近 100%。该分类诊断模型还可帮助判断抗风湿药的疗效，并区分类风湿关节炎的不同疾病过程，从而进行疾病分层和药物疗效预警，并发表于《自然·医学》杂志上。我院与原洛阳军分区丁永庆主任和曹曼云主任医师从 1990 年到 2005 年的合作，他们应用旺龙蚂蚁丸 + 输注青霉素治疗类风湿关节炎取得了极为显著的效果。

为此，感染因素是类风湿发生发展的重要影响因素，应予以预防和控制。

4. 过敏

过敏学说曾由 Kinge（1933）和 Rich（1946）首先提出，因本病的病理改变与血清病以及用异型蛋白在实验动物中诱发的过敏状态相似。但临床上，病人多无过敏体质的表现。典型的过敏性疾病如季节性过敏性鼻炎、哮喘、荨麻疹等的患病率在本病病人中不比对照组多见。病人的皮肤划痕试验多为阴性，对组织胺的嗜红反应无区别。用病人的滑膜组织、关节滑液或皮下结节作皮试均无反应。

5.内分泌失调

内分泌因素对于类风湿关节炎的发生似有一定影响，主要依据以下四点：①类风湿关节炎多见于女性；②女性在怀孕期间，关节炎症状常减轻；③妇女更年期合并类风湿较多发，用雄、雌激素治疗均有效；④外源性皮质类固醇或 ACTH 能抑制本病的活动，即有些类风湿病人大量用泼尼松、地塞米松有很好的缓解疼痛效果；⑤肾上腺功能失调或肾上腺对垂体反应失常有关。针对以上设想又进行了大量的研究，其结果表明，病人的肾腺结构正常，电解质代谢和钾耐量正常，血中皮质类固醇含量在正常范围之内，尿中排出的 17 酮类固醇量正常或稍低。Hench 等认为，本病并非因为内生可的松减少，而可能是由于组织的需要量增加，或可的松在体内的破坏加速所致。但因 C^{14} 标志的氢化可的松的研究表明，病人并无排出或肝结合方面的障碍。这是否与我们中医提到的肾虚有关系呢，也有待进一步研究。

6.其他因素

寒冷、潮湿、产后中风、外伤、营养不良、精神因素等为本病的诱发因素。前已述及，RA 的病因尚未完全阐明，但其发病过程与免疫反应有密切的关系。

7.学术探讨

我们学习历代中医疗病的论述，又结合西医现代免疫方面的研究，如把一些类风湿的诱发因素如风、寒、湿和溶血性链球菌、病毒感染等作为一种抗原，首次进入人体后除引起典型的类风湿早期症状外，还可引起潜在的隐匿型的类风湿病变。因此，一个方向是使疾病发生、发展产生一系列的类风湿临床表现和症状、体征，检查各种结果多数为阳性；而另一个方向则是隐匿发病一段时间，全身有轻微的酸困、乏力、四肢无力。若做化验检查，血沉可能略快，类风湿因子可能阳性，这时才引起病人的重视。若不做化验检查，病人也仅以为自己是感受一点风寒，工作劳累了点，休息几天，服用点阿司匹林类的感冒药疼痛消失也就过去了。这样可能反复多次，在人体抵抗力低下时，类风湿疾病终于爆发了。在这一致病源因素首发或初发的反复过程中，将刺激人体逐步产生抵御风、寒、湿外邪的一种抗体（实际是人体产生了一种抗病的新物质）。这种新物质将守卫在人体的各个门户，或者是所有角落，特别是在关节滑膜和关节囊壁层，进而至肌腱、韧带，心、肝、肾等重要脏器。在这种战略部署下，一旦侵略者（风、寒、湿邪等）二次侵入，三次侵入，他们（抗体）就起来反击，这样就造成了龙虎相斗，两败俱伤的局面，使骨关节滑膜、关节囊、壁等发生无菌性炎症，出现渗出、肿胀、骨质破坏，严重者关节融合、可变形。此过程中，同时也激活了人体的整个免疫指挥和联合系统，使人体内产生和释放一种溶解酶，破坏骨、软骨、关节、滑膜，使骨质疏松、骨关节、滑膜破坏、融合等。假设我们能研制出一种类风湿的免疫球蛋白（类似于类风湿的致病因子，或者称抗原），对抗侵袭人体而引起痹病的风、寒、湿等致病因子，将使人不再患类风湿病。

下面我们设想这样一个图解过程：

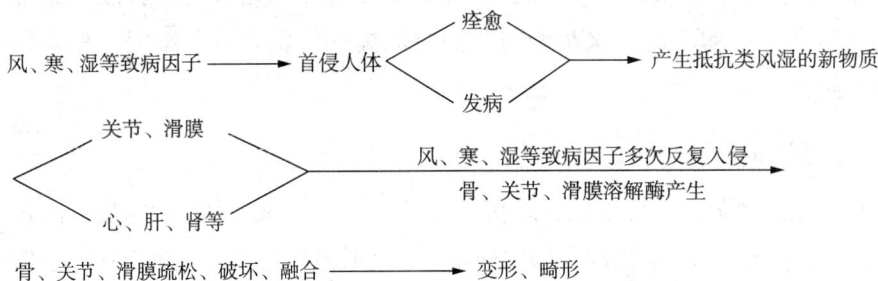

风、寒、湿等致病因子 ⟶ 首侵人体 ⟨痊愈 / 发病⟩ ⟶ 产生抵抗类风湿的新物质

⟨关节、滑膜 / 心、肝、肾等⟩ ⟶ 风、寒、湿等致病因子多次反复入侵　骨、关节、滑膜溶解酶产生

骨、关节、滑膜疏松、破坏、融合 ⟶ 变形、畸形

如果把这种风湿免疫球蛋白注射在风、寒、湿致病因子首次侵犯人体之前，就能预防人类不再患类风湿疾病；如果把这类风湿免疫球蛋白注射在风、寒、湿致病因子首次侵犯人体之后，就能治疗类风湿疾病，那么类风湿这一疾病将在人类地球上彻底绝迹。

有关本病的病理学改变，一般论述如下：

（1）关节病变　关节损害始于滑膜，表现为渗出和水肿。随着病情发展，滑膜逐渐生长出血管翳，血管翳向关节腔内伸展，由于它含有水解酶而起作用，使骨、关节破坏，软骨下骨质受损害，晚期肉芽组织纤维化或骨化，使关节面相互融合，形成骨强直。关节附近的肌肉和皮肤逐渐萎缩，骨骼有脱钙和骨质疏松表现。

（2）类风湿结节　类风湿结节直径为 0.2~3cm。典型结节由三层组织组成：中央层为坏死区，有细胞残渣、纤维蛋白样细网、网状纤维和胶原纤维；中间层为栅栏状的纤维细胞和少数多核巨细胞；外层为慢性增生的肉芽组织。

（3）脉管炎　脉管炎可广泛存在，受累的多为小动脉，其病变可由严重的坏死性脉管炎到局限性节段性的动脉炎。由于损伤处有免疫反应物质存在，因而认为脉管炎是属于免疫反应性的。

（4）其他病变　与皮下结节相似的病变可发生在眼、心脏和肺脏。眼病变多累及巩膜，心脏病变多无临床症状。肺坏死结节性病变很少见，结节可为单发或多发，常形成空洞或钙化。局部淋巴结肿大相当常见，肿大的淋巴结呈非特异性增生，并形成生发中心，浆细胞少见，淋巴窦中可见许多网状细胞，偶见神经内外膜炎性细胞浸润。有人通过尸检，发现 26% 的病例可见继发的淀粉样变性，但临床上淀粉样变性的现象如出现蛋白尿和肝脾肿大等非常少见。

（二）中医的病因病机

1. 外因

外因主要是风寒湿邪侵犯人体而发病。早在《内经》就提出了"风寒湿三气杂至合而为痹"论。中国中西医结合学会风湿类疾病专业委员会与防治风湿寒病协作组各协作单位进行的流行病学调查表明，在比较寒冷的黑龙江省患病率高达 0.82%，在比较炎热潮湿的沿海地区如海南省达 0.29%，广东省 0.41%。江苏省 0.69%。笔者于 1989 年 10 月 15 日至 22 日在晋西南偏僻山区水头村对 1560 人进行了"风湿四病"在人群分布情况的调查，该区属高寒区，每天昼夜气温相差 11°C 以上，类风湿关节炎患病率高达 1.09%。又有学者进行动物实验表明：根据中医痹症理论，类风湿关节炎的发生除与外源性风寒湿因子有关外，其病变的形成主要与内源性风寒湿因子激活人体内部免疫机构系统产生自身免疫反应有关。

其常见类型有：

（1）风痹（行痹）　以感受风邪为主，侵犯肌肤、关节经络，以其性善走窜、疼痛游走不定为症状特点。

（2）寒痹（痛痹）　因阳气不足，感受寒邪为主，其表现以肢体、关节疼痛为主，固定不移，遇寒加重，得热痛减或缓解。

（3）湿痹（著痹）　以感受湿邪为主，湿邪留滞于肢体关节、肌肉之间，临床表现以上述部位肿胀疼痛、重着麻木为特征。

（4）热痹　感受热邪或湿热之邪，或风寒湿邪入里化热，以肌肉关节的红肿热痛，伴有身热、汗出、口渴、舌苔黄腻、脉象滑数为特点。

（5）燥痹　是以感受燥邪为主，或由于阳热之邪化燥伤阴，引起肌肉筋骨关节失于濡养而致的一类痹症。

（6）寒湿阻络痹　是风寒湿邪兼夹而至，为"风寒湿三气杂至合而为痹"之本义。

（7）湿热错杂痹　湿热痹属于《内经》指出的"其热者，阳气多，阴气少，病气胜，阳遭阴，故为痹热"之热痹。

（8）寒热错杂痹　即是痹证在同一病人的身上，既有寒证的表现，又有热证的征象，表现为脉象紧数，舌苔黄白相间。

2. 内因

内因多因先天禀赋不足，或父母遗传，或母亲妊娠时，供给营养差，情绪不佳，或产时当风受湿侵扰、受伤等，致先天正气亏虚，生后腠理疏松，感受风寒湿热之邪，痹阻于经络、肌肉、骨节等，使气血运行不畅，导致痹症历节，即所谓西医的遗传因素。在临床中，有生后两岁儿童即患有类风湿关节炎，追寻患病史，与其父母遗传或母亲怀孕时感受风、寒、潮湿有着密切关系。其二有后天的肾脾肝损伤及至虚有关。因肾主骨，生髓通于脑，为先天之本；脾主肌肉四肢，为气血生化之源，是后天之本；肝主筋，其华在爪；如果肾气充，则筋骨健，邪不可干；若先天不足，加之后天补给不足，劳累过度，房室失节，或大病之后，或妇女产后血损气伤体虚之时，致肾气不足，肾气伤损而加外邪侵袭后发病。脾主运化水谷精微，脾功能强盛，人的消化、吸收、营养功能强，所谓"中焦受气取汁变化而赤为之血。"脾气强盛气血生化即旺盛，四肢肌肉就能得到充分营养，而外邪致病因素也就受到抗御。临床中常遇到久病脾虚的类风湿病人，受纳水谷，消化吸收功能均欠佳，全身营养状况较差，体质消瘦，肌肉紧贴骨节，皮肤甲错等；由于脾气不足，继发性的导致肝失所养，表现为情绪易激动，发脾气，爱生气，或性格过分内向，忧郁寡断，筋拘急、绷紧，关节屈伸不利，关节囊韧带受损，指甲凹陷等。因此先天之本肾气的不足与亏损，加之后天之本受纳吸收差，脾失健运是类风湿发病的内在根本，其他脏腑的功能低下，气血津液的不足均为继发性的病变反应。

（1）按病位分类

①皮痹：是指风寒湿燥等邪气侵蚀皮腠而引发的痹症。主要表现皮肤麻木不仁，或肌紧发硬，兼有关节不利。

②肌痹：风寒湿邪滞留于肌腠之间，肌肉失于濡养，而引起肌肉疼痛酸楚，麻木不仁，渐至肢体痿软无力，关节活动不利为主要病症。

③脉痹：指风寒湿热外邪侵袭于脉络之中，引起血络瘀阻，脉道不通。其临床表现以皮肤黯紫、麻木不仁、肢体疼痛为主要病症。

④筋痹：指风寒湿热之邪留滞于筋脉，使筋脉失养，引起筋脉拘挛，屈伸不利，肢节疼痛为主的病症。

⑤骨痹：指风寒湿热之邪深入骨骼，阴阳不和，骨失所养引起。其表现以骨节沉重，活动不利，腰脊酸软，关节变形为主要特征。如白虎历节、顽痹、鹤膝风等。

（2）按证候分类

①实痹：偏于寒症者有：风寒痹阻症、风湿痹阻症、寒湿痹阻症、瘀血阻滞症、痰瘀痹阻症、营卫不和症。偏于热症者有：湿热痹阻症、热毒痹阻症、暑湿痹阻症、寒热错杂症等。

②虚痹：有气血两虚症、气阴两虚症、阴虚内热症、气虚血瘀症、脾肾阳虚症、脾肾阴虚症、心脉瘀阻症、阴阳两虚症等。

③虚实夹杂症：有卫虚寒侵症、脾虚湿阻症、肾虚寒盛症、血虚脉瘀症、肺虚皮燥症、气虚血滞症等。

④气血虚痹：病人素体虚弱，或患类风湿病久治不愈，身体脏器功能逐渐衰退。风、寒、湿邪乘虚侵犯或反复入侵身体，使经络气血痹阻，关节发病。表现为少气无力、心悸、气短、盗汗、头晕目眩、舌质淡、苔薄白、脉沉细弱。

（3）按脏腑分类

①肾虚致痹：肾有先天禀赋不足，而后天又补充不上，及因房事过度伤肾，使骨与关节失其所养，风、寒、湿邪乘虚侵袭，引起关节痹病。表现为腰膝酸困、无力、足跟疼痛，男子阳痿，女子月经量少，舌质淡、苔白滑，脉沉细无力。

②脾虚致痹：肾阳温煦失司，或遭暴饮暴食伤及脾胃，致脾虚损，或久

第二章 常见风湿类疾病的诊疗基础与技术

患类风湿，服各类中西药品等，因而伤及脾脏，使水湿运化失常，气血生化不足或表现为饮食不佳，关节肿胀较剧，面色㿠白，少气无力，舌质淡，舌体胖，脉沉细、沉滑。

③肝脾肾阳虚痹：肾阳虚衰，木乘脾土，脾阳不运。髓不能满，气血不能运，筋脉骨失养，风、寒、湿容易侵入而得痹病。除关节的疼痛、肿胀外，表现为腰膝酸软，发脱齿摇，无力，关节僵硬，屈伸不利，食纳较差，小便频数。舌质淡，苔薄白，舌体胖有齿印，脉沉细。

④肝脾肾阴虚痹：肾主骨，是先天之本。肝主筋，其华在爪。肝肾同源，阴阳互生，同盛同衰。脾失健运，胃不受纳，气血无源之生，肾水不能补充。肾阴（肾水）不足，水不涵木。肝阳偏亢，又木克土，加重脾功抑郁。表现为腰酸腿困，筋脉拘急，屈伸不利，肢体麻木不仁，脘腹胀满，吸收功能较差。头晕目眩，耳鸣，咽干舌燥，五心烦热，盗汗多梦，遗精滑精，妇女月事延期或量少。舌质红，少苔或无苔，舌体微胖，有齿印。脉细数、沉，或弦细数。

3. 不内外因

不内外因是跌扑损伤而伤愈后，在受伤部位或其他部位发病，引起类风湿关节炎。此等病例，在我们临床中屡屡相遇，娄多峰教授在河南省痹病的流行病学调查报道中提到，由外伤引起的风湿病病人竟达 9.1%。外伤致病论源于王清任"痹病有瘀血说"，王肯堂也曾论及有"瘀血"可致痛风。瘀血致病的病因或由于用力举重，或因扭挫跌扑，或因外伤暴力等，造成局部脉络瘀血不畅；或溢于脉外，致血溢，死血留滞，循经之血不能正常濡养筋骨肌肉，复又感受外邪，继而发病。其实，类风湿之病因不单是外因或内因即可发病的。外因为变化的外界环境条件，是为标；而内因则是变化的依据，是为本。外因通过内因而起作用是为公认的辨证思想。外因单一的因素致病也不多，它多是两个以上致病因素共同作用于人体，如风寒阻络症、风湿阻络症、寒湿阻络症、湿热阻络症、瘀血阻络症、痰瘀阻络症、湿毒阻络症、寒热错杂症、气血不足症、肾脾两虚症等，而外因、内因相互作用才可发病，并可从中互为转化。例如《内经·素问》："痹论"中说"骨痹不已，复感于邪，内舍于肾。筋痹不已，复感于邪，内舍于肝。脉痹不已，复感于邪，内舍于心。肌痹不已，复感于邪，内舍于脾；皮痹不已，复感于邪，内舍于肺。"说明了因症交错，相互共存，而互相转化是其变化的规律。

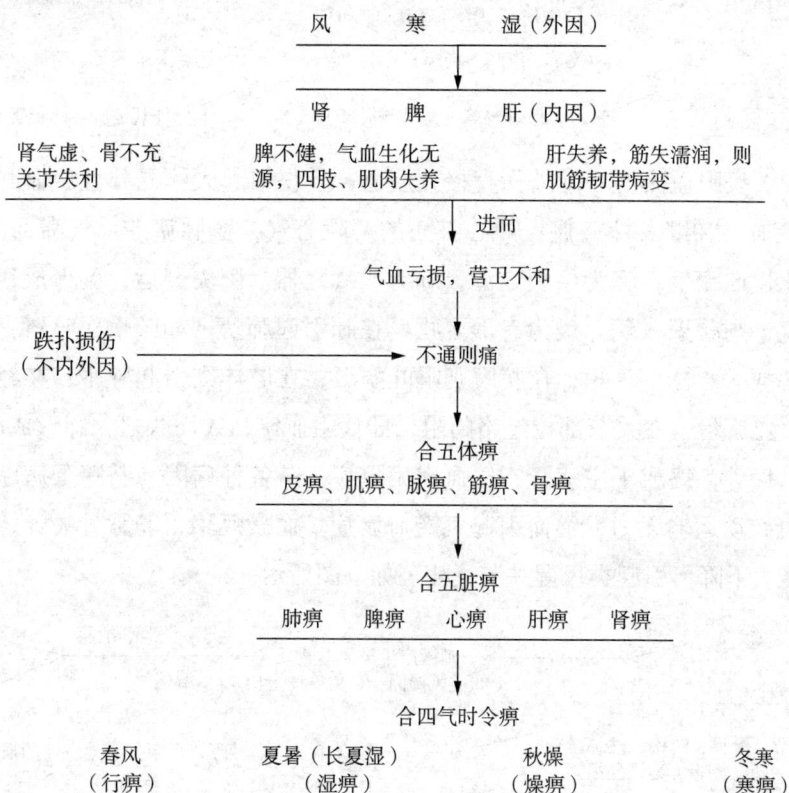

风　　　寒　　　湿（外因）

肾　　　脾　　　肝（内因）

肾气虚、骨不充　　　脾不健，气血生化无　　　肝失养，筋失濡润，则
关节失利　　　　　　源，四肢、肌肉失养　　　肌筋韧带病变

进而

气血亏损，营卫不和

跌扑损伤
（不内外因）　　　　———————→　　不通则痛

合五体痹
皮痹、肌痹、脉痹、筋痹、骨痹

合五脏痹
肺痹　　脾痹　　心痹　　肝痹　　肾痹

合四气时令痹
春风　　　　　　夏暑（长夏湿）　　　　　　秋燥　　　　　　　冬寒
（行痹）　　　　　（湿痹）　　　　　　　　（燥痹）　　　　　　（寒痹）

（1）外伤致发痹　人刚出生就有感受风邪的，其途径是通过母脐血，或产时环境得风湿。在出生1~2周岁就有类风湿发病的，称之为幼儿类风湿。而人类在社会生产实践中，不可回避的运动、活动、劳动，使皮肤擦伤、刺伤、钝伤。这种外伤已经与外界贯通，或未与外界贯通（皮肤、皮下、肌肉、骨膜、关节出血、瘀血、渗出、纤维渗出、增生等）。获得与外界相通的外伤后，不久即引起人体受伤部位或相对应部位的关节疼痛、肿胀。见下图所示。

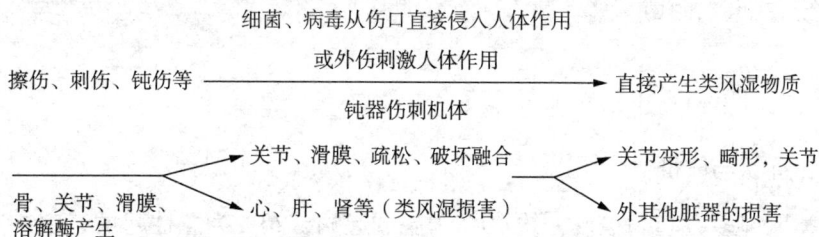

细菌、病毒从伤口直接侵入人体作用
或外伤刺激人体作用
擦伤、刺伤、钝伤等　　———————————————→　　直接产生类风湿物质
钝器伤刺机体

关节、滑膜、疏松、破坏融合　　　　　关节变形、畸形，关节
骨、关节、滑膜　　　　心、肝、肾等（类风湿损害）
溶解酶产生　　　　　　　　　　　　　　　　　　　外其他脏器的损害

（2）外伤诱发痹　即擦伤、刺伤、钝力伤，或外科手术之后，在一个月以上，外伤部位的关节或其他关节引起类风湿关节炎。如下图所示。

擦伤、刺伤、钝伤等 ——————→ 或外伤刺激人体后逐步引起 ——————→ 直接产生引起类风湿的物质
钝力伤、手术等直接刺激机体

骨、关节、滑膜、 ——————→ 关节、滑膜、疏松、破坏融合 ——————→ 关节变形、畸形，关节
溶解酶的产生 ——————→ 心、肝、肾等（类风湿损害） ——————→ 外其他脏器的损害

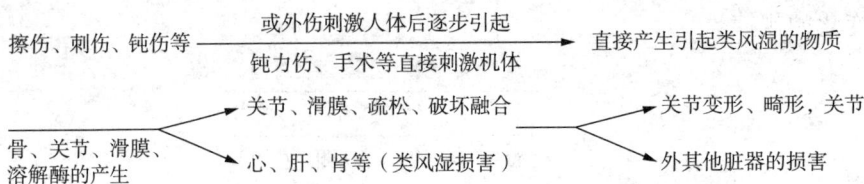

（3）痰阻血瘀痹 ①外伤直接致瘀血：外伤引起人体局部性瘀血和较大范围瘀血。②继发性瘀血：如心脏病的痹阻心气，血脉瘀滞、气滞血凝症。③转化性向瘀症：脾为生痰之源，肺为贮痰之器。脾失健运，湿聚成痰。肺气失宣，则凝聚成痰。痰为有形之物，在肺引起肺痹，如咳嗽、咳痰；在心引起心痹、心悸、气短；在脘腹则呕吐痰涎；在肢体则引起肿胀；在经络则引起气血瘀阻。在关节部位经络闭阻，即痰阻血瘀，久而久之，即形成漫肿、硬肿、瘀肿，终成了主症。④气血虚瘀阻症：是各种病因和脏腑久病虚衰引起气血鼓动运输无力，继而引起气滞血瘀症。血瘀痰聚，筋脉骨失养，抗御外邪能力下降，引起类风湿关节炎症。如下图所示。

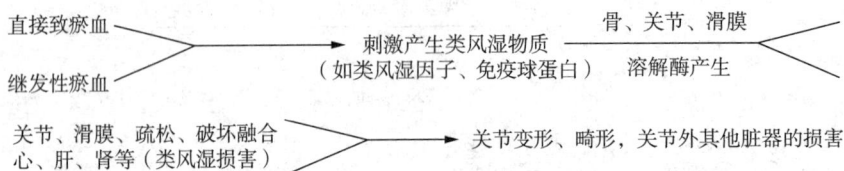

直接致瘀血 ——————→ 刺激产生类风湿物质 ——————→ 骨、关节、滑膜
继发性瘀血 ——————→ （如类风湿因子、免疫球蛋白） 溶解酶产生

关节、滑膜、疏松、破坏融合 ——————→ 关节变形、畸形，关节外其他脏器的损害
心、肝、肾等（类风湿损害）

（4）动物咬伤或昆虫叮咬而致痹 如狗咬伤或臭虫、蚊子等叮伤后引起类风湿关节炎。这是：①细菌、病毒从伤口侵入人体后继发性引起类风湿关节病变。②这些动物体内或唾液腺中的毒素作用引起类风湿关节病变。

当然通过此原理，也有用蜜蜂蜇刺疗法，蛇毒疗法，亦是用其有毒的唾液腺和含有的毒素输入人体后反而能达到治疗类风湿关节炎的目的。

三、临床诊断

（一）西医诊断

1. 症状与体征

类风湿多数起病缓慢，约 70% 为隐匿起病，20% 为急性起病，10% 为亚急性起病，并且常和其他免疫性关节病相混淆，在关节未变形之前，容易造成临床诊断中的误诊，失去了早期治疗的机会。

（1）全身症状 病人常表现为疲乏无力，低热，食欲不佳，体质消瘦，

不固定性的全身肌肉酸困，疼痛，四肢麻木，无力，手指发凉，少数还有轻度贫血症状。这些症状可能与免疫复合物对机体损害、营养不良、血管舒缩功能失常、精神不振等因素有关。

（2）关节表现　类风湿病变常以对称的多关节炎，渐而累及四肢及全身关节，局部可表现为晨僵、疼痛、触痛、肿胀、活动受限等。

①晨僵：晨僵是指病人早晨醒来或起床后关节发紧，活动不灵活，有僵直感，屈伸受限，稍加活动后渐而好转。这是由于病人一夜休息，关节停止了活动，关节周围组织轻微肿胀所致。经过一段时间的活动后，组织间液逐渐吸收，而晨僵缓解。晨僵不是类风湿关节炎的特有症状，亦可见于其他关节炎疾病。类风湿关节炎的晨僵多是由轻到重，由一至两个关节到多个关节至全身关节，时间由1~4小时以上甚至整日僵硬感。其晨僵程度与病情程度成正比关系。晨僵是类风湿的重要诊断指标之一。晨僵可分为轻、中、重三度。晨起1小时僵硬缓解为轻度；晨起1~4小时内僵硬缓解为中度；晨起4小时以上僵硬才缓解或终日僵硬为重度。

②疼痛：疼痛是类风湿关节炎的典型症状之一。首起指、腕、趾、踝关节首先疼痛，可单发，或多发，此起彼伏，逐渐波及肘、肩、膝、髋及颞颌关节，多呈对称发病。甚至波及颈椎及脊柱，与强直性脊柱炎重叠发病。疼痛的程度与病变轻重及个体耐受性有关，常因天气变化，劳动活动度，寒冷刺激，情绪波动而加重。疼痛的特点是静态和活动时限较长时加重。疼痛发生是由于关节滑膜的炎症、渗出，引起关节腔内压增高，以及炎症代谢产物堆积，对游离神经末梢刺激压迫所致。在初期类风湿关节炎，四肢小关节表现为游走性疼痛；其程度亦较轻；如累及大关节和疼痛部位固定时，其疼痛程度较重。当关节持续剧烈疼痛时，病人非常痛苦，病变累及关节活动受限，多是活动期，病情缓解时，关节呈钝痛。

③肿胀：肿胀是由于关节腔内炎性渗出增多，滑膜的增生增厚以及关节周围的软组织渗出改变所致。表现为关节周围的漫状肿胀，均匀与不对称性的肿大。个别急性或活动期病人局部可发红发热。常在四肢关节，尤其是手指关节表现明显，在近端手指指间关节梭形肿胀成为类风湿关节炎的特征性改变。在膝关节肿胀则有鹤膝样改变。由于肿胀的程度不同，对关节的疼痛屈伸活动均有不同程度的影响。X线检查可见到肿大的关节软组织密度增高，关节间隙因渗液增多而略增宽。

④活动障碍：活动障碍是类风湿关节炎发展、转归、局部关节功能和

全身整体功能改善和恢复的关键。早期关节活动障碍主要由于滑膜和关节囊及周围软组织的炎症、水肿、关节腔积液，关节内压力增高而引起剧烈疼痛，以及肌肉痉挛，屈肌收缩受限；中晚期关节活动障碍主要由于关节囊和肌腱出现炎症致纤维组织增生，软骨与骨受侵蚀破坏引起；后期继发骨质增生，而导致骨的纤维性和骨性强直，关节间隙变窄、不等宽，进而融合，逐渐出现关节脱位或固定及各式各样姿势的变形、畸形，最终导致关节功能的完全丧失。如指腕关节的屈伸受阻，不能握拳，不能扣纽扣，不能对掌对指；肩关节障碍不能上举，导致梳头困难；膝关节障碍不能蹲站，行走困难；颞颌关节障碍影响张口及咀嚼。X线表现多样，可显示关节间隙变窄，骨端面虫蚀样毛糙不齐，或铅凿样的骨质破坏及小囊状透光区。在修复过程中，由于纤维组织的骨化、钙化，关节间隙完全消失，骨小梁通过，形成骨性强直。

⑤关节畸形：类风湿关节炎在后期可出现各式各样的关节畸形。由于关节骨及软骨、关节囊、关节周围肌肉及韧带等受到破坏，使关节产生某种特殊的畸形及运动障碍。类风湿关节炎以手指和足部畸形最具特征，常见的有"类风湿手"和"类风湿足"是类风湿的典型标记。手部常见的畸形有：尺侧斜变（掌指关节半脱位，全手伸出后都向外侧）；鹅颈畸形（近端指关节过伸，远端指关节屈曲）；扣眼畸形（近端指间关节屈曲，远端指关节过伸）；鸡爪畸形（手指固有肌挛缩及关节囊和皮肤皱缩）等。常见的足部畸形有：跖趾关节半脱位及拇趾外翻及向腓骨侧外斜，足趾出现扭曲，互相重叠，而严重的影响行走活动。

（3）关节以外的表现

①皮下结节：亦称类风湿结节，约20%病人可出现，多见于关节突出部位或受压部位（如肘关节的鹰嘴突），结节可紧贴肌腱或骨膜，甚至于黏合在一起，质地坚韧，压之发痛，形如扁豆状，直径0.7~2cm，它对诊断类风湿具有重要参考价值。

②类风湿血管炎：主要是小血管的炎症、增生、血管腔变窄，血流运行障碍，严重的影响该部位的血液循环，在病情较久、病情较重的病人身上，在病变部位可见到青紫瘀血斑，皮肤粗糙，毛发焦脆，营养情况差，很类似中医脉痹证候。

③类风湿心脏损害：心脏损害可侵犯心内膜、心肌、心包膜及全心，但实际很少有明显症状，偶尔体检或进行超声心动等项检查时才被发现，临床中人们常常把其作为与风湿性心脏病鉴别的要点之一。

④眼部病变：有的病人可引起虹膜炎、巩膜炎、脉络膜炎，表现为眼困、

眼痛、视力模糊。

⑤其他的全身性并发症：肺的损害表现为类风湿性胸膜炎、间质性肺炎、弥漫性肺间质纤维化，类风湿尘肺等；神经系统则见神经炎；类风湿腹膜炎以及血液系统，消化系统等多脏器的损害。

2.实验室检查

（1）血液检查　病人多有轻、中度的贫血，为正细胞正色素性贫血。白细胞在活动期或合并呼吸道感染时可增高。血沉在活动期增快，血沉的快慢与病情变化成正比关系。个别病人嗜酸粒细胞、血小板、γ–球蛋白也可增高。

（2）类风湿因子（RF）　75%的病人化验为阳性，它是诊断类风湿的重要指标之一。但是阴性也不能排除类风湿关节炎，类风湿因子效价的高低与病情不成正比，而其特异性亦不强，如硬皮病、红斑狼疮、结节性红斑等，类风湿因子化验也可为阳性。抗"O"溶血性链球菌感染常诱发或加重类风湿关节炎的发生与发展，因此测定抗"O"效价，了解病情，指导病人用药，对预防类风湿病的发生亦有重要的意义。

（3）抗环瓜氨酸肽抗体（CCP），是类风湿关节炎早期诊断指标，在类风湿因子为阴性时可加化验该项指标，而且对了解治疗中病情状况的转化，有其重要的指导意义。

（4）C反应蛋白（CRP）　在类风湿病早期或急性风湿活动时，含量可增高，而且含量越多，表示炎症越严重。

（5）循环免疫复合物（CIC）　在病情活动时CIC浊度可升高。

（6）免疫球蛋白　本病早期IgM增高；中期IgG增高；IgA也可增高，在病情活动时，增高更为明显，特别是IgG增高最明显。

（7）抗核抗体（ANA）　临床中有25%~45%的病人ANA为阳性，在合并虹膜睫状体炎发病前化验阳性率较明显。

（8）协同抗核抗体（抗RANA抗体）　在类风湿因子阳性的病人中，抗RANA抗体的阳性率高达95%。此项目的检查可作为区别血清阳性与血清阴性的类风湿关节炎的一个标志。

3.其他检查

（1）关节腔穿刺　肿大的关节腔内可抽出为草黄色或淡黄色的渗出物，化验白细胞及中性粒细胞可较高，可检得类风湿细胞、类风湿因子为阳性，细菌培养为阴性。但近年来此项检查已用的越来越少，因其容易引起关节腔感染，从而导致化脓性关节炎。因此尽量不主张做此项检查。

（2）超声波检查　对有大关节肿胀、增生、异物时可选择该项检查，对诊断、用药治疗观察效果有帮助。

（3）X线检查　对类风湿关节炎的诊断极为重要，并可根据其病情侵损程度分为不同的分期。早期表现为关节周围组织肿胀，近关节处骨质轻度疏松；中期表现为关节面不规则，关节边缘有骨质破坏或束状透亮区，骨质疏松明显，关节间隙变窄；晚期表现为骨质疏松很明显，骨质破坏严重，出现骨性强直，骨性融合，关节脱位，半脱位等畸形改变。

（4）CT检查　它的特点是分辨率较高，对骨质、肌腱、血管病变、破坏均能分辨清楚。

（5）核磁共振（MRI）　它的优点是可获得原生三维断面成像，对软组织结构显示更加清楚。

4.诊断

根据病人全身症状和关节疼痛、肿胀、晨僵、活动障碍、变形、畸形，结合化验和X线拍片及CT扫描均可确诊。但在早期病情病症和检查都不明显时，难以确诊，故我们参照全国部分省市中西医结合风湿病学术座谈会（1985）制定的诊断标准、1964年、1987年ARA制定的标准和2010年ACR/EULAR　RA分类和诊断标准，自拟了诊断标准：

（1）一个四肢小关节以上疼痛、压痛。

（2）一个四肢小关节以上肿胀。

（3）关节晨僵、屈伸不利。

（4）小关节部位类风湿结节。

（5）类风湿因子（RF）或抗环瓜氨酸肽抗体（CCP）阳性。

（6）拍片显示软组织肿胀、骨质疏松等类风湿特征。

注：1~3项其中2项持续1个月以上，且合并5、6项中1项，即可确诊。

（二）西医鉴别诊断

1.强直性脊柱炎（强脊炎，AS）

20世纪50年代以前曾把强直性脊柱炎看作是类风湿关节炎的一种，称为类风湿性脊柱炎或中枢型类风湿关节炎。后来发现它与类风湿不同而自身有许多独特之处，因此将其分开作为一种独立性的疾病加以叙述。其特点是：①男性发病率较女性高；②发病年龄多在 15~30 岁，而类风湿好发年龄在 25~45 岁；③早期主要从骶、髂、髋关节或从颈椎自上向下蔓延发病，进而侵犯整个脊柱，使椎间盘及椎体破坏，椎体周围的韧带纤维化、钙化，进而强直呈竹节样改变，常压迫脊神经引起相应部位的疼痛，而类风湿主要累及四肢关节；④其相连关节受牵连患病常为骶髂、髋关节、膝关节、肩关节及肋脊关节等；⑤家族中有遗传倾向，HLA-B27 阳性率达 90%；⑥ RF 多为阴性。

2. 风湿性关节炎

多发于青少年组，多以急性发热及关节的疼痛起病。主要侵犯四肢大关节，如膝，踝，肘，腕关节。关节可表现为红、肿、热、痛，常表现为对称性和游走性。疾病痊愈后关节不变形。心脏多伴发不同程度的改变，常引起心脏不可逆性的损害。血清类风湿因子阴性，抗溶血性链球菌素 "O"，抗链激酶及抗透明质酸酶均可化验为阳性。

3. 骨性关节炎（老年退行性关节炎）

俗称骨质增生或骨刺，为 40 岁以上中年人多发病，全身状况均良好。X 线片显示骨质增生或骨刺形成，关节间隙可变窄，可有不同程度的骨质疏松。血沉、类风湿因子多正常。

4. 牛皮癣性关节炎

其特点为皮肤表面有牛皮癣样的病变，同时合并有关节炎，这些关节炎症多表现为不对称性。且无皮下结节和全身症状。类风湿因子试验阴性。X 线片显示，可见末节指骨远端变尖或吸收，加之皮肤的病损可帮助鉴别。

5.Reite 综合征

其主症为多关节炎、眼结膜炎、尿道炎和环形龟头炎。HLA-B27 为阳性。

6. 肠炎性关节炎

病人腹泻、腹痛、黏液便、血性便后，引发单关节或多关节的疼痛，这些关节的疼痛可对称或不对称，而又无类风湿的全部特征，不具备有类风湿的诊断标准。通过做有关的肠道镜检查、化验可以确诊。

7. 结核性关节炎

有结核感染史，全身结核中毒症状，关节局部肿胀，疼痛多不对称，晚

第二章　常见风湿类疾病的诊疗基础与技术

期骨质破坏，形成寒性脓肿、窦道。化验，结核菌素皮试呈强阳性反应，类风湿因子阴性；抗痨治疗有效，而抗风湿治疗无效。

8. 结核风湿症

即结核、风湿两者侵犯关节引起的炎症，检查时两病的症状、体征和实验室检查均都具备，为此，在治疗时需抗痨、抗风湿同时进行。

9. 痛风

主要表现为全身的关节或肌肉疼痛、多无关节肿胀，做化验检查病人血尿酸明显增高。在耳廓、尺骨鹰嘴、胫骨结节或足部见痛风石。X 线片可见关节旁骨质成多发溶骨性破坏。

10. 神经性关节炎（或称 charcot 关节病）

常为 1~2 个关节患病，一般无全身症状。关节肿胀，可有血性积液。仔细检查患侧肢体，常发现深、浅感觉障碍及反射异常，偶见肌肉萎缩。上肢神经性关节病多继发于脊髓空洞症，受累关节常为肩、肘。下肢神经性关节病常继发于骨髓痨或糖尿病性神经感觉障碍，受累关节常为髋、膝、踝、足等关节。该病与一般关节病的不同之处是：①受累关节虽明显肿胀，但基本无疼痛；②关节活动受累不明显，且常发生异常活动，如肘关节过伸或膝关节外翻等；③晚期有不同程度骨质碎裂，可通过触诊或 X 线拍片确诊。

11. 滑膜骨软骨瘤病

膝关节多见，好发于中、青年女性。关节受累数较局限，活动时有摩擦音，穿刺常有血性液体。活动时关节常有绞锁、滑落感。X 线片可协助诊断。

12. 红斑狼疮

本病可引起对称性的多关节炎，很少造成骨质破坏或关节脱位畸形。诊断须结合全身症状，如面部蝶形红斑、贫血、白细胞减少、肾病、皮疹等。狼疮细胞常为阳性，抗核抗体及抗 DNA 抗体的滴度均增高。

13. 多发性的皮肌炎或肌炎

多肌炎或肌炎都可引起对称性的多关节炎。但肌力减弱比类风湿关节炎明显。血清酶 SGOT、SGPT、CPK（肌酐磷酸激酶）、醛缩酶均增高，肌电图检查常呈异常。

14. 硬皮病

表现为皮肤发紧，张口困难，严重者可出现胃肠道症状。检查时皮肤不能捏起，面部无表情或呈面具脸，化验血沉可升高，类风湿因子常为阳性，伴有关节疼痛，活动受限，抗风湿治疗有效。

15. 白血病

白血病的典型症状为贫血、出血、感染。但在早期或不典型时部分病人可表现为轻度贫血，关节肿胀、疼痛、活动障碍。笔者曾遇 1 例女性病人，16 岁，学生，因双膝、双踝、双腕关节疼痛、肿胀一年六个月，在多家医院诊治，拟诊为类风湿关节炎，来医院就医，仔细进行了检查，除有以上症状外，发现脾脏于肋下 0.6cm 可触及，及时请内科医生会诊，很快进行了骨髓穿刺，经涂片确诊为白血病，而后转入省肿瘤医院治疗。

16. 外伤性关节炎

外伤后作为一种诱因引发类风湿关节炎，此为风湿病医师共知。但笔者曾遇一例 50 岁女性病人，跌了一跤后引起全身关节肿胀疼痛，活动受限，不能站立走路，来诊时已卧床 6 个月，随即化验血沉较快，类风湿因子强阳性。嘱开单给拍片为右侧股骨颈陈旧性骨折。一直在当地治疗未能诊断，也用过一些抗风湿药效果不佳。因此笔者认为对于一个外伤后的关节炎病人不能忽视了对原发外伤的诊断；同时对于外伤后引致的类风湿病及时予以抗风湿治疗。及早予以预防，避免风湿的发生和发展。

17. 其他

如病毒性关节炎，细菌感染性关节炎等，可通过其特有症状和相应的检查予以排除。

（三）中医诊断与辨证

类风湿关节炎在中医属"痹证"范畴，而慢性类风湿关节炎又以虚痹多见，在人体气血营卫内虚情况下，风寒湿邪乘虚侵入，致体内经络气血痹阻，"不通则痛"而发病。寒湿之邪深久，气机受阻，聚湿为痰，痰浊流连，导致血瘀凝滞，筋脉骨失濡养，进而波及全身各脏腑。类风湿由于病情的缠顽性，在古代就有多种类似的描述。在《素问·痹论》中说："肾痹者，善胀，尻以代踵，脊以代头。"《素问·逆调论》中说："肾者水也，而生于骨，肾不生则髓不能满,故寒甚至骨也。……病名曰骨痹,是人当挛节也。"《素问·气穴论》说:"积寒留舍,荣卫不居,卷肉缩筋,肋肘不得伸,内为骨痹,外为不仁。"《金匮要略》"中风历节"篇说:"诸肢节疼痛,身体尪羸,脚肿如脱……"《外台秘要》卷十三还在痹证、历节病之外,另立白虎病之名:"近效论,白虎病者,大都是风寒暑湿之毒,因虚所致,将摄失理,受此风邪,经脉结滞,血气不行,蓄于骨节之间,或在四肢,肉色不变,其疾昼静而夜发,发则彻髓,痛如虎之啮,故名白虎之名也。"《医学统旨》中说:"肘膝肿痛,臂箭细小,名鹤膝风,以其像鹤之形而名之也。或存有两膝肿大,皮肤拘挛,不能屈伸,箭腿枯细,俗谓之鼓槌风,要皆不过风寒湿之流注而作病也。"《医学入门》中说:"骨节痛极,久则手足蜷挛……甚则身体块瘰。"

1. 基本要点

(1)了解病人基本情况　如年龄、性别、职业、发病情况、治疗经过、目前状况、用药史、效果如何,有无家庭史,既往其他病史以及饮食起居、婚育等等。

(2)分析病情轻重及病程长短　从而辨明虚实,一般风寒湿热入侵人体,导致经络气血闭阻,多以邪实为主。如病情继续发展,且反复发作,病邪长期留滞经络,引起营卫不和,聚湿为痰,痰瘀互结,渐而正虚邪实。如病程深久,气血亏损,肾脾肝虚加虚损,筋脉骨失养,成为正虚邪恋之证,出现多以正虚为主。

一般来说,病初多实,晚期多虚,但也有起病即表现虚证者,这是由于类风湿起病缓慢占多数之故,也有的病人虚中挟实,实中挟虚,虚实并见者。

(3)根据病人体质,辨明其阴阳　《雷公炮制药性赋》中曾讲到:"当医人阴阳不分,无怪乎治死好人。"阳虚病人多表现恶寒,肢冷、面色发白、大便溏泻,小便频数,舌体胖,舌质淡,脉沉细,多为风寒湿痹。阴虚病人除关节证状外,多表现面赤、颧红、低热、盗汗,大便干,小便黄,舌质红,苔薄黄,脉细数,多为风湿热痹。

(4)掌握病症特点　如风痹则风善行而数变,疼痛即为游走不固定,时而在上肢,时而在下肢,时而在肩肘,时而转向膝,遇风可加重,病人怕风,就像风钻进衣服里走窜一样,扪脉表现为浮细,苔多薄白。寒痹则寒主收引,寒性凝滞,寒主痛而固定不移,往往如同刀割针扎样感,遇寒而加重,得温疼痛即减轻,苔薄,舌质淡,为紧脉。湿性重浊、黏腻,储留于关节则形成肿胀,湿留久居四肢而成痰。诚如林佩琴《类证治裁·痰饮》所云:"随气升降、遍身皆到，在肺为咳，在胃为呕，在心则悸，在头则眩，在背则冷，在胸则痞，在胁则胀，在肠则泻，在经络则肿，在四肢为痹，变幻百端，昔人所谓怪证多属痰。"舌质多胖大而有齿印，舌苔多腻，脉濡。还有根据风湿属性特点，分为风上行而轻浮向上，多偏于上肢发病；湿重浊而向下（即水往低处流），多偏于下肢发病。如果是急性的热痹起病，多较急骤，易灼伤津液，聚痰为邪，致津液在脉道、经络中运行不畅，筋脉失濡润而拘挛，骨节邪聚而发病，表现为关节的红、肿、热、痛，疼痛剧烈，关节局部灼热烫，手不能摸，全身症状表现亦较重，高热、口渴、精神差、怠动、舌质红、苔黄而干、脉洪滑或滑数。

以上各邪特征为单一简叙，其临症中常有杂合成痹，二症以上症状重合出现，临床中应予认真审慎，治疗上也有所侧重。

（5）辨痰瘀特征 痰浊多因病邪侵犯，气血不通，渐而聚湿为痰，痰留关节，更加重了痹阻，使关节肿胀、疼痛，甚为漫肿，按之发硬，局部麻木，营养差，关节活动受限，严重者变形，多伴有头晕目眩，胸腹满闷，不欲饮食，泛吐痰涎等，舌质淡，苔白腻，脉濡缓。痰聚过久，而血脉运行受阻，则致血瘀、瘀血，表现疼痛剧烈，多呈针刺、刀割一样，疼痛固定不移，痛处拒按，昼轻夜重，局部肿胀，发硬，瘀斑，面色晦暗，舌紫暗，有瘀斑，脉沉涩。

类风湿关节炎的病人痰瘀互结，出现漫肿、硬肿，多在中晚期才出现，而且两者往往同时并存，互为因果，加重疾病的发展，因此在治疗中也常常在祛痰利湿过程中，同时配合活血化瘀通络的中药。

2. 基本证候

痹有新陈，病有虚实，偏寒、偏热各有所异。根据古新经典，八纲总提，阴阳表里，虚实寒热，表实热为阳，里虚寒为阴。类风湿亦有阴阳之分，虚实之别。而风寒湿热，久痹顽痹多为实证或实痹；而气血虚、阴虚、阳虚痹均归属于虚证或虚痹，本节将就其各证特点分别予以叙述。

（1）实痹

行痹（风痹）

症状：关节、肌肉疼痛、酸困、无力，其特点是游走不定，不限于一处，关节伸屈不灵活，多表现在上肢肩背。开始有畏风、发热等表证，舌质淡，苔薄白，脉浮缓。

发病机制：行痹是在人体卫外功能不固，皮肤腠理空虚之时，风邪趁虚袭人皮肤、汗孔、肌肉、经络而成。因风性善行而走窜，"风为百病之长"之说，医家称其为"行痹"。正如《素问·痹论》中所说："其风气胜者为行痹。"其特点为疼痛游走不定。风为阳邪，"病在上则阳受之""身半以上者，邪（指风邪）中之也。"上肢手臂为手之经络的交会，风邪袭人，流走血脉经络，使络道不通，气血运行受阻，所以出现疼痛酸楚，活动不便。开始怕风发热，身痛，表示正邪相争，对抗于卫分；浮缓为风邪在表之象，舌质淡，苔薄白，亦属表证之象。

痛痹（寒痹）

症状：全身关节肌肉疼痛剧烈，胜似刀割针扎一样，遇寒即加剧，得热则疼痛减轻，疼痛部位较为固定，昼轻夜重，关节不能屈伸，痛处常冷凉、局部苍白，舌质淡，苔薄白，脉弦紧。

发病机制：其痹主要特点是疼痛剧烈，而痛处固定不移，这是因为寒为阴邪，其性收引凝滞，正如《内经·痹论》中所说："寒气胜者为痛痹"；"痛者，寒气多也，有寒故痛也。"气血为寒邪所阻遏，经脉运行不利则疼痛，拘挛，痛冷相加，故屈伸不便。遇热后寒邪可暂而疏散，气血流通稍有和缓，这时疼痛可暂减缓；如遇寒气血则凝滞，故疼痛加剧。

寒为阴邪，易伤阳气，导致经络气滞血凝，从而产生瘀血和痰湿，使病情进一步加剧。在实践中，痛痹多合有痰凝血瘀，表现为关节的刺痛，麻木，停聚而不移。亦有寒湿相合而发病，在辨证中将作详细论述，暂不多叙。

着痹（湿痹）

症状：肢体关节肌肉疼痛，痛处较为固定，有明显的重着黏腻感。《张氏医通》曰："身重多属于湿。"《素问·痹论》曰："痹在骨则重。"《金匮要略》曰："肾着之病，其人身体重，腰中冷，如坐水中……腰以下冷痛，腹重如带五千钱。"可见身体重着感是为湿性重要特点之一，全身表现尚有麻木不仁、行动沉重不方便，关节局部肿胀，遇冷阴雨天可加重，得热痛可稍缓，舌质淡，苔白腻，脉濡缓、沉滑等。

发病机制：湿为阴邪，其性重浊黏滞，因湿邪的停留致气血运行不畅，因此除有关节、筋肉、肢体疼痛外，主要是身体的沉重感和举动费力，患病关节部位的肿胀和肢体的顽麻不仁。其疼痛较固定，但亦不太剧烈，病情常缠绵不易痊愈。由于肢体关节的笨重，行动常常较为不便。湿邪是因腠理空疏，感受外湿或人体津液在病理状态下潴留而成，无论是感受外邪或身体湿自内生，均与脾主运化、肾司通调水道的功能失职有关，所以病人多有胸闷、食少、纳呆、腹胀、大便清稀、小便清长，舌质淡，苔白腻、脉濡缓或沉滑等脾虚而湿困，水湿失运的症状。身体四肢关节多表现出肿胀，此为湿邪滞留于关节之征，湿盛则阳减，肢体喜暖畏寒，遇热或促进局部循环的刺激可以使病证减轻。

热痹

此痹多表现为急性的风湿热证候，急性风湿活动者较为常见，类风湿关节炎急性期或活动期也常见之。

症状：关节或肢体红肿热痛，痛处有灼热感，可有高热、血沉快，抗"O"增高，肿胀疼痛剧烈，筋脉拘急，手不可近，难于下床活动，日轻夜重，病人多有心烦、口渴、喜冷恶热，口唇干裂，尿黄赤，舌质红，苔黄燥，脉滑数或洪数。正如《素问·痹论》中所说"其热者，阳气多，阴性少，病气胜，阳遭阴，故为痹热"。也有素体阳盛之人或居住湿热地带感受暑湿、湿热，而后转化为热痹者，此类痹证多发于夏天，南方亦不少见。

发病机制：热为阳邪，其性急快，侵入人体经络关节之后，与人体气血相搏，营卫受损，致筋脉拘急，经络瘀阻而产生剧烈疼痛。关节肢体疼痛部位红肿灼热及手触发烫，不欲盖衣被，伴有口渴、心烦、脉数、舌红苔黄。有一派热象火灼的特征。如有脉象滑数，关节肢体等处见到红斑或红疹、红点紫癜及舌上有瘀斑的是痹入血分，合并瘀血症形成热毒痹，此时应排除其他疾患，认真审查而急治疗之。

顽痹（尪痹）

症状：久痹成顽，病程较长，反复发病，关节僵硬变形，在关节附近呈暗黑色，疼痛剧烈，固定不移，不可屈伸，肌肤甲错，毛发焦脆，营养状况较差，肌肉萎缩可紧贴至骨。严重者正如《医学统旨》中所描述的："肘膝肿大，臂箭细小"或"只有两膝肿大，皮肤拘挛，不能屈伸，箭腿枯细。"及《内经》中所云："尻以代踵，不能屈伸，脊以代头"而成残疾。关节除红肿热痛，兼见发热而渴，尿短赤；或关节冰凉，遇天气变化或寒冷季节而疼痛加剧，得热可减轻。舌上多见紫色瘀斑，脉细涩或沉细弱等。

发病机制：痹证日久，外邪留滞经络，气血运行不畅而造成瘀血痰浊，储留于关节骨髓，根深痼疾，难以治愈。痰瘀久积，病疾加重，疼痛剧烈，表现为刺痛、钝痛、困痛。气血灌注四肢不足，皮肤苍白、萎黄、麻木。痰瘀留着，痛有定处。关节周围紫暗，舌有瘀斑，细涩之脉，此为瘀滞之象。关节红肿、发热、口渴、尿赤、苔腻，脉数者，是湿热留着经络未去，又与瘀邪相合，形成虚中挟实证。如肢体关节的冷痛，遇冷加剧，得热则缓，苔白，脉沉迟，是为风寒湿邪深入筋骨、骨骱，形成错杂证。

（2）虚痹

气血虚痹

症状：类风湿关节炎，迁延日久不愈，病情反复加重，体质渐而消瘦，毛发蜷缩，关节疼痛，肿胀，屈伸不利，精神萎靡，面色无光泽少华，气短无力，自汗，盗汗，食少，便溏，舌质淡，无苔少苔，脉沉细弱。

发病机制：痹病日久，气血衰少，身体状况越发虚损，筋脉骨失其充足营养，濡润，故而疼痛延绵，筋惕肉瞤。由于体质的瘦削，病邪的残留，常常容易感冒，呼吸道感染，外邪多次侵入人体，从而使病情反复发作加重，成为正虚邪实之证。明·方隅《医林绳墨》曰："大率痹由气血虚弱，荣卫不能和通，致三气乘于腠理之间……"明·张景岳《景岳全书·风痹》亦曰："风痹之证，大抵因虚者多，因寒者多。惟气血不充，故风寒得以入之…此痛痹大端也。"因此"气主煦之""血主濡之"气血亏虚是导致气血虚痹的关键，这在妇人产后，血失、血少、血虚，气虚，抗邪防御功能低下，痹邪乘虚而入，从而形成女人产后患类风湿关节炎的条件。大病或患其他疾病而久病，或其他原因所致的大失血，或本身机体脏器的衰弱，导致身体虚损等，均可使邪趁虚而入。同时也有虚中挟实或实痹转虚之变。

脏腑阴阳虚痹

类风湿关节炎与肝、脾、肾三脏功能衰弱极为密切。因肝主藏血，主筋，其华在爪；肾主藏精，主骨，其华在发；脾主肌肉四肢，为气血生化之源，其华在面。若肝、脾、肾俱虚，造成阳虚或者阴虚，则筋脉骨肌肉失养，而风寒湿之邪乘虚侵入，致经络气血痹阻，而发为痹病。隋·巢元方《诸病源候论·风湿腰痛候》曰："劳伤肾气，经络既虚，或因卧湿当风，而风湿乘虚搏于肾经，与血气搏击而腰痛，故云风湿腰痛。"明·秦景明《幼科全针》曰："双膝酸痛筋不支，步行平地若高低，湿痹良由肝受病，当归拈痛不虚提。"其又解释曰："痹者，内因肝血不充，外被寒湿所中，盖肝主筋，通一身之血脉也……久则卧床瘫痪。"汉·华佗《中藏经》曰："脾者，肉之本，脾气已失则肉不荣，肉不荣则肌肤不润泽，肌肉不润泽则腠理疏，则风寒暑湿易侵入，故久不治则为肉痹也。"上述三脏各虚均可发为痹病，然临床中以多种痹症兼有为常见。因此较多的是脏腑之间互相依存，互为影响，表现的是共虚为痹，其中又有阳虚痹、阴虚痹之别。

症状：此类病人多是类风湿疾病缠身多年，各脏器功能都有虚衰表现，除关节的疼痛、肿胀、功能活动差外，还有不同程度的变形、畸形、精神萎靡，面色㿠白无华，肌肉、筋节萎缩，弓腰屈背，腰膝无力，体质消瘦，可有畏寒，低热，盗汗，自汗，心烦，失眠，食欲减退，大便溏稀，小便清长或发黄。舌质淡、苔薄白或微黄，脉沉细弱或沉细数。

发病机制：久病体虚，病邪留恋，气血亏损，肝、脾、肾功能低下。腰为肾之腑，肾为人之根。肾阳温煦不足，脾阳运化就失职，气血生化就减少，筋脉骨灌注濡养就不足。肝肾同源，水不足即阳偏亢，故病情表现为性情急躁，筋脉拘急，挛缩，屈伸不利。

肝脾肾阳虚痹

症状：类风湿关节炎日久不愈，关节疼痛、僵硬、变形，典型的症状为肢体发凉、发冷，遇热可减缓、减轻；面色淡白无华，肌肉、筋节萎缩，弓腰屈背，腰膝酸软，小便清长，次数增多，大便稀溏，或五更泻，舌质淡，苔薄白，脉沉细或沉弱。

发病机制：病人病程延久，卫外功能渐而不固，人体阳气虚衰渐而不足，外邪更易侵入，故骨节疼痛，反复发作，时轻时重；邪气储留日久，营卫受损，气血失养，关节缺少充分濡润，故屈伸不利，僵硬变形，筋节肌肉萎缩；腰为肾之府，肝为筋之余，腰膝酸软无力，甚至弓腰屈背，日久病伤及肝肾，出现肝肾亏虚之象；饮食不佳，小便多，大便溏，乏力少气，关节肿胀，形成脾阳虚之象。

肝脾肾阴虚痹

症状：类风湿关节炎久治不愈，骨节疼痛，筋脉拘挛受牵，往往在关节运动时伸不直，或有紧缩感，有的筋脉增厚，变硬，渐而变形，把肢体、骨与关节牵涉成各式各样的畸形；身体疲乏无力，皮肤热烫而体温不高，或低热，头晕耳鸣，形体消瘦，盗汗，面颊微红，腰膝酸软无力，同时可见关节红肿灼热。口干、心烦、失眠多梦，骨蒸痨热，食欲差，舌质红，苔薄黄或少苔，脉沉细数，小便黄，大便干。

发病机制：病久邪留，津液灼伤，气血亏损，肝、脾、肾不足，或长期使用辛燥的中药或伤胃发汗类的西药等均可伤及津液形成阴虚，使筋脉骨肌肉失于濡养；血虚又生风，故筋脉牵扯拘挛，骨节疼痛而烦躁；阴虚即阳亢，故头晕、耳鸣、口苦咽干，失眠多梦，低热盗汗；腰膝酸软无力是为肝脾肾精血不足之象。

3. 基本证型

（1）寒湿阻络证

症状：全身发冷、身体蜷缩，喜欢把家里搞得暖和些，衣服也穿得较多，而且还想穿，让家人多揉搓揉搓，可以有点减缓。肢体关节冷痛，身体重着，怠动，疼痛常较为固定，关节屈伸不利，昼轻夜重，遇寒冷的冬天疼痛加重，而得热后疼痛可减轻；在疼痛的关节部位常有程度不等的肿胀，肿胀常为漫肿、局部不发红，舌体胖，舌质淡，苔薄白，或白腻，脉弦紧，或弦滑、沉细。

主要病机：由于人体肾脾两虚，导致气血营卫不和，寒湿之邪趁虚而入杂至乃成。因寒为阴邪，其性凝滞，寒主收引。血气受寒，则凝而留聚，经脉不通，故而引起关节冷痛，屈伸不利。遇寒或季节气候转换。尤在秋末春初，天气渐而转冷转热时，病情即开始发作，疼痛即加重。多数病人一般在冬天较重，夏天较轻，这是因为热可温运气血，疏通经脉，除散寒邪，故热可使痛减。湿属阴，其性重浊黏滞，故而可引起血运不畅（阻滞加压迫）。寒湿留滞关节，故关节疼痛、肿胀、晨僵、麻木等。舌体胖，舌质淡，苔淡白或白腻，脉弦紧、弦滑或沉弦细等。

主要特征：关节疼痛剧烈而固定，遇寒冷而疼痛加重，得热而痛缓减轻，肢体重着麻木肿胀，在遇阴雨天或迁潮湿地带时病情加重，在天晴日丽时可稍减轻。舌体胖，舌质淡，苔白或白腻，脉弦滑或弦紧，或沉弦细，沉紧等。

辨证分析：以寒湿为主要表现在类风湿关节炎的亚急性、慢性中较为常见，其特点有别于风湿性关节炎、湿热性关节炎；而是以寒湿为主的痹证类风湿关节炎。前已述，寒痹者，痛痹也，疼痛为主，而固定不移，遇寒加重；湿痹者重着也，以肿胀、重着、麻木为主。而风痹为主时，将疼痛呈游走不定，部位不固定，刮风天气可加重，平素就像风钻入衣服一样而走窜，病人非常怕风，舌质淡苔薄白，脉多浮、浮细或浮细数等。即使寒湿与风夹杂时，风的证候有时表现的亦较轻微，不会占主导地位；而热痹时主要表现为全身发热，口渴，关节部位灼热肿痛，手不可近，舌质红，苔黄，常与风湿合并形成风湿热症，或湿热症等；脉数或滑数、弦滑数，小便色赤热痛，大便多干燥。寒湿日久的化热症多为虚热，即阴虚证候，感觉热而体温不高，除关节症状外，尚有腰膝酸软无力，五心烦热，头晕耳鸣，失眠多梦，遗精盗汗，女子月经量少，舌质红，少苔，脉细数或弦细数。如合并肝肾阳虚者，则除关节症状外，尚有腰膝无力、足跟痛，形体畏寒而肢冷，面色㿠白，口不渴不欲饮，倦怠自汗，手足膝肿胀，小便清长或尿频繁，大便溏或呈五更泻，男子可有阳痿，女子月经多推后，经量少，舌质淡，苔薄白，脉沉细或沉弦细无力。寒湿日久，还可合并痰浊痹阻证，除关节症状外，可有关节上下部位的皮肌漫肿，肢体麻木；如痰浊流连过重，可在关节部位形成大小不等，软硬不均，多可活动的痰核结节（西医称类风湿滑囊炎）。病人头晕头重如裹，脘腹满闷，纳呆呕恶，泛吐痰涎，舌体胖，多有齿印，而舌质淡白或暗，苔白或白腻，脉沉弦滑。湿久成瘀阻。脉络形成阻滞，更为不通，可形成痰阻血瘀或合并血痹、气血虚痹等，此则另作详论。总之，寒湿阻络痹是类风湿关节炎最为常见的痹证候之一，它多为慢性起病或急性期治疗不当转化而来，此证候在中晚期的病人较为常见，治疗起来较繁琐且容易反复发作，如果能在早期及时审辨清病症，予以妥善合理的治疗，还是能够取得较好效果的。

（2）湿热阻络证

主要表现：关节及其局部红肿，疼痛，可呈刺痛、钝痛、灼热痛，手摸之有灼热感，有重着，憋胀，麻木感，全身发热，烦闷不安，不知所措，口渴而又不欲饮水，不思饮食，关节僵硬而屈伸不利，小便黄，可有热痛或轻刺痛感，大便黏滞不爽，或干燥，舌质红，苔黄或黄腻，脉濡或滑数。

主要病机：由于病人本身素体阳气较盛，即对外邪侵袭带来的敏感性反应较强，因此，感受风寒湿邪之后，呈现一派全身的急证热证及关节性病变，或者是感受风寒湿痹之后，经久不愈，邪留经络，蕴化为热所奏，此种情况多为亚急性起病。热为阳邪，其性属火，阳过之则热，病人表现为发热，烦躁不安，小便黄，大便干，舌质红，脉数等热象。湿为阴邪，湿性重着黏腻，湿蓄过之则肿胀。湿热蕴结交阻于关节、经络、肌肉、筋脉等处，故关节及其周围呈红肿、灼热疼痛，且有沉重感。灼热肿重而致气血运行不畅，不通则关节疼痛，疼痛的程度与病情多成正比关系，以及晨僵，关节屈伸不利。湿热深聚血脉及脏腑，可致口渴咽干而欲饮，皮肤可出现皮疹或皮下小结节，个别有红斑，舌质红，苔黄腻，脉濡数或滑数。

主要特征：全身的急性热性病变，加上关节及其局部红肿、灼热、疼痛，重着感。伴有体温升高，口渴不欲饮，烦闷不安，小便黄、大便干，舌质红，苔黄腻，脉濡数或滑数。

辨证分析：类风湿关节炎的湿热痹所致关节、肌肉的疼痛、肿胀、灼热感、口渴而不欲饮，是由于体盛阳足，外感热邪或受风寒入里化热而成，在痛处喜用凉冷外敷，得凉后疼痛可减轻，全身呈急热征象，可见红斑，结节。如久痹而化热，灼伤津液，病人呈手足心发热、潮热盗汗，关节僵硬变形，腰膝关节酸痛合肝肾阴虚证候。应注意的是该证应与热毒痹作鉴别，此痹除关节剧痛、肿胀外，表现为大热大渴，甚而神昏谵语，关节局部红斑等。另对寒热错杂证表现的假热真寒或真热假寒，上热下寒，内热外寒等证也应作分辨，避免混淆而误诊。

（3）痰阻血瘀证

主要表现：关节的疼痛、刺痛，部位较固定，活动受限，局部呈弥散状的肿胀，可为软肿，压之凹陷，也可为硬肿，压之较硬如石，无凹陷，如湿重的可表现为肢体重着、麻木、形成痰核硬结等，可伴有眼睑浮肿；在形成瘀血时疼痛更为剧烈，在关节部位形成硬结，瘀斑，面色暗黑，肌肤干燥，甲错，营养差，口干不欲饮，舌质紫暗，或有瘀斑，舌苔薄或腻，脉沉细涩或弦涩。

主要病机：外邪侵犯人体，导致气血津液运行不畅，水湿内停或血溢脉外，聚而生痰，生瘀，或因情绪激动、暴怒、忧思而致痰浊血瘀。痰浊水湿与瘀血互结形成痰瘀，进而关节、肌肉、血脉经络不通则痛。除肿胀外，有的可见痰核、硬结、瘀斑。气血津液不能顺达四肢、筋脉，关节失养，则肉萎筋缩，皮肤干燥，毛发脱落，甲错翘起或变瘪，关节出现各式各样的变形、畸形，面色暗黑，舌紫暗，瘀斑，脉弦涩均为痰阻血瘀之象。

主要特征：关节疼痛、刺痛，部位较固定，局部肿胀、瘀斑、硬结、麻木、重着，面部暗黑，皮肤营养情况差，舌质紫暗或有瘀斑，苔白腻、脉沉细涩或弦滑涩。

辨证分析：水湿外邪侵犯人体，聚而成痰；痰湿日久，困及脾土，运化障碍，湿聚成痰；脾失健运，痰湿且生成加重，因脾为生痰之缘故，形成恶性循环；邪久伤及各脏腑，心、肺、肾、膀胱、三焦等功能失调，水液的分布、排泄均不同程度受到影响，聚于体内，蓄积为痰，痰湿流注关节、肌肉、韧带，则关节疼痛肿胀，活动受限，变形、畸形，皮下结节，痰核凝块，痰湿阻滞经络、气血运行障碍，则肢体麻木，痰湿上犯，则头重如裹，头晕目眩；痰滞中焦，则胸腹满闷，咳吐痰涎；久病伤阳，则阳虚水泛，眼睑浮肿等。气血运行不畅则瘀血内生，阻滞经络，故疼痛较重，部位固定。湿聚日久，促成加重血瘀，痰瘀互结，可形成硬肿、硬结、瘀斑；如久病体虚、气虚血滞成瘀的则气短乏力，自汗、头晕等。瘀阻痰困，故渴不欲饮。由于长期血液运行差，加之继发性脾胃消化、吸收功能不同程度受损，病人表现营养较差，面色暗黑，无光泽。二者均舌体较胖，舌质灰暗有瘀斑，舌苔白腻或薄黄，脉弦滑或沉涩。

（4）寒热错杂证

主要表现：在一个类风湿病病人身上，除关节的疼痛、肿胀、屈伸不利外，既有寒的证候，又有感热而喜热饮，实外热内寒；或既机体外感寒凉而又欲冷饮，实外寒内热证；或上焦表现的口舌生疮，舌质红，苔薄黄，口渴而欲凉饮；而下肢关节疼痛、肿胀，扪之发凉，晦暗，一派寒象证候，得热而痛减，实为上热下寒证，舌质红，苔薄白或薄黄，脉细数或沉紧、弦紧的寒热错杂证。

主要病机：人体感受风寒湿邪，素又为阳盛体壮之人，抗御外邪之力较强，正邪交争，阻击外邪与皮肤腠理之间，这时关节的疼痛可表现为红肿热痛，灼热感较明显，如寒湿交争于皮肤腠理之时，外邪亦不示弱，这时全身可表现为一派热象，而关节局部可表现为寒凝痰聚血瘀等一派寒象证候；或寒湿之邪蓄久，气血供应不足，局部形成阴浊痰湿，瘀血证候。而由于素常阳盛。加服抗风湿止痛类药时间过久，且多有发汗作用，而伤及营血津液，或久痹持续化热。寒热并具，形成阴虚阳盛甚之虚热证候，而在局部则是寒湿凝注，需用热而温通的方药才能缓解的寒象证候。

主要特征：寒热并存，寒热痹的症状都存在。如见关节红肿热痛，且遇寒痛重，触之又不发热；或关节冷痛，触之发热。或关节疼痛，局部发热，又怕冷。舌质红或淡，苔白或黄，或白黄相兼，脉沉细或细数等错杂相间症状，即可确诊。

辨证分析：此症需与湿热或热毒痹阻证作鉴别；二症均见关节的红肿热痛，灼热感，痛剧而不能屈伸，皮下可见结节红斑，局部喜热恶冷，触痛明显，全身发热汗出、口渴，甚高热，神昏谵语，舌质红，苔黄或黄腻，脉滑数、洪数。与寒湿阻络证不同之处是关节冷痛，重着，部位固定，遇寒可痛增，局部不红，舌质淡，苔薄白，脉沉紧或弦滑。与气阴两虚证的不同点是：久病身体虚弱，关节疼痛酸楚，全身乏力，心气短，失眠梦多，自汗盗汗等。舌体微胖，舌质微红，苔薄白或无苔，脉沉细或细数。

类风湿关节炎的寒热错杂证，虽是寒热证象相见，但必有其主症，次症的方面，尤在久病之后，多合并有气血两虚，或肝肾不足，阴阳俱虚等证候，因此抓其主要特征，顺序渐进解决问题，病情继而得到妥善的治疗恢复。

（5）气血两虚证

主要表现：关节、肌肉酸痛无力，肢体抬举困难、麻木，筋肉收缩、肉贴至骨，骨节消瘦单薄，关节变形、畸形，心慌气短，头晕耳鸣，头发无光泽，舌质淡，苔薄白，脉沉细弱。

主要病机：类风湿侵犯素体虚弱之人，或亚急而慢性起病，或久犯风寒湿痹未能及时有效治疗迁延而致脏腑功能衰减，除关节的疼痛、肿胀、部分关节畸形、变形外，还表现有气血虚少，四肢酸痛、无力，迟钝麻木，筋肉挛缩等；气虚可见少气乏力，心悸自汗；血虚可见头晕目眩，面黄少华；因此病人体质较差，常常容易感冒，合并呼吸道感染，继而风寒湿邪再犯，多次趁虚侵入，病情反复发作，缠绵难愈，舌体消瘦，舌质淡，苔薄白，脉沉细弱。

主要特征：病人体质虚弱，性格又多忧思倦虑，各脏器功能渐而衰退，痹邪易趁虚而入，导致经络阻滞，继而关节发病。病人气血不足，体质又渐衰减，形成正虚邪恋，四肢百骸失养，关节肌肉酸楚无力，肢体麻木，青筋更显露，肌肉更消瘦，可紧贴至骨，少气乏力，心悸，休息睡眠差，自汗、盗汗，头晕目眩，面部消瘦、萎黄无光泽。

辨证分析：类风湿在中晚期表现的四肢关节疼痛，肿胀，晨僵，出现鹅颈指，槌状指、梭形变形，并有少气无力，心悸、耳鸣等气血两虚证候者即可确诊。

因"气为血帅，血为气母"，"气行血则行，气滞血则瘀"气血两虚持久，则继发性引起气虚运血困难而致气虚血瘀证，此时可见有瘀斑，皮下结节的症状；同时，对脏腑的血液灌注亦不足，从而引起肝肾阳虚或脾肾阳虚证候。

（6）肝肾不足证

主要表现：关节疼痛，肿胀，屈伸不利，腰膝酸软，四肢无力，筋脉拘急，肌肉萎缩，骨节变形畸形，足跟痛等。偏于阳虚者，则表现为骨节冷痛，身体畏寒肢冷，面色㿠白，自汗，口淡不渴，面部浮肿，小便次数多，男子遗精，女子月经后延、量少，或有五更泻，舌质淡，舌体胖嫩，脉沉弦细或沉滑。偏于阴虚的则轻有骨蒸痨热，五心烦热，口干咽燥，失眠健忘，两颧潮红，男子遗精，女子月经量少，舌质红，舌苔少，微黄，脉沉细数或弦细数。

主要病机：肾主骨、生髓，藏精，为"作强之官"，还主水液，其华在发；肝藏血而主筋，其华在爪。故肝肾不足即引起骨与关节、筋脉失养受损，引起骨关节疼痛，屈伸不利，渐而变形、畸形。偏于阳虚的则温煦失职，畏寒肢冷，手足不温，面色淡白。腰为肾之府，肾阳虚衰，则腰膝冷痛无力。足少阴肾经循足跟，故多有足跟痛。男子遗精，女子月经量少而推后，发脱齿摇，皮肤甲错均为肝肾阳虚之征。肾阳虚衰，司膀胱之功失约，故小便频数，阳虚水泛，可致面部浮肿，肢体肿胀。偏于阴虚的水液不足，因肝肾同源，因盛同盛，因衰同衰。肾阴不足，则水不涵木，筋脉骨失去濡润营养，则出现肾虚阳亢症状，故头晕目眩，健忘耳鸣，口干咽燥，失眠多梦，盗汗颧红，五心烦热，火扰精室则遗精。胞脉与肾相系，肾虚则胞经量少。舌质红，苔无或微黄，脉细数或弦细数。

主要特征：关节疼痛、肿胀、屈伸不利，腰膝酸软，四肢无力，足跟痛，关节变形、畸形。偏于阳虚的关节筋骨冷痛、四肢不温，喜热恶寒，小便频数，女子月经量少。舌质胖嫩苔薄白，脉沉细或沉弦无力。偏于阴虚的为骨节烦痛或热痛，伴有头晕目眩，咽干耳鸣，男子遗精等。舌红少苔，苔薄黄，脉细数或弦细数。

辨证分析：类风湿致痹类同于古代骨痹、历节风和尪痹的范畴，故经曰：骨痹不已，内舍于肾，以腰膝酸痛，偻屈不伸，甚则脊以代头，尻以代踵，足跟疼痛。表现为骨节变形畸形为主。筋痹不已，内舍于肝，见筋缩挛曲，腰背强直，胸胁刺痛，胀闷等肝肾两虚之证。根据其各自特征和人体体质之差异，又有阴虚、阳虚之别各有所偏证型。

以上病证尚需与寒湿阻络和阴阳两虚证辨别。前者为实证证候，而此证为虚证证候；阴阳两虚为全身证候症状，并有阴阳俱虚表现存在，而此证则为肝肾两虚为主的独特症状，并有肝肾阴虚或阳不足之别。

（7）脾虚痹阻证

主要表现：类风湿关节炎脾虚运化水谷精微失常，气血生成不足，继发气血亏虚证候，如骨及关节酸痛，四肢软弱无力，肢体麻木，筋惕肉瞤，肌肉萎缩，关节变形，面黄无华，头晕、心悸、气短、自汗、纳少、便溏，舌质淡，苔薄白，脉沉细无力；或脾不统血，血溢脉外，而成关节、肌肤瘀血证候，如关节刺痛，痛处拒按，局部肿胀，硬结，瘀斑，面色暗黑，舌质紫暗，苔薄白或略黄，脉沉细涩。或水湿运化分布失司，水湿蓄留关节、皮下，表现为关节疼痛，肿胀，重着，麻木，泛恶，纳呆，或见皮下结节痰核，舌质淡，苔白腻，脉濡缓。

主要病机：脾的功能是主运化水谷精微，又主运化水湿之气；脾主肌肉四肢、脾统血。"中焦受气取汁，变化而赤为之血"，说明了血是由胃受纳水谷，脾运转变化而来。如果血液生成不足，或供给（运行）发生障碍，皮肤得不到足够的血液，就会麻木不仁；四肢得不到足够的血液，就会手足不温，甚至萎废不用。如《素问·五脏生成》说："肝受血而能视，足受血而能步，掌受血而能握，指受血而能摄。卧出而风吹之，血凝于肤者为痹，凝于脉则泣，凝于足者为厥。"因风寒湿外邪侵入人体，深入脏腑，湿困脾土，脾恶湿或久病脾虚，或暴饮暴食，或辛燥类的中药或抗风湿类的西药伤及脾胃而致脾虚，而引起了一系列气血虚损的证候。又脾为生痰之源，湿困脾土，又加重了痰浊流聚，聚而日久，又促发或加重瘀血形成的一系列错综复杂的证候。"肾为先天之本，脾为后天之本"，而类风湿痹症又与肾关系极为密切，人体除因先天禀赋不足或父母胎传而犯病外，主要还是靠"后天之本"脾的正常运行功能，灌注濡养，从而强壮，不受外邪侵犯引发得此病。在类风湿脾虚痹阻证时，又可继发性的引发肝肾不足，肝肾阴虚、阳虚证候。开始寒湿困脾，必引脾阳虚衰，表现为脾阳不足的证候，即生化之源不足，食少便溏，乏力气短，然寒湿困久也必化热，加气血津液的全身不足，又表现为脾阴虚的错杂证候，如肌肉消瘦、饥渴不欲饮食、食入不化，或进食干噎，嘈杂胃痛，口舌生疮，大便秘结，小便溲黄。或出现脾肾阳虚兼证，少气懒言，怯寒肢冷，易汗，便溏泄泻或五更泄泻，舌质淡，苔薄白，脉沉细。又可出现脾湿犯肺，表现咳吐痰涎，胸闷气短等病症。

主要特征：关节酸痛、四肢无力，重着黏滞，肌肉瘦削，关节呈鹤膝状改变，晨僵，肿胀、屈伸不利，食少便溏，脘腹满闷，面色无华，舌体胖，舌质淡，苔白腻，脉濡细。继发性的引起气血亏虚、脾不统血的证候；脾阴虚、阳虚的证候和脾肾阳虚的证候。

辨证分析：风寒湿外邪侵犯人体，加内湿素盛，脾土寒湿被困，表现为一派实证的湿性重着黏腻的着痹和痰阻血瘀、脾不统血的瘀血痹证，以及后天继发的运化水谷精微失司，气血津液化生障碍，引起的局部全身的气血不足，气血虚衰证候；寒湿困脾日久，可致脾阳虚、脾肾阳虚证候，以及脾肾阴虚的证候。一般可作分辨确诊。因此，脾虚致痹阻络亦成为治疗痹证之中的一个很重要的环节。

四、一般治疗

（一）西医西药治疗

类风湿关节炎从西医角度对其病因及发病机制尚未完全明了，故在治疗方面亦无特效药物，在国内外所用的西药品亦属探索性或对症性治疗，但只要运用及时，配合得当，多数亦可收到一定的效果，获得短期缓解，亦可痊愈。

治疗方法：综合治疗，即对症治疗的同时，对其诱发因素加以控制。如感染、寒冷、潮湿等。病人可进行适当的休息和必要的活动，避免关节静止不动，因其长时间不动可致关节变形，久之成为不可逆性的畸形。在应用抗风湿药的同时，给予病人一些必要的支持疗法，加强营养，多食富含蛋白质、维生素的食物，输注必要的葡萄糖溶液，中度贫血的病人可分次少量输血。注意肢体保暖，居住环境应干燥，不潮湿，日光可照射，温度应控制在18~20℃。消除病人思想负担，因类风湿已不是不治之症，随着中西医、中西药的并进研究，已从国外引进和从国内开发出大量的药品，只要及早诊断，合理用药，病人多数在早中期即可得到控制、缓解、痊愈。类风湿这一"不死的癌症"已成为过去。常用抗风湿类西药有以下几种。

1. 非甾体类抗炎药

其作用机制主要为抑制环氧化酶使前列腺素生成受抑制而起作用，以达到消炎止痛的效果。

（1）阿司匹林　具有抗风湿、镇痛、抗炎、抗凝作用。成人剂量每日2~4g，必要时可增加剂量，每隔4~6小时给药1次，一般应于饭后服用或与等量碳酸氢钠同服。长期服用该药易发生恶心、呕吐、胃痛及食欲减退等消化道症状，严重者可发生胃黏膜糜烂、溃疡和出血。大剂量服用数年还可发生肾脏损害。因此，长期服用该药的病人应定期检查胃肠及肾功能，特别是大便潜血试验和尿常规化验。

（2）消炎痛　其镇痛作用，抗炎、退热作用都较强。晚上服用对缓解夜间和晨僵有较好效果。开始用量每日75mg，分3次服，以后每隔几天递增25mg，直至每日总量为100~150mg，宜饭后或饭中服。每日100mg以上时易产生不良反应，如恶心、呕吐、腹泻、胃溃疡、头痛、皮疹、白细胞减少等。

（3）布洛芬　特点是毒性较小，病人容易耐受。常用口服量为每日0.6~1.2g，分3次于进餐中服，最大量不超过2.4g/d。小儿按每千克体重20mg计算，体重30kg以内者不超过0.5g，分3~4次服。肝功不良和有溃疡病史者慎用。

剂型：片剂0.1g；0.2g。布洛芬缓释胶囊（芬必得）：每粒300mg。用法：

每次 1~2 粒，每日 2 次，口服。

（4）萘普生　与布洛芬相似，可抑制淋巴细胞的内切酶、聚合酶与连接酶，从而减少 DNA 的合成而发挥抗炎作用。半衰期为 14~16 小时，排泄慢，尤其适于晨僵严重的病人。口服量为每次 0.2g，一日 2~3 次；小儿每日 6 岁以下 0.1~0.2g，6 岁以上 0.3~0.4g。不良反应可引起胃部烧灼感及胃肠道出血，溃疡病的发生率为 2%，减量或停药后不良反应即可减轻或消失。肝功能不佳者慎用。

（5）炎痛喜康　具有明显抗炎作用，其作用原理是通过抑制前列腺 E2 和凝血恶烷（均为致痛因子）的生成，抑制血小板凝集和白细胞游走而实现的。用于类风湿关节炎，骨关节病的镇痛抗炎。

用法用量：每次 20mg，每日 1~2 次，口服。小儿用量酌减。

不良反应：有头晕、头痛、腹部不适、恶心、呕吐、面部及踝部水肿、血小板和白细胞减少、转氨酶升高等。有溃疡病、哮喘等过敏史者禁用，但这些不良反应在服药过程中可减轻，停药后即可消失。

同类药还有美洛昔康（片剂，7.5mg）用于类风湿关节炎，骨关节病的镇痛抗炎。

用法用量：每日 7.5~15mg。

不良反应：胃肠反应，白细胞减少症。

氯诺昔康（片剂，4mg，8mg）用于类风湿关节炎，骨关节病的镇痛抗炎。

用法用量：每日 12mg，分 2~3 次服用。

不良反应：胃肠反应，白细胞减少症。

（6）双氯酚酸钠（商品名有：双氯灭痛 12.5mg，扶他林 25mg，戴芬 75mg，迪根 100mg）　本品为苯乙酸类抗炎镇痛药，具有抗风湿、消炎、止痛、解热作用。临床用于风湿、类风湿关节炎，强直性脊柱炎，骨关节病等。

用法用量：根据病情口服，每次 25~100mg，一日 1~2 次，温开水送服。

不良反应：对消化性溃疡，过敏性哮喘，肝、肾功能不佳者应慎用。

（7）西乐葆（塞来昔布胶囊，0.1g，0.2g）　用于成人骨关节炎和类风湿关节炎的治疗。

用法用量：口服，每次 0.1~0.2g，一日 2 次。

不良反应：胃肠反应、头痛、皮肤瘙痒等。

2. 肾上腺皮质激素

肾上腺皮质所分泌的各种激素，都叫肾上腺皮质激素，所属类固醇的衍生物，又称甾体激素。根据其分泌的部位和作用分为：①盐皮质激素，是肾上腺皮质最外层球状带分泌的，以醛固酮为代表，有明显的保钠排钾作用，对维持血压和血容量有重要作用。②糖皮质激素是由肾上腺皮质束状带分泌的，它明显影响糖的代谢。是我们临床最常用的，也是本节介绍的重点。③性激素，又称氮皮质激素，是由最内层网状带分泌的，分泌雄激素量最大。氮皮质激素以脱氢异雄酮为主，刺激 mRNA 的形成，能够促进蛋白质和酶的合成。

这里我们重点介绍糖皮质激素，即所谓激素药，这类药物包括天然氢化可的松、可的松和人工合成的泼尼松、泼尼松龙、地塞米松等。临床上以激素泼尼松、地塞米松较常用。可以说在目前没有任何药物比此类药物对类风湿关节炎缓解症状最快，减轻病人痛苦最迅速；它可在较短时间内缓解晨僵，控制发热和减轻关节肿痛。但效果不持久，一旦停药很快复发，即所谓反跳现象。一般服用时间稍长，很容易形成依赖性；而且不良反应较大，可导致肾上腺皮质功能萎缩，向心性肥胖，加重骨质疏松发展，促进类风湿关节炎的进一步恶化。其适应证有：①严重活动性关节炎伴有发热等全身症状或血管炎、肺、心及眼部并发症；②严重关节炎用其他药物治疗无效；③血清类风湿因子阳性，血沉明显增快，类风湿结节阳性。用法用量：泼尼松，每次 10~25mg，每日 3 次。地塞米松片剂每次 0.75~1.5mg，每日 2~4 次；注射剂每次 10~20mg，加入 5% 葡萄糖溶液 500ml 中静脉滴注。注意病情控制平稳后逐渐减量到维持量，进而逐步停服，或用其他非激素类中西药取代。对病情比较稳定，全身症状基本控制，关节缩减到单个或两个，也可采用关节局部或关节腔内注射疗法，以避免激素口服引起的全身性毒性和不良反应，一般多采用醋酸泼尼松或醋酸泼尼松龙溶于普鲁卡因注射液中进行注射。其特点为：使用量小而维持时间较长。

（1）作用机制　抗风湿和抗炎：①能诱导免疫细胞的腺苷酸环化酶，使细胞内 cAMP 含量增多。cAMP 能抑制多种淋巴细胞的功能及白细胞释放溶酶，抑制前列腺素、缓激肽、CTAP、白细胞趋化素、胶原酶、组织胺和 5- 羟色胺等的产生及其活性；②抑制透明质酸酶和补体活性；抑制纤维蛋白原的合成；③抑制炎症组织内氧化磷酸化过程；抑制白三烯、白细胞介素 -1 和促进金属蛋白酶抑制剂（TIMP）的生成；④稳定溶酶体膜，抑制溶酶体水解蛋白酶的合成与释放；⑤抑制肉芽组织的形成，降低毛细血管的通透性，减少炎症渗出和炎细胞的浸润。

免疫抑制作用和抗过敏：①能显著抑制 T 细胞和 B 细胞的功能。一次大剂量用药后 2 小时，各种抗原皮试（如 OT 等）的反应均减弱。但激素只能抑制胸腺中的 T 细胞和脾脏中的 B 细胞。对外周血中的 T 细胞和骨髓中的 B 淋巴细胞的抑制作用则不敏感，且（小量）生理量激素反而刺激免疫球蛋白的产生；②使胸腺、脾脏和其他淋巴组织萎缩，使淋巴细胞溶解及生成减少；③抑制浆细胞的功能，使免疫球蛋白和透明质酸酶生成减少。大剂量用药三周后可显著抑制骨髓细胞产生 IgG，并加速 IgG 的分解、破坏；但小剂量时则刺激抗体的形成；④抑制淋巴细胞的致敏过程；⑤减少抗原进入巨噬细胞。抑制巨噬细胞与 IgG 和 C3 包裹着红细胞相结合，使其细胞内抗原处理不完全，并抑制巨噬细胞活化及其趋化性。

退热作用：抑制白细胞和细菌内致热原的产生，从而起到降低关节局部和全身的发热反应。

（2）不良反应

内分泌系统：①肾上腺皮质功能不全。系肾上腺皮质部分萎缩和垂体功能减退，以致分泌可的松的量不足所致。表现极度乏力、厌食、全身不适、怕冷、恶心、呕吐、头昏、头痛、关节疼痛加重、肌肉酸困僵硬、甚至突然虚脱和休克、昏迷。突然停药可使原发病恶化或发生恶性坏死性血管炎。连续用大量激素 3~5 天，即可引起肾上腺皮质功能抑制，且停药后需 7 天左右才能恢复；若连用 10 天，即可引起肾上腺皮质萎缩，而连用 2 周以上时，以肾上腺皮质功能的抑制作用可达一年之久。如果突然发生虚脱或休克、昏迷时，为肾上腺皮质功能衰竭表现，需按肾上腺危象紧急处理。②类柯兴综合征。主要表现为向心性肥胖，满月脸、水牛背、大肚皮、水肿、血压升高、多毛、兴奋和多语等。③类风湿假性风湿病。主要表现为骨关节与肌肉酸困、疼痛和乏力、停激素后会好转。④停药综合征与反跳现象。表现与肾上腺皮质功能不全相似，但较轻、有乏力、畏冷、嗜睡、食少、厌油、头痛、失眠、四肢软弱无力、脉快心烦、精神错乱，关节肿痛加重或恶化，继续用激素可使这些症状迅速减轻或消失。⑤尿糖增多和糖尿病。⑥甲状腺功能减退。表现肥胖、水肿、毛发脱落、血脂和胆固醇增高。⑦甲状旁腺功能减退。表现手足搐搦、肌肉痉挛。⑧女性男性化、男性假性早熟症、生长发育迟缓等。

神经系统：兴奋、失眠、多梦、抑制发呆、精神分裂、癫痫发作、震颤。

消化系统：胃酸增多、上腹部烧灼感、食欲亢进、慢性胃炎、胃和十二指肠溃疡、胃肠道出血、穿孔。

心血管系统：血压升高和高血压、心动过速、期前收缩、束支传导阻滞、心力衰竭、血管炎、紫癜、血栓性静脉炎、冠状动脉功能不全、心肌炎、心肌坏死、水肿、电解质紊乱（高血钠、低血钾症与低氮性碱中毒）。还可引起自发性主动脉破裂和突然撤激素后引起的心包填塞。

血液系统：血小板增多、促进血液凝固、Hb 和网织红细胞增多，白细胞总数和中性粒细胞增多，嗜酸性粒细胞和淋巴细胞减少。

泌尿生殖系统：肾盂肾炎、结节性肾小球硬化、肾结石、肾淀粉样变性，性欲和月经不正常。

运动系统：骨质疏松、无菌性骨与关节坏死、病理性骨折、脊椎压缩、骨生长发育迟缓，肌萎缩和肌腱断裂。

眼：眼内压升高、角膜水肿，混浊、霉菌性角膜炎、青光眼、白内障。

皮肤：变薄、紫纹、色素斑、多毛、痤疮、瘙痒、继发性疖肿、伤口愈合迟延。

过敏反应：常见于 ACTH 和氢化可的松。表现为荨麻疹、血管神经性水肿、发热、哮喘、呼吸困难，甚至休克。

关于应用激素引起的各种不良反应和并发症的处理，最关键的是不能轻率用激素。目前国内已有许多新的疗法和中西药品，疗效也很不错，激素不能作为首选，使用激素是在万般无奈和没办法的情况下才进行使用。即使已经使用了，也需尽快尽早想办法加以递减。

3. 来氟米特（片剂，10mg，20mg，0.1g）

来氟米特为增强活性的异噁唑类免疫抑制剂，用于活动性类风湿关节炎的治疗。

用法用量：每日 1 次，每次 10~20mg 服用。

不良反应：主要有腹泻、瘙痒、逆性肝脏酶（ALT 和 AST）升高、脱发、皮疹等。

4. 硫酸羟氯喹（片剂，0.1g，0.2g）

硫酸羟氯喹用于类风湿关节炎和系统性红斑狼疮的治疗。

用法用量：口服，成人每日 0.2g，分 1~2 次服用。

不良反应：眼外肌麻痹、骨骼肌软弱、深肌腱反射消失或减退。

5. 柳氮磺胺吡啶（sulfasalazine，SSZ）

柳氮磺胺吡啶是由瑞典 Suartz 于 1948 年最先使用，并发现其与水杨酸类药相似。它具有抗炎和抑制血栓素合成酶和酯氧化酶的活性，抑制白细胞运动和蛋白溶解酶活性的作用。

用法用量：口服，第一周 0.5g/d，分 1~2 次饭后服，以后每周增加 0.5g/d，维持量不小于 1.5g/d，最大量不超过 3g/d；小儿口服 50mg/（kg·d），头一周口服总量的 1/4，以后每周递增 1/4，总量不超过 2g/d；灌肠可用 2g/d，加入 20~50ml 生理盐水一次灌入，或遵医嘱。

不良反应：发生率可高达 25%~40%，可见食欲减退、厌食、恶心、呕吐、胃痛、痉挛性腹痛、转氨酶和碱性磷酸酶升高；头痛，头昏，发热，乏力，脑膜炎，粒细胞缺乏，白细胞和血小板减少，高铁和硫血红蛋白血症，骨髓抑制，巨幼红细胞性贫血，再生障碍性贫血，溶血性贫血（葡萄糖 6- 酸脱氢酶缺乏者最易发生）和核黄疸；蛋白尿，血尿，肾功能损害；皮疹，瘙痒，中毒性表皮坏死松解症，剥脱性皮炎，哮喘，超敏性间质性肺炎，纤维性肺泡炎，气管炎，肺纤维化，中毒性肝炎，精子生成减少和不育症，雷诺现象和诱发 SLE，低 γ 球蛋白血症，IgA、IgG 和 IgM 减低等。

注意：在服此药期间应定期查血、尿、粪便常规和肝、肾功能。轻的胃肠反应可服健胃药；如有严重毒性及不良反应，应即停药，找医师给予指导，并针对性的做相应的处治。

6. 甲氨蝶呤（氨甲蝶，methotrexate，MTX）

甲氨蝶呤是叶酸的拮抗剂，它可以抑制二氢叶酸还原酶的合成，从而阻断了 DNA 和 RNA 及蛋白质的合成，抑制和杀伤增殖周期（S）的淋巴细胞而起免疫抑制作用。经近年来应用观察，可使滑膜细胞和骨质破坏减轻，关节炎症状改善。但多在停药 1~3 个月后即复发。

用法用量：口服每周 7.5~15mg，小儿每周 0.1~0.6mg/kg，最大量不超过 30mg，疗程 3~6 个月。或遵医嘱。

注意事项：服药期间注意定期检查血、尿、大便常规，血沉，类风湿因子，肝、肾功能。对肝、肾、肺功能不全，白细胞和血小板减少，贫血，溃疡病，严重感染（如肺炎、肺结核、泌尿系感染等），叶酸缺乏症，糖尿病，肾病，经常饮酒，乙肝或丙肝病毒携带者，老年人，育龄期妇女，孕妇和长期卧床或生活不能自理的病人等，应慎用或禁用。

7. 环磷酰胺（cyclop hosphamide，CTX）

环磷酰胺是一种免疫抑制剂，在 20 世纪 60~70 年代多用作癌症的治疗，近年来发现其对类风湿关节炎的作用，逐步被部分医院采纳使用。

用法用量：口服量，每日 1.5~2.5mg/kg 体重，或每日 100mg，也可隔日服药 200mg，静脉注射为每周 2 次，每次 200mg。

不良反应及注意事项：主要引起白细胞、血小板减少，以及胃肠反应和心肝肾功能的损害。

8. 生物制剂

益赛普（注射剂，12.5mg，25mg）用于类风湿关节炎和强直性脊柱炎的治疗。

用法用量：皮下注射，大腿或腹部，上臂，成人每次 25mg，每周 2 次。

不良反应：详见说明。对败血症、活动性肺结核病、孕期、哺乳期妇女禁用。

云克（注射剂，200mg；胶囊剂，300mg）用于类风湿关节炎，强直性脊柱炎、骨质疏松的治疗。

用法用量：每周 200mg 静脉点滴，0.5~1 年。口服，每日 1 粒，服 1 个月，停 2 个月，0.5~1 年。

不良反应：详见说明。孕妇、哺乳期妇女、儿童禁用，心功能不全者慎用。

9. 手术治疗

在早期主要是行滑膜切除术，到晚期主要是用于矫形，纠正畸形，改善关节功能。

（二）中医中药治疗

中医中药治疗的原则以为寒者温热之、热者清补之（即阴虚者用滋阴办法），聚者（湿、痰、瘀等有形之邪）散之，虚弱者滋补而去之。按照基本证候分虚实两大病型，提供常规基本应用方剂，而在实践中又按基本证型、辨证地进行加减、灵活使用。

1. 实痹的治疗

（1）行痹（风痹）

治法：以祛风通络为主，佐以散寒利湿。

方药：防风汤（《宣明论方》）为基本方。防风、当归、赤苓、杏仁、黄芩、秦艽、羌活、葛根、麻黄、甘草。

方解：本方以防风、葛根、麻黄祛风通络，透表驱邪；当归、赤苓活血补血，以壮正气，寓有"治风先治血，血行风自灭"之意；秦艽、黄芩利湿散寒，防湿化热之备。

（2）痛痹（寒痹）

治法：以散寒为主，佐以祛风利湿。

方药：乌头汤（《金匮要略》）为基本方：川乌、麻黄、芍药、黄芪、甘草。

方解：方中川乌大辛大热，可驱寒逐邪、缓骨中之痛；麻黄有将邪毒从表透解之功；黄芪、芍药对气血有双补、双通作用，使络通邪祛，甘草一味可缓解川乌剧毒之作用。

（3）著痹（湿痹）

治法：以利湿为主，佐以祛风散寒。

方药：薏苡仁汤（《类证治裁》）为基本方：薏苡仁、川芎、当归、麻黄、桂枝、羌活、独活、防风、川乌、苍术、甘草、生姜。

方解：方中薏苡仁、苍术健脾利湿；羌活、独活、防风、川乌祛风散寒；川芎、当归、桂枝、麻黄、生姜具有通络、透表、解毒驱邪之作用。

（4）热痹

治法：以清解热邪为主，佐以疏风胜湿。

方药：白虎加桂枝汤（《金匮要略》）为基本方：石膏、知母、粳米、甘草、桂枝。

方解：方中石膏寒能胜热；桂枝疏风散邪；知母、粳米清骨中之热，如热重者还可酌加水牛角、龙胆草、黄芩、黄柏之类清热解毒之品。

（5）顽痹（尪痹）

治法：以活血化瘀、化痰通络为主，兼补肾健脾以扶正。

方药：身痛逐瘀汤（清代王清任《医林改错》）为基本方：桃仁、红花、当归、五灵脂、地龙、川芎、没药、香附、羌活、秦艽、牛膝、甘草。

方解：方中桃仁、红花、当归活血化瘀；五灵脂、地龙祛痰通络；川芎、没药、香附理气活血止痛；羌活、秦艽祛风湿；牛膝强壮筋骨；甘草调和诸药。对痹痛日久不愈，痰瘀互结，肿痛较剧者，效果较明显。

2.虚痹的治疗

（1）气血虚痹的辨证施治

治法：以调补气血为主。

方药：八珍汤加黄芪为主：生地、芍药、当归、川芎、甘草、黄芪、人参（或用党参）、白术、茯苓。

方解：人参、当归、黄芪具有益气养血生津作用，是类风湿久痹所致气血双补之必须要药，在此基础上，根据所存病症，进行必要的加减变通，如合肝肾虚者，可加合独活寄生汤，如偏寒者，适加附子等。

（2）肝脾肾阳虚痹的辨证施治

治法：温肾壮阳、健脾益气为主。

方药：右归饮加减为主：熟地、山药、山萸肉、肉桂、附子、枸杞、杜仲、炙甘草。

方解：本方金匮肾气丸去茯苓、丹皮、泽泻治水之药，加入枸杞、杜仲、甘草等扶阳之品，使水火平补之剂，变为专门补火之剂，对类风湿关节炎肝脾肾阳虚者较为适宜。

（3）肝脾肾阴虚痹的辨证施治

治法：滋补肝肾、健脾生津。

方药：左归饮加减为主：熟地、山药、山萸肉、枸杞、茯苓、甘草。

方解：熟地、山萸肉、补益肾阴而摄精气；山药、茯苓健脾生津渗湿；对类风湿合并三脏阴虚，虚火上炎，口燥、咽干有很好的疗效。

3. 临床常见基本证型的治疗

（1）寒湿阻络证的辨证施治

治法：温经散寒、祛湿通络。

方药：乌羌汤加减（笔者自拟汤名）：制川乌、制草乌、羌活、独活、地龙、红花、青风藤、豨莶草、泽泻、牛膝。

方解：制川乌、制草乌大热，而且有大毒，可去骨中之寒，羌活、独活可去风湿之痛。豨莶草、泽泻渗湿而消肿；红花、青风藤活血而通络；地龙搜风祛邪；牛膝强筋壮骨而扶正。全方有经温寒散、湿去络通，寒湿之邪驱逐于人体之外的作用。

加减：如合并轻的风邪症时，可加防风、川芎；如合并肝脾肾阳虚时，可酌加熟地、山萸、附子等；如出现急性风湿活动时，可加黄柏、石膏、寒水石等祛风湿热药；如寒久化生虚热时，可加生地、知母、五加皮之类药。

（2）湿热阻络证的辨证施治

治法：清热利湿为主、佐以搜风通络。

方药：白虎加二妙散加减：石膏、知母、寒水石、黄柏、忍冬藤、苍术、萆薢、防风、桑枝、地龙、当归、红花、秦艽、羌独活。

方解：石膏、知母、寒水石、黄柏、忍冬藤、苍术、萆薢清热利湿；防风、桑枝、地龙搜风通络；当归、红花活血养血；羌独活、秦艽祛风胜湿止痛；诸药共用，达清热除湿、通络止痛之功。

加减：如热重者加重石膏、黄柏用量，并加栀子、黄芩；如湿重的可加重萆薢、苍术用量，并加茯苓皮、泽泻；如并有风邪加重防风、秦艽用量，如有痰、瘀者加重红花、当归；酌加赤芍、鸡血藤、巴戟天、前胡等；如夹虚者，加用生地、黄芪、桑寄生等扶正气之药。

（3）痰阻血瘀证的辨证施治

治法：利湿化痰、活血通络。

方药：利湿活血方（笔者自拟名）：麻黄、白芥子、泽泻、前胡、昆布、桃仁、红花、川芎、羌活、独活、秦艽、淫羊藿、蜈蚣、乌蛇、伸筋草、透骨草、威灵仙。

方解：麻黄、白芥子、泽泻、前胡、昆布利湿化痰；桃仁、红花、川芎活血通络；羌活、独活、秦艽、淫羊藿祛风胜湿；蜈蚣、乌蛇、伸筋草、透骨草、威灵仙宣通经络、肢节；止风湿体痛。

加减：肾脾两虚证偏重者，可加枸杞、狗脊、苍术、白术、木瓜、神曲、厚朴；若有寒象者，酌加附子、肉桂、干姜；如久郁化热之征象者，加用黄芩、忍冬藤、栀子、连翘、公英等清之。如有气虚的加用黄芪、党参等补之。

古典代表方剂：身痛逐瘀汤《医林改错》合二陈汤《和剂局方》：该方具有活血行气，祛瘀通络、宣痹止痛之功效。其中桃仁、红花、川芎、当归活血化瘀；二陈汤燥湿化痰；没药、五灵脂、地龙、香附具有祛瘀通络，理气活血的功能；秦艽、羌活祛风湿强筋骨，通经络利关节，止周身疼痛，羌活又善治上半身关节病；牛膝活血通络，引血下行，使瘀血化消，新血重生，并补益肝肾，使骨健筋舒；甘草调和诸药。两方合用治久痹不愈，痰瘀互结，疼痛难止效较佳。若痰留关节，皮下结节，可酌加制南星、白芥子以去皮里膜外之痰；也可加炮山甲、白花蛇、蜈蚣、土鳖虫以搜风散结，通络止痛。如正虚者可加黄芪、当归；如畏寒肢冷者，可加附子、细辛；如痰瘀化热者，可加黄柏、败酱草、丹皮以清热通络。

（4）寒热错杂证的辨证施治　在这里类风湿分整体性的寒热错杂证和局

部性的寒热错杂证。整体性的寒热错杂证，在审时度势的基础上辨清其寒热之偏度及其真伪，分别予以处置。

外热内寒证的治疗：

治法：外清表热，内温里祛寒。

方药：麻黄、蝉蜕、黄芩、栀子、羌活、秦艽、威灵仙、附子、吴茱萸、厚朴、苍术、当归、桑枝、甘草。

方解：麻黄、蝉蜕、黄芩、栀子、羌活、秦艽、桑枝透表清解湿热；附子、吴茱萸、厚朴、苍术温里而去其内寒；加当归、甘草和解而沟通内外、平衡阴阳而达祛风除湿。

外寒内热证的治疗：

治法：温经散寒、内清里热。

方药：麻黄、桂枝、制草乌、生姜、红花、牛蒡子、防风、厚朴、大黄、黄柏、羌独活、秦艽、前胡、全蝎、蜈蚣。

方解：麻黄、桂枝、制草乌、生姜、透表温阳散寒、解凝镇痛；红花、牛蒡子、防风、羌活、独活、秦艽、前胡疏风，活血，沟通内外，清解寒湿；大黄、黄柏、厚朴是为清里而不伤及脾胃，全蝎、蜈蚣佐随麻桂、搜经络而风湿病邪可去。

上热下寒、上寒下热证的治疗，我们拟了基本方剂，在各有所偏症上进行加减，更重要的是使其上下沟通。脉络通，自身本能的就可以进行平衡调节。

治法：沟通内外上下、祛寒清热并举。

方药：羌独活、升麻、牛膝、地龙、威灵仙、制附子、干姜、黄芩、黄柏、五加皮、狗脊、赤芍、当归、黄芪。

方解：上方是根据两证不同情况及程度，在抗风湿的基础上调节平衡阴阳，如羌活祛上半身风湿；独活祛下半身风湿，威灵仙通行其十二经，升麻可使下肢脉气上引，牛膝可引药下行，附子，干姜可温经散寒，让其药达病所，黄芩、黄柏清湿热到其位，五加皮、狗脊壮肾强骨，赤芍、地龙化瘀通络，黄芪、当归气血双补，促气血双行，使经通络顺。

加减：热重寒轻者，应重用清热燥湿止痛的黄芩、栀子、连翘、汉防己、茯苓皮、苍术、丹皮、甘草。对阴虚热象者酌加地骨皮、青蒿等。

寒重热轻者，应温经散寒，清热通络，重用散寒止痛药，如附子、蝉蜕、麻黄、细辛、当归、柴胡、甘草等。

对局限性的寒凝（即局部寒重于热，全身却为热象者）。应先温经祛其局部的寒，而后调理清其整体的热，即局解与全解风湿相结合，并可全身治疗和局部治疗，外用治疗和内用药治疗相结合。

对局限的热重寒轻者，如局限性的关节部位红肿、痛热而身为寒象者，则以温通、化瘀为主，适当用清解湿热之剂，即可达到其肿消痛止，热清寒去之目的。

古典代表方剂：

桂枝芍药知母汤（《金匮要略》）：桂枝、麻黄、附子、防风祛风通络温经散寒止痛；芍药、知母清热和营；白术健脾除湿（现多采用苍术）；生姜、甘草和胃调中，其功用温经散寒、清热通络。对寒重热轻症较宜。

大秦艽汤（《素问病机气宜保命集》）：秦艽为通痹之常用药，其性平，对外邪阻滞经络，不论寒热均可用其通络舒筋止痛。羌活、独活、防风、细辛、白芷、熟地、白芍、川芎养血柔筋；白术、茯苓、甘草健脾、渗湿和中。适用于祛风散寒，清热通络的寒热错杂证。

（5）气血两虚证的辨证施治

治法：补气养血、祛风散寒、化湿通络。

方药：黄芪桂枝五物汤（《金匮要略》）加减黄芪、桂枝、白芍、生姜、大枣。

方解：此方以益气护卫为主药，辅以桂枝温经通阳，助黄芪达表而运行气血；佐以芍药养血和营，佐以生姜之辛散；姜、枣同用以调和营卫，从而使气行血畅，痹症乃愈。

加减：气虚重的可加大黄芪用量或以补中益气汤进行加减；血虚重的可酌加当归、鸡血藤，以补血；肢体软弱无力的加桑寄生、杜仲、菟丝子、牛膝以强壮筋骨；偏于寒征的加用川乌、附子；偏于热证的加生地、知母、黄柏；湿重的加泽泻、苍术；手足拘挛者可加代赭石、全蝎、地龙，并酌用抗风湿羌独活、秦艽、汉防己、防风等基本要药，而达气血双补，风除寒散，湿清络通。

路志正教授黄芪通脉蠲痹汤（经验方）：生黄芪、炒白术、秦艽、桂枝、当归、川芎、白芍、豨莶草、地龙、鸡血藤。关节痛重者加海桐皮，周身关节筋脉挛节、麻木者，加熟地、伸筋草、白芍等。

（6）肝肾不足证的辨证施治

治法：补益肝肾、祛风除湿。

方药：虎潜丸加减。虎骨（可用狗骨15g代替）、牛膝、熟地、当归、白芍、锁阳、鸡血藤、伸筋草、姜黄、威灵仙、秦艽、桃仁、红花、杜仲。

方解：方中虎骨、熟地、当归、白芍、鸡血藤、锁阳、杜仲补益肝肾以壮筋骨；姜黄、威灵仙、秦艽以祛风胜湿；桃仁、红花活血化瘀，祛风通络。全方共奏补益肝肾、祛风胜湿、活血通络之功。

加减：如有潮热盗汗，五心烦热或持续低热，口干咽燥，小便黄等阴虚证候者，可酌加地骨皮、青蒿、龟甲、鳖甲以滋阴潜阳；如见畏寒肢冷，腰膝冷痛，小便清长，月经不正常，量少色淡，色暗等阳虚证候者，可酌加附子、补骨脂、淫羊藿、骨碎补、熟地等以温肾壮阳；病在上肢尤甚者，加用羌活、川芎、桑枝等；痛在下肢为甚者加重牛膝、独活、木瓜等用量，以引药布达病所如寒甚痛剧者，加制川乌、制草乌以散寒止痛。

古典代表方剂：

独活寄生汤（《千金要方》）：此方具有补益肝肾、调气益血，除风祛湿，散寒止痛之功。方中独活、秦艽、防风、祛风湿止痹痛，细辛散阴经风寒，祛筋骨风湿；杜仲、牛膝、桑寄生补肝益肾，强壮筋骨；当归、地黄、白芍养血和血，党参、云苓、甘草益气和中；川芎、桂心温通经脉。全方达祛邪扶正之效。

大造丸（《景岳全书》）：该方对久痹不愈的肝肾阴虚型类风湿关节炎，表现的五心烦热，口干咽痛，古红脉细等水亏不足之症亦尤为适宜。方中紫河车大补先天亏损；以龟甲、熟地、天麦冬以济水降火，黄柏平肾中之火；杜仲、牛膝、壮筋骨以通脉络，治腰膝之上下风湿。

（7）脾虚痹阻证的辨证施治

治法：健脾益气消湿、除风祛寒通络。

方药：脾痹饮（笔者自拟名）：黄芪、党参、苍术、木瓜、厚朴、茯苓、防风、防己、制附子、肉蔻、当归、芍药、神曲、黄柏、秦艽、蕲蛇。

方解：黄芪、党参、苍术、厚朴、肉蔻、神曲健脾益气；茯苓、防己、秦艽、黄柏利湿燥湿，祛经中少热；防风、附子除风祛寒；当归、芍药补血活血通络；蕲蛇使全药通行十二经络，使阳通血和、温解病除。

（三）中成药的治疗

1. 蚂蚁通痹丸

处方：蚂蚁、人参、附子、桂枝等。

功能：补肾健脾、养肝荣筋、祛风散寒、强筋壮骨。

主治：类风湿关节炎、强直性脊柱炎、骨质增生、颈椎病、老年骨性关节炎、坐骨神经痛、慢性腰腿疼痛、产后风湿等。

规格：大蜜丸，每丸重6g，每瓶20丸。

疗程：每疗程为三个月。一般服用一个疗程后，中途可以停服3~5天，然后继续接着服用；也可以中途不停服，连续服用直到痊愈。轻病人一般服用1~2疗程即可控制或痊愈，病程时间比较长，且病情比较重的，需服用3~4疗程。直到病情全部缓解、控制、痊愈。

用量：大蜜丸：每日2次，每次2丸（早晚）；温开水或红糖水送服，或奶粉水送服；饭前或饭后服均可或遵医嘱。

用法：药2丸，揉碎，干红枣一枚去核；核桃一个去皮壳，切极细，三者混合打入鸡蛋一个（如干时可加对少许水）搅匀，蒸15~20分钟成蛋糕状食用。如有心、脑血管病，高血压，高脂血症者，可加入两个鸡蛋的蛋清，不加蛋黄。如有糖尿病者，改用旺龙蚂蚁丸胶囊进行服用，每日3次，每次4粒。加核桃、干红枣的原理是因核桃完整打开后，它的形状就像人的大脑，其成分富含有大量脂质、蛋白质、氨基酸，具有较强的补肾壮骨功用；红枣富含有大量葡萄糖、蔗糖、维生素和硫酸亚铁，具有健脾作用，二者视为一种佐药，或药引子。它们都能协助蚂蚁丸主药发挥很好的治疗作用，使药到病除。

注意：

（1）急性风湿性、类风湿关节炎，需中西医结合，进行综合治疗。

（2）对原来就服用激素、抗风湿西药、止痛药的，服本药15天后逐步减量停服。（这个逐步减量，应当视病情轻重，服用激素、抗风湿西药的时间长短来定，切不可自作主张盲目地随意停药。应在医生指导下进行）

（3）用本药前后均需预防感冒、上呼吸道感染，一旦发生这方面疾病，即应积极进行治疗感冒、抗感染治疗。避免风吹雨淋、喝凉水、劳累、生气等，因为这些因素可以诱发加重类风湿关节炎的发病。

（4）个别特殊体质，即对蚂蚁过敏者（因为蚂蚁属虫类药，是异性蛋白质），可小量开始服用（即脱敏服用法），逐步加大到正常用量。口服蚂蚁丸发生过敏率为1/200，表现为四肢皮疹、发痒、轻度浮肿等，一般不需要停药，可短期配服抗过敏药扑尔敏、维C片等。

（5）该药应用多年，未发现明显的毒性反应和副作用，对严重的心肝肾功能不佳者和有血液系统疾病及孕妇病人应为慎用。

（6）个别胃肠功能不佳者，一般主张饭后服药，同时服用健胃药，如胃得宁、胃得乐、猴头健胃灵、宁胃胶囊等。

（7）个别病人表现上火、口舌生疮者，不需要停药，用一些清热解毒中成药，如牛黄解毒片、牛黄上清丸、黄连清胃丸即可。多数病人服后表现为口腔湿润，大便畅通，无上火的表现，而且夏秋季节均可服用。

2. 旺龙蚂蚁丸胶囊（蚂蚁通痹胶囊）

药物组成：蚂蚁、人参、附子、桂枝等。

功能：补肾健脾、养肝荣筋、祛风散寒，强筋壮骨。

主治：类风湿、风湿性关节炎、强直性脊柱炎、颈椎病、骨质增生、老年骨性关节炎、坐骨神经痛、慢性腰腿疼痛、产后风湿等。

用法用量：口服，每日3次，每次4粒。儿童用量酌减。病重者每日3次，每次6粒。服药时可用核桃仁、红枣或红糖水作引送服或遵医嘱。

这是我院研究的升级换代的新制剂，丸药、胶囊都还在进一步研究，使其有效力更高、效果更好、服用方便，副作用更少。

3. 蚁参蠲痹胶囊

药物组成：蚂蚁、人参、丹参、鸡血藤、制川乌、桂枝、透骨草、伸筋草、川楝皮、苍术、关黄柏等。

功能：补肾健脾、祛风除湿、活血通络。

主治：用于类风湿关节炎中医辨证为脾肾两虚，寒湿瘀阻证。症见：关节肿胀疼痛，关节压痛，屈伸不利，晨僵，关节作冷，疼痛夜甚，手足不温，神疲乏力，阴雨天加重，舌质淡，苔白，脉沉细。

用法用量：口服，每次4粒，一日3次。2个月为一疗程。

4. 风湿寒痛片

药物组成：青风藤、桂枝、附子、生薏苡仁、鹿茸、枸杞子、黄芪、黄芩等。

功能：祛风散寒、利湿通络、扶正固本。

主治：早期类风湿关节炎稳定期

用法用量：每次6~8片，病情重者可加倍服用。每日2~3次，1个月为1疗程。

5. 雷公藤片

本药具有抗炎和免疫抑制作用，适用于类风湿关节炎早中期病人。

用法用量：本药系雷公藤乙酸乙酯提取物，以甲素含量为主要的质量标准。每次 1~2 片，每日 3 次，1 个月为 1 疗程，连服 1~2 个月。

6. 白芍总苷

是从白芍药材中提取的总苷研制而成的。

功能主治：类风湿关节炎。

用法用量：口服，一次 0.6g（2 粒），一日 2~3 次，或遵医嘱。

7. 痹苦乃停片

药物组成：制川乌、制草乌、制乳香、制没药、制马钱子、生地、薏苡仁等。

功能：祛风除湿、温通化阳、舒筋活络、活血化瘀、消肿止痛。

主治：类风湿关节炎属于寒湿偏重者。

用法用量：成人每次 5~7 片，每日 4 次，儿童酌减。

8. 益肾蠲痹丸

药物组成：地黄、当归、淫羊藿、骨碎补、蜂房、全蝎、蜈蚣等。

功能：益肾壮督、蠲痹通络。

主治：类风湿关节炎所致关节疼痛、肿大，屈伸不利，或僵硬畸形，肌肉疼痛、消瘦，腰膝痿软者，不论寒热虚实均可服用。

用法用量：成人每次服用 6g，病重者加倍，每日 3 次，饭后服用，儿童酌减。

9. 尪痹冲剂

方药组成：生熟地、制附片、淫羊藿、独活、防风、蜈蚣、知母、皂刺、羊胫骨、白芍、红花、补骨脂、威灵仙、伸筋草、骨碎补等。

功能：补肝肾、强筋骨、祛风湿、通经络。

主治：类风湿关节炎（肝肾两虚型），临床多用于偏于肾阳虚有寒象者。

用法用量：每日 2~3 次，每次 1 袋，温开水冲化服，病重者加倍，儿童酌减。

注意：孕妇慎用，感冒时停用。

10. 昆明山海棠

药理实验证明，该药能降低炎症过程中毛细血管通透性，减少炎细胞渗出物和水肿，具有明显抗消肿作用；由于它能明显抑制抗体生成，具有调节免疫功能，故治疗自身免疫性疾病有良好效果；该药还有明显抑制结缔组织增生和抗同种异体移植反应的作用。其部分成分如雷公藤素甲、乙等，属三环氧化合物，能显著抑制粒细胞性白血病的发展。

用法用量：每日 3 次，每次 2 片。

不良反应：对胃肠有刺激性，可引起妇女月经推后、闭经。

11. 类强炎缓释胶囊

药物组成：桑寄生、川断、狗脊、威灵仙、白术、茯苓、七叶一枝花、红花等。

功能：①祛风散寒，利湿通络，意在驱除侵入人体的风湿寒邪；②解毒消肿，活血化瘀，意在消除关节周围炎症；③补肾坚骨，扶正固本，意在改善骨质疏松、修复骨腐蚀，调节免疫功能。

主治：类风湿关节炎，强直性脊柱炎等。

用法用量：每日一次，每次 3 粒，每日早饭前或晚睡前服用，3 个月为一疗程。

12. 药酒

（1）药酒（本院方剂）

处方：枸杞子 30g，鹿角胶 20g，当归 60g，党参 60g，川芎 60g 等，加入适量白酒。

功能：补肾健脾、祛风散寒、活血通络。

主治：风湿、类风湿关节炎，强直性脊柱炎，骨性关节炎骨质增生，腰椎间盘突出，慢性腰腿疼痛等。

用法用量：每日 2 次，每次 10ml，口服。在服用旺龙蚂蚁通痹丸、骨刺平胶囊、旺龙蚂蚁丸胶囊之后，接着饮用效果较好。

注意事项：

①不饮酒者不宜饮用。

②高血压、冠心病，严重肝、肾功能损害者不宜饮用。

③对酒精过敏者不宜饮用。

④孕妇、儿童不宜饮。

（2）史国公药酒方　虎骨120g（狗骨可代之），当归60g，杜仲姜汁炒60g，牛膝60g，白术（炒）60g，枸杞子60g，鳖甲炙酥60g，防风60g，羌活60g，松节60g，晚蚕沙（炒）60g，川草薢60g，苍耳子120g，秦艽120g，干茄根蒸熟120g，共为粗末，盛于30斤白酒中，封10天，滤清加冰糖500g，每次服一小杯（约30~50ml），每日2次。

（3）白花蛇酒方　白花蛇（干）90g，羌活、防风、秦艽、当归、五加皮各30g，明天麻24g，浸入1.5~2.5kg白酒中，一月左右取服，每次服30~50ml，每日2次。

13.外治法

（1）外洗方

祛寒活血洗剂（自拟方）：

羌活20g	防风20g	川乌15g	草乌15g
独活20g	干姜10g	桃仁20g	红花15g
木通20g	白胡椒15g		

用干净纱布包好封口，水煎熏洗四肢患病关节，每日2次，每剂可洗2~3天。注意，在冬季熏洗时室内的温度要高些。

清热利湿洗剂（自拟方）：

黄柏20g	苦参20g	蛇床子20g	桑枝15g
豨莶草30g	木瓜20g	木通20g	汉防己20g
细辛15g	白胡椒15g		

用纱布包煎，熏洗患处，每日2次，每剂可用2日，夏季注意用后置阴凉处。

祛风散寒，润肤活血洗剂（自拟方）：

防风20g	秦艽20g	生姜15g	川椒15g
桃仁15g	郁李仁15g	当归15g	苍耳子20g
艾叶15g			

水煎熏洗患处，每日1~2次，每剂可用2日。

六味洗剂（自拟方）：

桑枝30g	桃枝30g	鲜嫩柳枝30g	水红花条30g
猪耳朵草30g	花椒15g		

水煎可熏洗患处，每日 1~2 次。

偏方（自拟方）：①茄子杆 30g、辣椒杆 20g、葵花盘子 30g、冬瓜藤 30g、花椒树枝条 20g，水煎熏洗患处，每日 1~2 次。②硫酸镁粉晶 500g、食盐 200g，加热水 1000ml 熏洗患处，每日 2~3 次。适应于痰湿较重，肿胀较剧者。

（2）外敷法

温经散寒敷剂：

川乌 30g	草乌 30g	红花 20g	当归 20g
肉桂 20g	丁香 20g	秦艽 30g	细辛 15g
土鳖虫 20g	皂刺 20g	苍术 20g	半夏 20g

混合粉碎成粗粉，拌适量干麦麸，装入备好的布袋中，封口后，外装塑料袋备用。用时去掉外套塑料袋，将药袋焙热（两个袋交替）煨患处关节部位，每日 2~3 次，每剂可用 3~5 天。如部位较多时，按其比例，加大配药量，分装入几个药袋中，备用。

温经胜湿敷剂：

附子 20g	肉桂 20g	干姜 25g	艾叶 20g
丹参 30g	紫草 30g	土鳖虫 20g	木通 20g
木瓜 20g	土茯苓 20g	马齿苋 20g	乳香 20g
没药 15g			

混合粉碎成粗粉，拌适量的食盐，装入布袋封口备用。用火焙热两个袋交替煨患处关节。如关节部位较多时，按其比例增加用量，分装到多个小袋中备用。注意防止烫伤，久用易使病人皮肤粗糙，感觉不灵敏。

土偏方：①用河里水淘过的砂子 90g，加食盐 9g，加藏红花 1g，封存若干个砂袋中焙热外敷。②自然多年阳土崖上的干土坷或圪垃中夹着的料墙石，粉碎过筛，加少量食盐，封袋装入焙热外敷，每日 2~3 次。

（3）外烤法　神灯照烤、红外线灯外烤、频谱仪外照或普通取暖器外烤等。

（4）外涂法　骨友灵擦剂、红花油擦剂、消尔痛酊擦剂、消炎痛擦剂等外涂外擦。

（5）外贴法。

风湿贴膏 1 号（本院方剂）

处方：红花、细辛、制乳没、生草乌等。

功能：祛风散寒，活血通络，消肿止痛。

主治：风湿性、类风湿关节炎，强直性脊柱炎，骨性关节炎骨质增生，腰椎间盘突出，慢性腰腿疼痛等。

用法用量：每次可贴 2~3 处，每 2 日更换 1 次。贴时洗净贴膏药处，将膏药略加温溶化后贴患处；贴于疼痛较局限的关节处，或肌肉肌腱处，或骨质增生部位。

注意事项：

①拟贴膏药处有皮肤破伤、炎症、皮肤病者不宜贴用。

②对膏药过敏者不宜贴用。

③面部及黏膜部位不宜贴用。

④儿童不宜贴用。

风湿贴膏 2 号贴剂（本院方剂）

处方：

黄柏 60g	龙胆草 60g	栀子 60g	忍冬藤 80g
羌活 80g	独活 60g	秦艽 60g	川乌 40g
草乌 40g	川椒 30g	血丹参 60g	当归 40g
地龙 30g	苍术 30g	丝瓜络 60g	皂刺 50g

制法：上药用纱布 2 层包缝，置加已沸香油 5000ml 的铜锅或砂锅内煎炸 20 分钟，然后将纱袋取出，让药油稍冷却，加入预先备好的麝香 5g、乳香 30g、没药 30g、丁香 30g，搅匀，然后净取樟丹 1000g，随药油加热后，缓缓放入，随搅随放，渐成膏状，将其分摊在预先准备好的大小不等的白色洋布方形块上，折合备用。用时将患处洗净或用中药水洗浴，加烤电后，将膏药加热分开贴于患处，每 1~2 日更换 1 次。

功能主治：用于风湿性、类风湿关节炎，骨性关节炎、骨质增生，肩周炎，强直性脊柱炎。

风湿贴膏 3 号贴剂（本院方剂）

处方：生川乌、草乌、皂刺、花椒、穿山龙、冰片、丁香适量。制法：①将冰片、丁香研成细粉，余五味药材加水适量煎煮 3 次，第 1、2 次各 1.5 小时，第 3 次 1 小时，合并煎液静置过滤，再将过滤液煎煮浓缩与冰片、丁香细粉混合成稠膏状。②将从市场上购买的生橡胶浸入 20 倍，溶化在汽油中，浸泡 40 小时，搅拌均匀，依次加入凡士林、羊毛脂、氧化锌和以上稠膏混合再行搅拌，充分混合成膏状。③将所需规格的布条，涂摊膏浆，加热让汽油挥发，将涂布膏浆折合备用。

市场上销售的狗皮膏、镇江膏药，各类风湿止痛膏均可应用，但笔者认为在急性风湿活动期大关节及脊柱部位可以摊贴，在四肢小关节最好是在风湿活动缓解稳定局限后敷贴较好，因为外用毕竟是辅助治疗。

14. 针灸及其他疗法

古老的针灸疗法在我国已有数千年的历史，在痹证类风湿领域针灸亦为风湿病专家广泛的应用。笔者在20世纪70年代，曾单用针刺疗法，为慢性类风湿关节炎病人解除过上百例的痛苦，到20世纪80年代专门探讨研究风湿病类风湿关节炎以后，内服旺龙蚂蚁丸，配合针灸方法也解决了很多病人的疾苦。现就患病部位常用取穴简要介绍如下，如有兴趣者，可进一步参阅有关书籍。

（1）取穴　①肩关节取肩髎、肩贞、肩俞、肩井、肩三针；②肘关节取曲池、曲泽、手三里；③指关节取八风、八邪、合谷、后溪；④脊柱可取天柱、大椎、风池、陶道及部位不同的华佗夹脊穴和俞穴；⑤髋关节取环跳、居髎、秩边、风市；⑥膝关节取双膝眼、阳陵泉、阴陵泉、血海、膝眼、阳关、梁丘；⑦踝关节取昆仑、悬钟、三阴交、丘墟、解溪、照海。

取穴方法：一般是远近取穴，如髋关节取环跳与内庭穴或阴陵泉。肩关节取肩贞与后溪等；俞募取穴，如腰部的腰俞，腹部的中极、曲骨等；或表里取穴，如肾俞穴与三阴交相配，合谷透劳宫等。还有一些各式各样的取穴方法，这里不再重复赘述。

（2）常用针　以前有较粗的银针，现已很少应用，目前用的有1~1.5寸（直径0.3~0.5mm），2~2.5寸（直径0.9mm）市场销售的钢针。

（3）针法　主要指补泻法，简单地讲，拇指向上捻针为补法；向下捻针为泻法。即在拇指向前捻推为补，向后捻退为泻。选准穴位后，进针有快速进针和缓慢捻转进针法；进针后的手法根据病情轻重，病人体质情况而定，一般病情痛苦比较重，病人体质也较壮实，也不晕针的可给予快速进针，强刺激，反复提刺，每隔5分钟提刺一次，每次针20~30分钟；此即为泻法。反之如久病体虚，体质较弱，病情也在非活动期的，多选用缓慢进针法，多用弱刺激法，提插进退针手法均较轻，即所谓多用补法，一般行针在30~40分钟。

病人进针时的体位一般病人多采取坐靠位或平卧位较好，因体质较差或针刺时间稍长时容易发生晕针。在饥饿、渴甚、劳累、情绪不佳时暂不施针法。

（4）灸法

艾灸：是在针的基础上，用艾绒做成艾壮呈现"△"形，置针柄上点燃热灸，并可在针尖部位点几滴白酒。

直接灸：是在穴位部位上隔葱、蒜、姜、麝香直接灸。

此方法多用于寒湿阻络、气血两虚、肾脾两虚者效果较好。

（5）其他　如耳针疗法、梅花针疗法、电针疗法（即针柄上通电）、水针疗法、手针疗法等，下面做简要介绍。

水针疗法：即是常用普鲁卡因配以维生素 B_1、B_{12}、醋酸泼尼松龙等，注射在病痛部位或病患关节周围穴位上，每周 1 次，适用于慢性类风湿关节炎局限于 2~3 个关节效果较好。

手针疗法穴位表：

表 2-1　常用穴位及主治

穴位	位置	主治
踝点	拇指掌指关节桡侧赤白肉际	踝关节痛
胸痛点	拇指指关节桡侧赤白肉际	胸痛、癫痫、吐泻
肩点	食指掌指关节桡侧赤白肉际	肩痛
前头点	食指节一指关节桡侧赤白肉际	胃肠炎、阑尾炎、前头痛、膝、踝、趾关节痛
头顶点	中指第一指关节桡侧赤白肉际	神经性头痛、头顶痛
偏头点	无名指第一指关节尺侧赤白肉际	偏头痛、胸胁痛（肝、胆、脾、肋间神经痛）
会阴点	小指第一指关节桡侧赤白肉际	会阴部痛
后头点	小指第一指关节尺侧赤白肉际	后头痛、扁桃体炎、呃逆、臂痛、颊痛
脊柱点	小指掌指关节尺侧赤白肉际	腰背痛、韧带拉伤、腰椎间盘突出；尾骨痛、耳鸣、耳塞
坐骨神经点	第四、五掌指关节间，近第四掌指关节处	坐骨神经痛、臀及髋痛
头顶点	第二、三掌指关节间、近第二掌指关节处	落枕、颈项扭伤
咽痛点	第三、四掌指关节	急性扁桃腺炎、咽喉炎
牙痛点	近第三掌指关节处	三叉神经痛、牙痛
腰腿点	手背腕横纹前 1.5 寸，第二伸指肌腱桡侧，第四伸指肌腱尺侧	腰痛、腰扭伤

本病有关的穴位介绍，与其他疾病相关的穴位请参阅有关书籍。

其操作方法一般采用 28~30 号的 1~2 寸长的毫针，经消毒后直刺或斜针刺进针，一般可深至 3~5mm，用中强度刺激，留针 3~5 分钟。对腰及各关节扭伤的病人，可边捻针边活动。针手部腰痛点时，针与皮肤呈 15°~30°，针尖向掌侧面，从伸指肌腱和掌骨之间刺入，深 5~8mm.

选穴原则为各种疾病，选具有主治作用的穴位 1~3 对，或与相同部位的穴位配合应用。

注意事项：①手针疗法刺激较强，针刺前应向病人说明针感，并防止发生晕针。②针宜刺入肌腱与骨膜之间，尽量不伤及骨膜。③严格消毒程序，避免发生感染。

附：手针穴位图（图 2-1）

手针疗法在颈、肩、腰、腿疼痛中有一定的疗效，笔者单用此方法解决了不少病人的痛苦，在慢性类风湿关节炎和强直性脊柱炎，相对病情稳定，部位较为局限，选配针灸和手针，还是能够取得较为满意效果的。

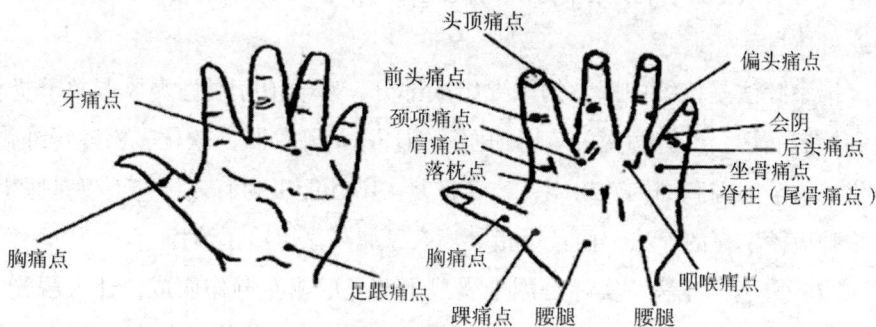

图 2-1　手针穴位图

（6）推拿疗法

取穴：指掌关节取合谷、后溪、劳宫、四缝；腕关节取阳溪、腕骨、列缺、手三里；肩关节取肩髃、肩髎、肩俞、肩贞、肩井、肩三针；踝关节取昆仑、太溪、悬钟、三阴交、解溪；膝关节取膝眼、阳陵泉、阴陵泉、委中、血海、承山、足三里；髋关节取环跳、承扶、居髎、秩边；下颌关节取下关、合谷、颊车、内庭；脊柱关节可取病变部位相应的督脉和足太阳膀胱经俞穴位。

操作方法：

上肢：①病人取仰位或坐位，先用推法和一指弹推法，继用拉法、揉法沿指、腕、肘反复施术，在受累关节处作重点治疗。②捻指间关节：按掐四缝、劳宫；点阳溪、曲泽、肩髃；拿合谷、曲池、肩井。③屈伸、摇、搓、按摩各受累关节。④擦热患处，再施拍打诸法，使热透入关节。

下肢：①病人取卧位，先用推法和一指弹推法，沿足背、踝、膝反复施术，在受累关节处作重点治疗。②按内庭、太冲、丘墟、悬钟、阴陵泉、阳陵泉等穴，点解溪、昆仑、膝眼、足三里、梁丘。③屈伸、摇、搓、按伸各受累关节。④嘱病人俯卧，自足跟向上沿太阳经施推、拉、揉、运诸法。⑤拿太溪、昆仑、委中，点承扶、环跳、秩边，擦热患处再施拍打诸手法，使热透入诸关节。

下颌关节：凡下颌关节受累者，可推下关、颊车，按太阳、翳风、外关、拿合谷、内庭。

脊柱关节：①病人俯卧，在病人腰背部沿脊柱及其两侧用推拉法施术，并配合后抬腿活动，时间约3~5分钟。②病人取坐势，术者于后方用拉法、拿法交替施于颈项两侧及肩部，同时配合颈部左右旋转及俯仰活动，再拿肩井，时间约2分钟。③接上势，用按揉法从颈及腰臀部循经施于上述穴位。先取华佗夹脊，再取其余穴位，最后手推脊柱以热为度（本过程病人坐势和俯卧均可），再按肩井结束治疗，时间约10分钟。以上治疗15~20天一疗程，中途可休息5~7天。

推拿疗法是传统中医学的重要组成部分，对于治疗慢性类风湿关节炎稳定和控制病情，促进病变关节周围血液循环，消除肿胀，软化、松解纤维化、僵化的关节间隙和周围软组织，改善恢复关节功能极为有效，它不仅是医生、推拿师应该掌握的疗法，而且可指导病人家属在家里给予治疗。

（7）熏蒸机疗法　实际是用金属或不透气的帆布制作而成，让人脱光衣服坐在里边，只露头部在外面，里边用中药熏蒸；一种是把中药点着用烟熏，一种是把中药煎煮产生的药水蒸气进行病患肢局部熏蒸。

（8）风湿治疗仪　即是内垫导电的导体布垫，这种布垫内可衬入能抗风湿透入皮内的中药（中药是通过炮制加工的），然后将含中药的布垫置于选好的穴位上，然后通电，按一定频率放电，每日1~2次，每次20~30分钟，达到辅助治疗的作用。

第二节　幼年型类风湿关节炎

一、概述

在儿童持续6周以上的一个或一个以上的关节炎，除外其他原因（如感染、外伤等）者，称幼年型类风湿关节炎（juvenilrheumatoid arthritis；JRA）全身症状表现较重，如发热、皮疹、肝脾和淋巴结肿大，胸膜炎及心包炎等。

二、病因病理

（一）西医的病因病理

1.病因

至今尚未完全明了，与下列因素有关。

（1）感染因素　儿童时期支原体和病毒感染后发病。

（2）免疫因素　免疫调节异常是目前公认的重要因素。①血清及关节滑膜液中免疫球蛋白 IgA、IgM 及 IgG 及免疫复合物增多。②外周血中单核细胞和淋巴细胞增多。③白细胞介素 IL-1 增高，而 IL-2 减少。

（3）遗传因素　少数病例表现为家族性两代、三代人发病。很多学者研究，发现与人类白细胞抗原有关，JRA 患儿有 HLA-DR$_4$，DR$_5$，DR$_6$，DR$_8$ 者发病率明显增多。而低丙种球蛋白血症，选择性 IgA 缺乏症及先天性低补体血症患儿也易患本病，而少关节炎型病儿又与 HLA-B27 抗原有关。

2.病理

表现为关节为主的非化脓性滑膜炎。在早期：关节滑膜充血，水肿，淋巴细胞和浆细胞的浸润，滑膜渗出增生，关节面粘连、融合、强直、畸形、脱位。可发生非特异性的胸膜炎。心包膜浆膜炎，也可发生类风湿结节、皮疹和虹膜睫状体病变。

（二）中医病因病机

（1）父母患类风湿的遗传因素：父母体内存在着类风湿致病因素，而遗传给下一代而致病，即所谓遗传因素。

（2）父母禀赋不足，所谓胎里就不壮，孩子出生后不长时间就患病。

（3）由于其母生产时，环境潮湿或受风，或家中温度不足而孩子刚一出生，就感受了风寒潮湿而致病。

（4）孩子生出后，屡受风寒，上呼吸道感染等因素，体内发生了一系列的抗细菌抗病毒的免疫反应而致病。

（5）儿童时期好动，跌扑损伤也较成人多见，犯病后也不予重视防范，或治疗时又不能很好地配合，因而瘀血致病，病情反复缠绵也是较为常见。

三、临床诊断

（一）西医诊断

1.症状与体征

主要表现为全身持续发热、皮疹和不同部位、不等数量的关节痛肿，大致分以下三型：

（1）全身型（曾称变应型亚败血症，又称 Still 病） 起病急，表现为弛张型发热，寒战、皮疹。皮疹多为圆形而充血，0.2~1.0cm 大小，可融合成片，主要分布于胸部及四肢近端。肝、脾、淋巴结可肿大。约 50% 的患儿出现胸膜、心包炎。X 线可见胸膜增厚和胸腔积液。开始为关节、肌肉一过性的疼痛而被忽略；之后关节明显疼痛、肿胀，可呈多关节炎或少关节炎型。少数也可有轻度贫血，白细胞增多的类白血病反应，个别有神经系统脑膜刺激征或脑膜病变的表现。

（2）多关节炎型 关节病变在 5 个或 5 个以上，慢性对称性多发性的关节炎，以指趾关节受累较突出。女孩多于男孩。关节僵直、肿胀、疼痛。从大关节膝、踝、肘逐步波及小关节。颈椎关节也常受累，使颈部活动度受限；颞颌关节受累，造成咀嚼困难；喉部软骨的寰杓关节炎除局部的疼痛外，声音出现嘶哑和喉喘鸣。约 50% 的患儿关节严重受损，强直畸形变，可有髋关节的侵犯和股骨头的坏死，肌肉萎缩。可有食欲不振，贫血，肝、脾、淋巴结肿大。类风湿因子 25% 为阳性。

（3）少关节炎型 病变关节 4 个或 4 个以下，膝、踝、肘关节是常发部位，可分为 2 型：①少关节炎 I 型。多于 3~5 岁起病，也有较小年龄就起病的，笔者曾遇刚生下 3 个月即发现是类风湿而来我院求医的。该型病人表现为慢性反复发作的关节炎，变形较少。20% ~30% 易发生虹膜睫状体炎，一旦发现患儿视力障碍，应积极到眼科医院就诊，以免延误而致失明。患儿可有低热、贫血、乏力，肝脾淋巴结肿大；②少关节炎 II 型。多见于男孩，8 岁以后为好发年龄，下肢髋、膝、踝关节最易受累。可有足跟痛和跟腱炎。有强直性脊柱炎和 Reiter（瑞特）综合征的家庭史。75% 的 HLA-B27 为阳性。拍片时注意腰、骶、髋关节的病变。

2.实验室检查

注意血常规，血沉，C 反应蛋白，免疫球蛋白（IgA、IgG、IgM），类风湿因子（RF）、抗环瓜氨酸肽抗体（CCP）、抗核抗体（ANA）、T淋巴细胞抗体的化验检查，以及 DRw_{52}，DRw_1 的检查等。

3. X线检查

早期可见软组织肿胀、骨质疏松；晚期关节间隙变窄，骨质破坏，变形、畸形、脱位。

4. 诊断标准

根据病人临床表现而确诊，凡全身症状或关节症状持续6周以上，能排除其他疾病者，可考虑此病。诊断可参考美国风湿病协会1989年修订的诊断标准（详见"诊断标准"节）。

5. 排除其他类似疾病

6. 鉴别诊断

在早期应与化脓性关节炎、败血症、风湿热、结核病、白血病、恶性肿瘤、病毒性关节炎，系统性红斑狼疮相鉴别。与强直性脊柱炎的鉴别主要拍骶髂关节片，其次化验 HLA-B27，该病很少有小关节受累。

（二）中医诊断

前面类风湿整体致病因素及常见证型已述及。而在儿童中患痹多以湿热阻络证，寒湿阻络证，痰瘀阻络证，寒热错杂证较为多见。

1. 湿热阻络证

主要表现为全身发热，继而关节红肿疼痛，可有全身关节的肿痛，也可为少数几个关节的肿痛，患儿拒绝触摸身体，不愿意活动，可见皮下结节、红斑、大便秘结、小便黄、烦躁、口渴，舌质红、苔黄，脉数。

病机分析：儿童多阳盛，感受风寒湿邪，必致痹阻化热，热毒交炽，留于关节、筋骨、肌肉，脉络壅滞，不通而热而痛而肿，热即迫血妄行，可形成皮疹，皮下结节，瘀血瘀斑等。热耗津液则口干、烦躁，舌质红、苔黄，大便干、小便黄，脉数。

2. 寒湿阻络证

其表现与成人相似，主要由于先天禀赋不足，胎生来素体较差，起病可急可缓，肢体关节相对冷痛，家人一般给穿的衣服稍多一些，晨僵明显，屈伸不利，在关节部位常有不同程度的肿胀，舌质淡、苔薄白，脉多弦细。

病机分析：是由于先天之本肾禀赋不足，后天之本脾不健盛，而肾脾俱虚，气血精津化生亏乏，寒湿之邪侵犯而患病。寒性收引，湿性重浊，寒湿留滞关节，则疼痛、肿胀、晨僵、麻木等。舌质淡、苔薄白、舌体胖，脉多弦滑。

3.痰瘀阻络证

主要表现为关节的剧烈疼痛和肿胀：全身憋胀不适，可形成痰核，皮下硬结，可见皮疹、瘀斑、舌质暗，可有紫斑，脉沉弦细涩。

病机分析：主因久病痹阻血瘀或外伤、跌打损伤致瘀肿而发病，水湿滞溜，聚而形成痰核，血溢脉外而形成瘀斑，故痛剧，舌质紫暗，脉弦涩。

四、一般治疗

（一）西医西药治疗

早期诊断早期治疗的方法是早日康复的关键。对于关节活动不能不动、不可过动，方可避免关节的畸形。一般治疗同类风湿关节炎，应积极治疗。

预防上呼吸道感染是避免诱发及加重该病不可忽视的重要因素之一。

1.非甾体类抗炎药

（1）阿司匹林　维持用药量半年或数年。

（2）萘普生　剂量 10~15m/（kg·d），分 2 次，每日最大量为 1.0g。

（3）布洛芬　用悬浮液 100mg/5ml，每日剂量 20~40m/kg，开始量 20mg/（kg·d），第二周增至 30mg/（kg·d），分 3 次，服用 3~6 个月。

（4）消炎痛　开始剂量 0.5mg/（kg·d），渐增至 2.5mg/（kg·d），分为 3 次服用，最大量 100mg/d。对胃肠道，中枢神经系统、造血系统有刺激、抑制作用。

（5）双氯酚酸钠（双氯灭痛、扶他林）　剂量为 0.5~3mg/（kg·d），分 3 次口服。

（6）青霉胺　最大剂量为 10mg/（kg·d），分 2 次口服。从小量开始，每日 50mg，每两周增加 1 次，逐渐增至 6 个月始达 10mg/（kg·d）。如无毒性反应，可持续服用 3 年，注意造血系统和肾脏毒性反应。

2.肾上腺皮质激素

在重症或合并心肺、虹膜睫状体炎时才考虑使用。常用量泼尼松：

1~2mg/（kg·d），症状减轻后1~2周逐渐减量至最小剂量而停服；也可以服用地塞米松；外用遵医嘱。

皮质激素的不良反应是加重骨质疏松，骨质破坏，股骨头无菌缺血坏死，合并感染及肾上腺功能低下，甚至萎缩，应尽量不选用。

3. 生物制剂

近年有用益赛普、云克等药者，但由于价格昂贵，效果不是很理想，而且不适合长期服用，很多病人家属不愿选择。

（二）中医中药治疗

1. 湿热阻络证

治则：清解热毒，化湿通络。

方药：（1）羚羊钩藤汤加减

羚羊角（烊化）2g	钩藤 8g	石决明 10g	茯神 8g
丹皮 12g	羌独活 12g	地龙 6g	蒲公英 15g
防风 12g	木通 8g	透骨草 15g	赤芍 10g
老鹳草 10g	秦艽 12g	泽泻 10g	

（2）清热解毒化湿汤

水牛角 18g	薏仁 15g	海桐皮 12g	桑枝 8g
牛蒡子 10g	青风藤 15g	龙胆草 8g	丹皮 10g
败酱草 15g	豨莶草 12g	茯苓皮 12g	虎杖 12g
伸筋草 12g	寻骨风 12g	黑木瓜 15g	牛膝 10g

2. 寒湿阻络证

治则：补肾健脾，祛风散寒。

方药：（1）壮元蠲痹汤

桑寄生 15g	桂枝 10g	知母 12g	蜈蚣 2 条
汉防己 12g	仙茅 6g	秦艽 15g	红花 8g
淫羊藿 12g	狗脊 12g	苍术 12g	萆薢 12g
焦三仙各 12g	黄芪 10g	木瓜 12g	
川芎 12g			

（2）双补解凝汤

制附子 6g	当归 6g	桃仁 6g	水红花 8g

党参 10g	白芥子 12g	麻黄 6g	猪苓 8g
沙枣根 12g	白术 8g	醋延胡索 12g	黄芩 12g
熟地 8g	鹿角胶（烊化）6g	莲子 8g	制乳香 6g
蕲蛇 6g	南星 6g	制没药 6g	山药 10g

3. 痰瘀阻络证

治则：温阳祛痰，化瘀通络。

方药：（1）消瘀化痰煎

制附子 6g	青礞石 8g	黄芩 12g	黄柏 10g
藏红花 10g	血丹参 18g	牛膝 10g	地龙 6g
穿山龙 12g	穿山甲 6g	皂刺 6g	蜂房 6g
羌独活各 15g	追地风 12g	秦艽 12g	檀香（烊化）6g
土茯苓 10g	臭梧桐根 10g		

（2）通络利湿煎

络石藤 12g	香附 10g	郁金 8g	鸡血藤 15g
川芎 12g	云苓 10g	制乳香 8g	秦艽 10g
当归 8g	肉桂 6g	泽泻 10g	制没药 8g
拳参 6g	威灵仙 8g	鹿衔草 8g	

以上方剂，可以根据患儿体重，病程，病情随机决定用药量，用药次数，进行加减。

（三）中成药治疗

1. 旺龙蚂蚁丸

大蜜丸每丸重 6g，在 10 年时间里，笔者通过门诊、住院对幼年型类风湿这一特型病例进行观察，确实取得了较为满意的疗效。具体治法是：对全身型的进行中西医结合治疗，尤在急性期要静脉点滴青霉素、维生素 C、维生素 B_6、能量合剂、双黄连注射液；必要时还应短期输注地塞米松糖皮质激素类药物；在此同时根据患儿病情、配合能力和配合程度，选取针对不同证型的中药汤剂（如羚羊钩藤汤）和蚂蚁通痹丸，依照年龄及体重，5 岁以下大蜜丸每日 1/2~1 丸，6~10 岁大蜜丸每日 1~2 丸；11~15 岁大蜜丸每日 2~3 丸；以上每日服用量均分早晚温开水送服。16岁以上按成人量服用。对多关节型可以单服旺龙蚂蚁丸治疗，用法用量参照全身型；如原服激素或抗风湿类其他药物的，在服蚂蚁丸 20~30 天后逐步减量停服。对少关节型除对症局部治疗外，还应结合其他药物进行全身治疗，如服蚂蚁丸和中药汤剂，以及输注抗生素等。笔者在收治的 30 多例类风湿引发虹膜睫状体炎的患儿中，有的服用蚂蚁丸，同时配合服中药，有的单服蚂蚁丸，外滴点眼液，全部都得到了恢复。蚂蚁丸用法参照全身型。

2. 蚂蚁通痹丸（旺龙蚂蚁丸）

用法用量：口服。一次 1 丸，一次 1~2 次；小儿遵医嘱。

3. 旺龙蚂蚁丸胶囊

用法用量：口服，每日 2 次，每次 1~2 粒。儿童用量酌减。

这是我院研究的升级换代的新制剂，有效成分含量高、效果好、服用也方便，副作用较少。

4. 蚁参蠲痹胶囊

用法用量：口服，每次 1 粒，一日 2 次。或遵医嘱。

5. 正清风痛宁

是从青风藤药材中提取的青藤碱研制而成的。

功能主治：祛风除湿，活血通络、消肿止痛。用于风寒湿痹证。症见：肌肉酸痛，关节肿胀，疼痛，屈伸不利，麻木僵硬等及风湿与类风湿关节炎具有上述证候者。

用法用量：口服，每次 1~4 片，一日 3~12 片，饭前服，小儿酌减或遵医嘱。

不良反应：皮肤灼热、瘙痒、皮疹；偶见胃肠不适、恶心；少数病人发生白细胞减少和血小板减少。

禁忌：孕妇或哺乳期妇女忌用；有哮喘病史及对本品过敏者禁用。

6. 助孕素注射液

深部肌内注射，每日 2 次，每次 1 支（25mg），每 30 天为一疗程，疗程间隔可停药 7 天。除用该药治疗外，病人在用此药治疗前用药应逐渐停用，根据病情需要时可给予支持性治疗。

7. 类强炎冲剂

每次 2 袋（10g），每日 2~3 次，30 天为一疗程，一般需 2~3 疗程。

（四）其他疗法

1. 风湿合剂

参阅成人类风湿节。

2. 药膳疗法

参阅成人类风湿节。

3. 外涂法

详见成人类风湿关节炎。但需注意儿童皮肤比较娇嫩，用药量、用药浓度都应遵医嘱。

4. 熏蒸疗法

参阅成人类风湿节。

5. 风湿治疗仪

参阅成人类风湿节。

（五）手术疗法

主要针对已变形的关节施行矫形或人工关节置换术。也有少部分医院在早、中期施行滑膜切除术的。如发生虹膜睫状体炎的应及时请眼科医生会诊，可采用散瞳点地塞米松滴剂，结膜下注射可的松等。

（六）预后

多数患儿预后良好，仅部分病例遗留关节畸形。少关节Ⅰ型可因虹膜睫状体炎而致视力障碍。少关节Ⅱ型可发展为强直性脊柱炎。个别病例可因并发感染淀粉样变性而夭折。

第三节 未分化关节炎

未分化关节炎是尚不符合其他关节炎分类标准的外周关节炎，被称为"未定义的关节炎"或"早期类风湿关节炎"。与中西医结合风湿类疾病专业委员会王兆铭教授1974年命名的"风湿四病"中"风湿寒性关节痛"相似。此病在中医辨证按内因分类，由内因引起的肾脾两虚者较多，外因引起主要以风寒湿或风湿病重型较多，在基本证型方面肾脾两虚、气血不足、寒湿阻络、风寒阻络、脾虚痹阻证者较多见。

发病年龄与类风湿关节炎近似，女性多见。尤其在女性生完孩子或流产后，称为产后风；现在年轻人在骑电动车或摩托车露肩、露腰、露腿者，称为"爱美"病；在北方的高寒农牧区、林区或沿海地带被海风吹着的潮湿区域居住者，称为"地域"病；在阴暗潮湿环境中工作的职工或久站讲台的教师也易发此病，被称为"职业"病。

该病表现为全身或部分肌体肌肉、腰背部的疼痛，单关节、多关节的游走性疼痛，部分关节出现轻微的晨僵、屈伸不灵活，实验室检查类风湿因子（RF）和抗环瓜氨酸肽抗体（CCP），多数为阴性或轻微升高，血沉（ESR）、C反应蛋白（CRP）正常或略较高，X线、CT检查基本正常。

以上诊断辨证为未分化关节炎和风湿寒性关节痛病人，我院使用蚂蚁通痹丸和蚂蚁通痹祛寒丸治疗均取得较好效果。该类病人在治疗预防上予以重视者，大部分均可达到彻底治愈。也有个别病人稍用抗风湿止痛药或中药，病情得到暂时缓解被忽视，后因其他因素的作用，转化为典型的类风湿关节炎或重叠型的类风湿关节炎，我们应予重视。在与骨关节炎（骨质增生、退行性变）重叠时多称为肾脾两虚、寒湿阻络型骨关节炎，通过抗风湿治疗，不仅风湿病痛得到消除，而且骨关节炎病症也得到了缓解、控制、改善。

第四节　强直性脊柱炎

一、概述

强直性脊柱炎（ankylosing spondylitis，AS）亦称强脊炎，是以骶髂、腰椎、胸椎、颈椎逐步发病的一种慢性进行性、独特性、全身性的风湿类疾病。其特点是致敏羊血球凝集试验（RF）呈阴性反应，有血清阴性关节炎之称。此病可以骶髂关节、髋关节部位起病而渐及全脊柱（也称上行性单纯性强脊炎，较多见），也可以颈部（椎）开始，渐至全脊柱（与类风湿的重叠型多见，也称下行性发病）。在20世纪60年代以前，被称为"中枢型类风湿关节炎""类风湿性脊柱炎"。发病年龄以 15~30 岁多见，男女比率为（7~14）：1。如果在早中期得不到早期诊断和及时妥善的治疗，往往到晚期导致脊柱强直而致残疾。

中医学认为，本病属骨痹、历节风、竹节风范畴;《黄帝内经》中记述"骨痹者，尻以代踵，脊以代头"，"骨痹不已，复感于邪，内舍于肾"说明了该病多因先天之本禀赋不足，或后天之本补充不善，致肾脾两本俱虚，风寒潮湿趁虚而入，使肾脾两脏受损，督脉寒凝痰滞血聚，血脉运行不畅而发病，治疗以补肾健脾以壮其督，祛风散寒，利湿通络以达标本兼治之目的。

二、病因病理

（一）西医的病因病理

1. 病因

对本病其病因，目前尚不明了，但国内外众多学者研究报道和我们临床实践中探讨，与下列因素有关。

（1）遗传因素　在临床实践中，遇有兄弟之间达四人发病，或父子之间，甚至祖孙三代发病者，而且 HLA-B27 抗原在家庭中占 51% 达阳性；但在整个发病中，此种情况亦占比例不足 20%，也只能作为探讨发病因素之一。

（2）感染因素　泌尿系、盆腔部的感染或上呼吸道的感染因素，可能导致此病的发生。

（3）其他　如受风寒潮湿、外伤、劳累过度、产后中风等可诱发本病发生。

2. 病理

在早期有与类风湿相似的增殖性肉芽组织，滑膜炎、滑膜增厚、绒毛形成，浆细胞和淋巴细胞浸润等。

本病除侵犯骶髂至整个脊柱外，还可侵犯下颌关节、肩关节、肋椎关节、肋胸关节、胸骨柄、耻骨联合等。25% 的可累及膝关节和踝关节，临床中常遇到膝关节疼痛，活动困难者，在拍骨盆片时发现骶髂关节和髋关节已有强脊炎的病理改变。

强脊炎的晚期主要是关节囊、关节周围韧带、肌腱的纤维化、骨化、钙化，使关节骨性强直，有的形成韧带骨赘。有的可导致主动脉瓣膜的肥厚、主动脉中层的弹力纤维破坏后被纤维组织代替。

（二）中医病因病机

从中医角度仍为内因、外因、不内外因之因素而致病。

1. 内因

主为肾脾两虚、先天禀赋不足，肾精亏乏，或劳逸过度，房室失节，久病体虚，年老体虚等因素致先天肾本不足，后天脾功能化生障碍，气血虚弱，致内本不强，外因趁虚而侵入犯病。

2. 外因

寒湿仍为致该病的主要外在因素，如雨淋、涉水、寒冷处作业，导致寒湿痹阻而犯病。湿热毒邪是引起急性风湿热痹的主要因素，如高温作业、暑夏酷热中行进等。

3. 不内外因

如跌扑瘀血损伤，引起的瘀血痹阻证或痰阻血瘀证等。

三、临床诊断

（一）西医诊断

1. 症状与体征

（1）关节炎症的表现　骶髂关节的受累症状为腰骶部困痛、僵直，有时可向双髋及大腿部放射，也可为双膝关节放射性疼痛，但查双膝往往不能发现阳性体征，这时应注意到双髋、耻骨部及骶髂部的病理变化。继之腰部疼痛不适，运动障碍；胸椎背部的疼痛，扩胸受限，吸气时都可有疼痛，在肋椎、肋胸等相属关节都可有疼痛，压痛、运动痛；颈椎部受累时主要表现在头的前屈、后仰、旋转、侧曲的活动受限，常与双肩部受累同时并存，抬臂、举臂、穿衣、梳头均出现障碍。腰部的生理屈度可以消失，脊柱可形成驼背畸形，严重者不能坐立、行走，由于骶髂关节的强直屈曲受限，甚者迈不开步子，长期卧床，生活不能自理。笔者在鞍山疗养老院巡诊时见一位49岁的男性病人，几乎成了直挺人，髋关节、脊柱关节、膝关节，几乎全身关节都变形骨化，就连下颌关节都已固定，上下颌固定于咬合位，病人吃饭只能靠牙缝中吸吮米、面汤汁而生存，由于受家庭经济条件的影响，导致全身这样严重的关节骨化固定，在强直性脊柱炎病人中是十分罕见的。我们作为医务人员深深感到自己肩上的责任重大，应更加努力，尽早攻克这一难关。

（2）强脊炎以外表现　强脊炎常有合并症与重叠性疾病的发生。最常见的是与类风湿的重叠，其次有少见的心脏扩大，主动脉瓣关闭不全；咳嗽、咯痰、咯血、呼吸困难的肺部病变；肾脏的淀粉样变性，蛋白尿；神经系统的继发性环枢关节脱位及神经损害征象，或严重者可有截瘫。虹膜炎在强脊炎中是常见的并发症之一，笔者在临床中遇到不少，有的是来诊时发现的，有的是在眼科医院确诊后转来的，据统计，此类病人可占 30% ~ 40%。

（3）强脊炎的体格检查　我们常规做些颈椎的仰、屈、侧屈、旋转活动，胸、腰椎的弯曲、伸仰、下蹲起站动作；做枕壁距离测定，深呼吸做胸壁扩张度测定，骨盆挤压和下肢“4”字试验等，以判断强脊炎的早期诊断和病情有很大帮助。这些检查在没有现代先进的设备问世之前尤为重要。

2. 实验室检查

（1）活动期血沉多较快，而类风湿因子多为阴性（重叠性除外）。

（2）组织相容抗原 HLA–B27 90% 为阳性，这是强脊炎的特征之一。

（3）C 反应蛋白阳性，但不具有本病特异性，类风湿、风湿也可为阳性。

（4）血尿便常规及抗“O”、免疫球蛋白通常也做检查，以作为诊断及排他疾病的鉴别检查。

（5）X 线检查　①骶髂关节：在早期即有明显的 X 线改变，关节面毛糙模糊、骨质疏松、渐而骨质破坏，关节间隙增宽，继而变窄，锯齿状破坏、骨硬化、骨质增生、骨桥连接，关节间隙增宽，继而变窄，锯齿状破坏、骨硬化、骨质增生、骨桥连接，关节间隙消失，形成骨强直。②脊柱：在椎体上、下角局限小范围骨硬化和破坏。渐而椎体前缘失去正常的凹陷，形成方形椎体。椎间盘纤维环外层和紧邻椎体前方的软组织发生钙化，钙化可波及前纵韧带，在椎体间形成骨桥，到晚期椎旁软组织钙化，整个脊柱形成竹节状改变。③髋关节：早期关节面模糊、毛糙、间隙变窄，渐而穿凿样破坏，关节腔融合，骨纤维通过关节腔而形成骨性强直。④锁骨胸骨：可有骨破坏及以上类似的表现。⑤耻骨及耻骨联合：可有以上类似的破坏和骨质赘生，很少形成骨强直。

（6）CT 和 MRI 检查　CT 检查在早期有较为重要的意义，往往 X 线检查尚未有明显变化时，CT 即有显示，尤在骶髂关节部位，也有在早期，诊断为骶髂关节炎或未分化脊柱炎者，应予以重视。做出全面检查，做到早诊断早治疗。MRI 在中后期脊柱有纤维性竹节改变时才较为明显，但对脊柱的形态改变如生理曲度的变化等，对做出早期诊断也是有帮助的。

3. 诊断标准

参照 1968 年美国纽约制定的诊断标准和 1984 年修订的标准及 2009 年 ASAS 的新分类标准，结合我国部分省市中西医结合风湿病学术座谈会（1985年）制定的诊断标准，拟定以下诊断标准：

（1）腰骶部疼痛、僵硬间断发作 3 个月以上，每次发作不少于 30 分钟。

（2）腰部活动范围、胸部扩张受限。

（3）虹膜炎表现。

（4）髋（或臀）、骨部疼痛。

（5）化验 HLA-B27 阳性，血沉（ESR）、C 反应蛋白（CRP）增高。

（6）X 线片、CT 扫描、MRI 早期骶髂关节炎症，中晚期 AS 的典型改变。

以上（1）+（2）或（3）（4）+（5）或（6）即可确诊。

强直性脊柱炎在早期较难确诊，故应认真询问病史，做严格检查，结合以上标准，做出早期诊断，及早治疗。如 X 线片、CT 扫描、MRI 出现竹节样改变时已是晚期。

4. 鉴别诊断

（1）骶髂关节及脊柱结核　有明显的结核病接触史，患病史，或肺部其他处结核病灶史。X 线片呈结核性骨破坏病灶，严重者脓肿、窦道、死骨形成则更易鉴别。

（2）致密性髂骨炎　多见于青壮年女性，产后发病较多，常为双侧。血沉、HLA-B27 正常。X 线片上髂骨一侧明显致密，致密带上宽下窄，略呈肾形，其凹侧面向关节。关节间隙无变化。

（3）骶髂及脊柱的化脓性疾病　有感染史，体温、白细胞增高，早期表现骨关节间隙的增宽，晚期可有骨质的破坏和死骨形成。

（4）椎间盘突出症　多有外伤史，青壮年男性多见，常有受压一侧坐骨神经痛及身体倾向凹陷侧，血沉一般正常，X 线片和 CT 检查多能确诊。

（5）布氏杆菌性脊柱炎　本病多见于牧区，有密切接触羊牛史。主要表现为间歇性的发热（波浪热）、出汗、关节疼痛、腰痛和背肌紧张。X线片可见椎体广泛增生，椎间隙狭窄、韧带骨化。血清冷凝集试验阳性为其特征，补体结合试验也可为阳性。

（6）伤寒性脊椎炎　多在伤寒后期或伤寒痊愈后数月数年发病。呈亚急性起病，腰痛剧烈，背肌紧张，白细胞减少。X线早期可见椎体破坏及椎间隙狭窄，晚期骨桥形成。伤寒病史，血清反应及白细胞减少均可帮助诊断。

（7）增生性脊柱炎　多在40岁以后发病，颈腰椎好发，X线表现为椎体前后缘唇状增生或骨赘形成，可有周围及下属神经受压表现，化验血沉基本正常。

（8）椎管狭窄　主因某些骨性或纤维性结构异常导致一处或多处管腔狭窄，压迫马尾神经或神经根，引起相应部位的临床症状。多见于40~50岁男性病人。主要表现腰腿疼痛和间歇性跛形，主要部位常见于第4、5腰椎及第一骶椎。X线片常显示腰椎及椎间盘退行性改变或腰椎滑脱。脊髓造影、CT扫描或核磁共振检查可予鉴别。

（9）类风湿关节炎　在前节中已作详细介绍，下面列一表可作鉴别比较。

表2-2　类风湿关节炎和强直性脊柱炎的鉴别要点

鉴别要点	类风湿关节炎	强直性脊柱炎
性别（男：女）	1:2.5	10:1
好发年龄	15~55岁	16~30岁
皮下结节	存在率为20%	少见
眼合并症	复发性巩膜炎	复发性虹膜炎
心脏合并症	二尖瓣	主动脉瓣
好发部位	手、腕、足小关节	脊柱、骶髂、髋、膝
病变特点	关节腐蚀破坏为主	骨性强直为主
类风湿因子阳性率（%）	60%~80%	15%~20%
HLA-B27	基本为阴性	90%以上阳性

（二）中医诊断

前面病因中已叙及，就其致病因素引起的常见症型为寒湿阻滞证、痰瘀阻滞证、肾脾两虚证。

1. 寒湿阻滞证

主要表现：在腰骶部拘急冷痛，遇风受寒而加重，阴雨连绵时有重浊黏腻感，脉象浮紧，滑数，苔白厚腻。

病机分析："风为百病之长"为众医所知，寒主收引，致脉络不通；湿主黏滞，致阻脉络，背部督脉及旁行太阳经络流通不顺，气血运行不畅，不通则痛，痛主牵引，可放射至股膝部疼痛。

2. 痰瘀阻滞证

主要表现：腰骶髋部关节疼痛、剧痛，重浊而活动不利，受限，舌质暗红而紫斑，苔腻厚，脉弦滑或弦涩。

病症分析：人体受雨淋、湿潮或外伤跌打致湿侵血瘀，二邪阻滞血脉经络，不通而作痛，病久筋脉骨失其所养，则拘挛收缩而形成脊柱强直。

3. 肾脾两虚证

主要表现：为腰困腿乏，体质消瘦，腰、髋渐而变僵，身如板状，疼痛不十分严重，可形成弓腰屈背各种姿势的畸形。

病症分析：寒湿、痰瘀久蓄人体，致气血虚衰、肾及骨与关节、韧带失养，渐而强直形成竹节样改变。多进入强脊炎的中晚期。

四、一般治疗

（一）西医治疗

1. 阿司匹林

具有消炎、解热、镇痛作用。成人每日 3~5g，分 4 次饭后口服。有溃疡病史者，肝肾功能障碍者慎用。

2. 布洛芬

规格片剂：每片 0.1、0.2g。口服：每次 0.2~0.4g，每日 3 次。病重者每次 0.2~0.4g，每 4~6 小时 1 次。

3. 激素类

如泼尼松、地塞米松，在急性重症无法尽快控制，病情危及病人生命的情况下，还是应该考虑进行短期使用，在病情得到控制后，再选用其他抗类风湿药，逐步予以取代。

（二）中药治疗

中草药自拟用处方，如有特殊病证、个体差异者可以加减。

1. 寒湿阻滞证

治则：祛风散寒、消湿定痛。

方药：

制附子 10g	制川乌 10g	桂枝 10g	川芎 12g
杜仲 12g	穿山甲 8g	骨碎补 15g	独活 15g
秦艽 12g	牛膝 10g	海风藤 15g	伸筋草 15g
薏苡仁 15g	前胡 12g	防风 12g	

2. 痰瘀阻滞证

治则：祛寒利湿、化瘀通络。

方药：祛湿化瘀汤。

附子 8g	桂枝 8g	茯苓皮 10g	苍术 10g
五加皮 12g	前胡 12g	土鳖虫 10g	鸡血藤 15g
厚朴 12g	千年健 12g	红花 8g	蜈蚣 2 条
羌活 15g	独活 15g	地龙 6g	制乳没各 6g
防己 10g	牛膝 8g		

3. 肾脾两虚证

治则：补肾健脾、壮督通阳。

方药：

生地 15g	知母 10g	黄柏 8g	菟丝子 12g
补骨脂 8g	苍术 12g	厚朴 12g	当归 8g
追地风 12g	桑寄生 12g	杜仲 12g	龟甲 12g
独活 12g	穿山龙 10g	怀山药 12g	泽泻 10g
黄芪 15g	赤芍 10g	焦三仙各 12g	威灵仙 12g

（三）中成药介绍

1. 旺龙蚂蚁丸和旺龙蚂蚁丸胶囊

本药已经经过了 20 多年的临床应用，取得了十分满意的疗效，它对强脊炎效果可以说是最佳，约 90% 的服药病人可得到控制、痊愈。通常使用是依据各个病人的不同证型，病程时间长短，病情轻重，到了哪一期，辨证给予旺龙蚂蚁丸和旺龙蚂蚁丸胶囊服用。对特殊病人有特殊所偏病症或个体差异者，可辨证后调整加减，个别给药时也要重新进行调整配制，有的需配合中草药给予强化服用。药物组方：蚂蚁、丹参、川乌、桂枝等。功能是补肾健脾、祛风散寒、强筋壮骨。对寒湿阻滞证、痰瘀阻滞证所致强直性脊柱炎表现的颈椎、胸椎、腰椎、骶髂关节、髋关节部的疼痛、压痛、运动痛；脊柱前屈、后仰、旋转、侧屈等活动的受限都有很明显的疗效。它对消除这些部位的疼痛，改善、恢复脊柱的活动、运动功能有很确切的效果，尤其在早、中期抓紧治疗，多数可以达到治愈。用法用量：旺龙蚂蚁丸，每日 2 次，每次 2 丸，蒸服或红糖水送服。旺龙蚂蚁丸胶囊，每日 3 次，每次 4 粒。口服。对久病、病情较重者，用量加倍。有关服用蚂蚁丸的注意事项已在类风湿关节炎章节中做详细介绍。对病情较重，病程较长，反复发作，顽固性强直性脊柱炎，可加服中草药控制。

2. 蚁参蠲痹胶囊

用法用量：口服，每日 3 次，每次 4 粒。

3. 雷公藤片

具有祛风除湿、通络止痛之功，每日 3 次，每次 1~2 片，口服。

4. 其他

白芍总苷、正清风痛宁片等也可选择使用。

（四）膏药外贴疗法

1. 风湿贴膏（本院制剂）

处方：红花、细辛、制乳没、生草乌等。

功能：祛风散寒，活血通络，消肿止痛。

主治：风湿性、类风湿关节炎，强直性脊柱炎，骨性关节炎，骨质增生，腰椎间盘突出，慢性腰腿疼痛等。

用法用量：每次可贴 2~3 处，每 2 日更换 1 次。贴时洗净贴膏药处，将膏药略加温溶化后贴患处；贴于疼痛较局限的关节处，或肌肉肌腱处，或骨质增生部位。

注意事项：

（1）拟贴膏药处有皮肤破伤、炎症、皮肤病不宜贴用。

（2）对膏药过敏者不宜贴用。

（3）面部及黏膜部位不宜贴用。

（4）儿童不宜贴用。

2. 六生膏

生草乌、生草大戟、生山甲、生桃仁、怀牛膝、麻黄、当归、天麻、羌活、细辛、乌药、白芷、良姜、独活、赤芍、海风藤、红花、灵仙各25g，生地、熟地、续断、苏木各36g，生川乌、蛇蜕、五加皮各18g，蜈蚣20条。

制法：上药用香油7500ml炸枯去渣滤净，炼沸，再入樟丹2700g，搅匀成膏，每膏药油7500ml，兑肉桂面75g，冰片3.6g，没药面、雄黄面、檀香面、血竭面各11g，麝香3.6g，乳香面11g，公丁香3.6g，每大张净油30ml，小张15ml。

功用：具有舒筋活血、追风散寒功效。对风寒痹阻型的强脊炎效果较好。

3. 松川膏

松香1500g（第1次姜汁煮，第2次葱汁煮，第3次白凤仙汁煮，第4次烧汤煮，第5次闹羊花煮，第6次商陆根煮，第7次醋煮），桐油1500ml，川乌、草乌、白芥子、蓖麻子、干姜、官桂、苍术各120g，用桐油熬煮药至药枯，滤去药渣，入牛皮120g，烊化，用制过松香渐渐收入，离火，加樟脑30g，麝香9g，厚牛皮纸摊之备用。

（五）中药外洗疗法

组方：生川、草乌各15g　　　透骨草30g　　　红花15g

　　　木通15g　　　　　　　附子20g　　　　鸡血藤30g

　　　羌独活各30g　　　　　车前子20g　　　川芎20g

　　　防风20g

功用：具有温通经络、化瘀止痛功效。

用法用量：将上药装入备用布袋封口，置砂锅中水煎，倒入浴盆中，浸泡冲洗，每日1次，每次30分钟。

（六）中药熏蒸疗法

组方：生川、草乌各6g　　　　红花15g　　　　肉桂10g

皂刺 8g	母丁香 10g	延胡索 20g
鹿衔草 15g	麻黄 10g	防风 15g
穿山龙 10g		

功用：具有祛风散寒、通经活络的功效。

用法用量：用熏蒸机，每日熏蒸 2 次，每次 20~30 分钟。

（七）针刺疗法

1. 体针疗法

在病情稳定后，可选用针灸配合治疗，对病的彻底痊愈有一定辅助作用。

（1）常用选穴 一是脊柱督脉的选穴，大椎、身柱、脊柱、命门等穴；二是华佗夹脊穴：根据相应的部位取 3~5 个穴；三是沿足太阳膀胱经取相应的俞穴，如肾俞、上髎、次髎、中髎、下髎等穴；以及相应的远近配穴，如环跳、承扶、风市、膝眼等穴。

（2）手法 多宜选用补泻法，对寒湿阻滞证、痰瘀阻滞证用泻法；肾脾两虚证用补法。

（3）灸法 即是用艾状或艾条直接在穴位上熏灸，也可以用艾绒制成"△"形的艾状在针柄上热灸。

（4）也可以用拔罐疗法，可施走马罐，针后用随意罐走拔等疗法。

2. 水针疗法

即用注射器抽取 2% 普鲁卡因 + 维生素 B_{12}、B_1 或 10% 葡萄糖注射液 + 异丙嗪针在选定的相应穴位上进行封闭性治疗也可达到快捷、短期的效果。在病人痛苦不堪时，临时性的选用醋酸泼尼松、泼尼松龙加入 2% 普鲁卡因中进行穴位注射治疗。

3. 电针疗法

即在针刺时直接在针柄上通电治疗。

4. 风湿治疗仪疗法

即用通电金属片，内垫药袋，按一定频率给予导电治疗，也有辅助治疗之效果。

5. 手针疗法

类风湿节中已作详细介绍。

推拿与自身锻炼和被动锻炼疗法：这对强脊炎的晚期康复治疗和关节功能的恢复，有极为重要的作用。一般沿脊柱两侧的肌肉至臀部、骶部、腹部进行按摩，在这些部位相应的穴位上进行点化刺激。

操作方法：脊柱部位病人侧卧，屈髋屈膝，施术者位于患侧，一手搭肩上，一手按臀位，两手往中心合按、推拉；另法是病人俯卧位，术者双手沿双肩及颈椎部从上至下推拉，抓捏肌肉，也可以同样手法从下向上，反复进行，在沿途穴位上进行反复点按。骶髋部也可以用同样手法点按推拉。

主动、被动锻炼主要是恢复关节功能，如多做挺胸、伸腰、屈背和髋关节的后伸、前屈、外展运动，应特别注意在病重时不能因疼痛而静止不进行运动。如治疗过程中不注意活动关节，很容易当病情控制痊愈后，关节出现变形、融合、强直，失去应有的功能；同时也应注意已不能进行活动的关节，或接近变形的关节，只要加强运动，多数还是可以恢复关节运动的基本功能的。曾有一位病人，由于强脊炎髋关节的病损，屈曲基本呈"零度"，在指导下坚持进行蹲位训练，每天从 0.2cm 的进度开始，三个月后即可以一次性立即进行下蹲位。因此，笔者认为，只要没有形成骨性强直，强脊炎得到控制，关节功能经过训练（锻炼）就能得到基本恢复。有些病人因为在早期怕痛而关节不作运动或在晚期因关节屈曲受限就失去锻炼恢复的信心都是错误的。

（八）药酒疗法

在强脊炎的恢复期和康复期，作为辅助治疗还是有好处的。笔者通用方剂为：

1. 风湿药酒（本院方剂）

处方：枸杞子 30g、鹿角胶 20g、当归 60g、党参 60g、川芎 60g 等，加入适量白酒。

功能：补肾健脾、祛风散寒、活血通络。

主治：风湿性、类风湿关节炎，强直性脊柱炎，骨性关节炎、骨质增生，腰椎间盘突出，慢性腰腿疼痛等。

用法用量：每日 2 次，每次 10ml，口服。

在服用旺龙蚂蚁通痹丸、骨刺平胶囊、旺龙蚂蚁丸胶囊之后，接着饮用效果较好。

注意事项：

（1）不饮酒者不宜饮用。

（2）高血压、冠心病，严重肝、肾功能损害者不宜饮用。

（3）对酒精过敏者不宜饮用。

（4）孕妇、儿童不宜饮用。

2. 风湿药酒（本院方剂）

处方：生地 20g　　　山萸肉 20g　　　乌梢蛇 10g　　　伸筋草 30g

　　　红花 20g　　　雪莲花 20g　　　地龙 10g　　　五加皮 20g

　　　肉桂 10g　　　制川乌 10g　　　桂枝 10g　　　茯苓皮 15g

用法用量：以上药物加入 50 度的白酒 1500ml 浸泡 15 天，用纱布进行过滤，取得滤液，每日 2 次，每次 10ml 服用。

加减：对有气血虚者可再加入黄芪、当归；如肾虚较重的可再加入骨碎补、桑寄生；如寒湿瘀阻偏盛的，可适当加大或增加其相应的祛寒、祛湿、祛瘀药的用量。如寒重的可酌加草乌、附子、干姜等，湿重的可加豨莶草、泽泻等，血瘀重的加赤芍、当归、丹参等。

（九）手术治疗

在病情控制稳定后，已变形，形成骨性强直的关节，严重影响人的正常生活和简单作业时，根据家庭条件，可作一些相应的手术，如全髋人工关节置换术，脊柱截骨术等。

第五节　幼年强直性脊柱炎

一、概述

幼年强直性脊柱炎（Juvenile Ankylosing Spondylitis，JAS）是指 16 岁以前发病的强直性脊柱炎。早在 19 世纪初 Benjamin 等描述了 AS 在儿童期的发病，1942 年 Scotte 亦有类似报道。JAS 除了具备 AS 的一般特点，如男性多见、RF 阴性、HLA-B27 阳性、骶髂关节炎和肌腱端病、虹膜睫状体炎以外，有其独特的临床表现。国内近年来有未分化脊柱炎、骶髂关节炎、跗骨炎、重叠型强直性脊柱炎的报道，也有被误诊的 JRA 少关节型或多关节型的 JAS。其患病率在国外报道为 1~3/ 万例，而我们临床中类风湿关节炎、强直性脊柱炎就诊比例为 8∶1，与国外报道近似。

二、病因及发病机制

JAS 病因发病机制尚不十分明确，目前认为与下列因素有关。

（一）免疫遗传因素

家族聚集现象是 JAS 的显著特点之一，在受累同胞中，其共同的遗传因子为 HLA–B27 抗原。临床中常遇祖父、父亲得强直性脊柱炎者占就诊人数的 1/5。

（二）内分泌因素

JAS 通常于性腺功能明显增强的儿童期后期或者青春期发病，而且男性发病显著多于女性。

（三）感染因素

这在成人强直性脊柱炎中已做叙述，在感冒、扁桃腺炎的同时或之后引起强直性脊柱炎。

（四）外伤因素

16 岁以下儿童较为爱动，为此我们在临床中常碰到因受外伤后不久出现强直性脊柱炎的。

三、临床表现

（一）外周关节炎

JAS 发病时，下肢关节受累高达 82%~98%，上肢关节受累仅为 12.8%~16%，常为单侧和非对称性受累。以髋关节、膝关节、足跟部受累多见。

（二）中轴关节受累

脊柱和骶髂关节受累者表现为胸背部或腰骶部疼痛，脊柱活动障碍，但出现脊柱强直或固定时较晚。骶髂关节的 X 线改变见于大于 12 岁的病人。

（三）肌腱端骨炎

常见受累部位为跟腱和跖底筋膜为特征性表现。

（四）全身性表现

有些病人发病时出现高热（>39℃）、体重下降、疲劳，严重者肌肉无力和萎缩，部分病人有外周淋巴结肿大及贫血，合并虹膜炎和眼色素膜炎。

（五）实验室检查

可见白细胞及血小板增高，正色素性贫血，血沉增快，C 反应蛋白增高，90% 的病人 HLA-B27 阳性。

（六）X 线、CT、MRI 的改变

在病情发生后较长一段时间才会有阳性表现。

四、诊断与鉴别诊断

（一）诊断及诊断依据

男性病人在 8 岁以上，胸背、腰骶部疼痛、僵硬，伴有髋、膝关节、足跟部疼痛受累和肌腱端炎。HLA-B27 阳性，X 线、CT、MRI 证实双侧或单侧骶髂关节炎，以及脊柱关节病的家族史即可诊断。

（二）鉴别诊断

1. 幼年类风湿关节炎（JRA）

JRA 常累及双手、足小关节，对称性发病。类风湿因子阳性，HLA-B27 阴性，极少或不出现脊柱及骶髂关节受累，重叠型强直性脊柱炎除外。

2. 赖特综合征

本病典型病例具有尿道炎、结膜炎和关节炎三联征，骶髂关节 X 线改变多为不对称性和急性发病，病前有腹泻史，不对称性下肢关节受累。

3. 应排除其他疾病

五、治疗

早期诊断、早期治疗对缓解 JAS 症状、抑制病变活动、防止严重并发症极为重要。

（一）西药治疗

1. 非甾体类抗炎药物

阿司匹林：每日 80~100mg/kg，分 3~4 次，口服。

吲哚美辛（消炎痛）：每日 2mg/kg，分 2~4 次，口服。

双氯酚酸钠（双氯灭痛 12.5mg，扶他林 25mg，英太青 50mg，戴芬 75mg，迪根 100mg）：每日 1~3mg/kg，分 2~3 次，餐后吞服。

2. 激素

强的松：每日 1~2mg/kg，分 3~4 次，口服。

地塞米松：每日 0.1~0.25mg/kg，分 3~4 次，口服。

泼尼松：每日 1~2mg/kg，分 3~4 次，口服。

甲泼尼龙：每日 0.8~1.6mg/kg，分 3~4 次，口服。

3. 柳氮磺胺吡啶

每日 30~50mg/kg，分 2 次，口服。

4. 羟氯喹

每日 5~6mg/kg，分 1~2 次，进餐时口服。

5. 免疫抑制剂

来氟米特：每次 10mg，每日 1 次，口服。首服或前三天加倍。

甲氨蝶呤：每次 5~10mg，每周 1 次，口服。

6. 生物制剂

益赛普：（4~17 岁）用药剂量为每周 0.8mg/kg，皮下注射。

云克：每日 200mg，静脉注射，连续 20 天为一疗程。

（二）中药治疗

（1）单服蚂蚁通痹丸或蚂蚁通痹胶囊。

（2）蚂蚁通痹丸配合蚂蚁通痹胶囊服用。

（3）蚂蚁通痹丸配合中草药治疗。

（4）蚂蚁通痹丸配合西药综合控制。

（5）蚁参蠲痹胶囊：每次 2~3 粒，每日 3 次，口服。或遵医嘱。

（6）白芍总苷胶囊：每日 30mg/kg，分 2 次，口服。

以上用药均为参考用量，实际情况请结合临床医生指导。

第六节　未分化脊柱关节病

一、概述

未分化脊柱关节病（uSpA）是一类不具有强直性脊柱炎（AS）和其他脊柱关节病（SpA）诊断标准而暂不能定名的脊柱关节病。其临床表现中外周关节炎、肌腱端附着点炎、指（趾）炎、胸痛、炎性脊柱痛、骶髂关节炎、结膜炎、虹膜炎，主动脉瓣病变等表现多样。它可以是某一肯定脊柱关节病的早期表现，随时间的推移而逐渐表现出某一特定脊柱关节病的特点。

二、临床表现

该病无年龄与性别之差异。可急性、隐匿起病，单关节或多关节发作，从下肢关节渐及腰背、臀区、足跟疼痛；也有病人在关节炎前已有眼炎（虹膜炎）的反复发作。最具特征性的表现是肌腱端病，炎症侵犯的主要部位是肌腱插入骨的部位，而非关节的滑膜。手、足指（趾）受累时，可弥漫性肿胀，形似腊肠，称为"腊肠指（趾）"，这是和类风湿关节炎明显不同的特征表现。若炎症侵及跟腱和趾底筋膜插入跟骨的部位，可逐渐出现跟骨的骨刺及插入跟骨的骨赘。其他可以受累的关节有耻骨联合、胸骨柄、肩、肘、髋，亦可发生胸肋关节无痛性软组织和骨肥大。病程的早期病人可有胸膜炎样的胸痛，也许是肋间肌、胸肋关节、肋椎关节间的肌腱炎症引起；晚期病人则表现为背部、颈部的僵硬和活动性减小。

关节外表现还有发热、口腔溃疡、结膜炎、虹膜炎、龟头溃疡、尿道炎症、肺间质病变、房室传导阻滞。

三、辅助检查

（1）血常规多正常、在急性炎症时可升高。反复多发进入慢性期时可有正色素性贫血。血沉、C反应蛋白正常，或在急性发作时略有升高。

（2）抗核抗体（ANA）及类风湿因子（RF）为阴性。个别病人显示低滴度阳性。免疫球蛋白IgG、IgA、IgM可增高。

（3）HLA-B27可为阳性，但不是确诊的必要依据。

（4）影像学检查：X线早期关节周围显示软组织水肿，手、足指（趾）的腊肠样改变；骶髂关节炎CT较X线片更为敏感和特异，能较早反映关节骨质的侵蚀及硬化。磁共振（MRI）较CT可在无任何骨质改变时即显示滑膜、肌腱的炎症、水肿及软骨病变。

四、诊断依据

综合病史特点、查体及辅助检查可做出明确诊断。

五、治疗

1. 西医西药治疗

临床上诊断为uSpA后就需要考虑药物治疗问题，不要过分追求"确诊"才开始用药，以免延误病情。治疗uSpA的目的是缓解疼痛、控制症状和预防致残。对于炎性腰背痛、外周关节炎、肌腱端炎首选的治疗药物：

（1）双氯酚酸钠（双氯灭痛、扶他林）：每次12.5mg，每日2次，口服。

（2）美洛昔康：每次7.5mg，每日1~2次，口服。

（3）洛索洛芬（乐松）：每次60mg，每日1~2次，口服。

（4）强的松片：每次5mg，每日1~2次，口服。

（5）来氟米特：每次10mg，每日1次，口服。

（6）甲氨蝶呤：每次5mg，每周1~2次，口服。

（7）柳氮磺胺吡啶：每次1.0g，每日2~3次，口服。

2. 中医中药治疗

（1）蚂蚁通痹丸：每次2丸，每日3次，口服。

（2）蚂蚁通痹胶囊：每次4粒，每日3次，口服。

（3）蚁参蠲痹胶囊：每次4粒，每日3次，口服。

（4）雷公藤片：每次2片，每日3次，口服。

（5）白芍总苷：每次2粒，每日3次，口服。

（6）对病情较重或合并特殊病症者配合中草药加减治疗。

多数病人经过治疗、保健、功能锻炼得到治愈。也有稍做治疗缓解后、未加重视，由于气候和体内特殊变化，演变为典型的强直性脊柱炎或其他的脊柱关节疾病。

第七节　骨关节炎

一、概述

　　骨关节炎又称骨质增生、肥大性关节炎、退行性关节病、骨关节病、老年性关节炎等。主要病变为关节软骨功能的减退性改变，引起关节隆突部位形成骨刺和边缘骨质增生，关节间隙不等宽、变窄，甚至融合，关节出现疼痛、压痛、肿胀、关节积液、变形畸形、功能障碍。好发部位和最影响人功能的是颈椎、腰椎、髋、膝、跟骨等部位。骨性关节炎常发生于 45 岁以上中年人，多因先天营养差，骨发育不完全或是遗传禀赋不足，而后天多为一生的劳作机械磨损，站立行走活动过多的职业，或是因创伤和骨关节疾病如类风湿关节炎、颈椎病、腰椎间盘突出、膝关节炎、痛风等而引发。

二、病因病理

（一）西医病因病理

　　（1）遗传因素：遗传对下一代人的整体发育至关重要。而骨的发育更为重要，如先天发育异常或结构的缺陷引起先天性髋关节脱位和脊柱侧弯、髋臼发育不良等，而引起软骨或骨代谢的异常。在 20 世纪 40 年代已有人认识到 Meb-erden 结节的骨关节炎妇女，她们的母亲和姐妹患骨关节炎要高于正常的人 2~3 倍，显示了有明显家族遗传之特点。

　　（2）年龄、体型、职业因素：该病多在 45 岁以上，多年的工作劳作、机械磨损，使骨的韧性降低，脆性增加，尤其体型偏胖者，使肢体支撑超负荷的压力，而使关节边缘隆突起处，受压力点形成退行性增生的改变。

　　（3）关节创伤后引起创伤性关节炎，继而转化为骨关节炎，或是由于炎症如类风湿、痛风后合并骨关节炎。

　　（4）内分泌功能的紊乱，中年病人由于各类激素分泌逐渐减少，故易出现骨与关节的失养疏松退变，如女性更年期雌激素的减少，男性生长激素的减退等。

（5）病理过程主要是由于关节软骨的胶原纤维和蛋白的聚多糖的减少，以至消失，从而使蛋白酶、水解酶的增加，软骨、骨皮质的变薄、糜烂、破坏、异性增生，使关节间隙变窄，乃至消失融合。

（二）中医病因病理

中医认为"肾主骨、生髓"，关节由骨与骨之间组合而成，而髓又居当中，以供给骨的营养与水分。本病在以肾虚本亏，加之劳作过多、损伤，感受外邪而致病。

（1）先天禀赋不足，后天补养不善，故骨失所养，未老早衰而形成骨关节病。

（2）外邪风寒湿侵犯，内因肾脾两虚，致筋、脉、骨关节痹阻不畅，引起关节周围组织疼痛，而体型肥胖者则多为痰湿流注，局部出现肿胀，严重者形成积液，由于气血运行不畅，脉络受阻，局部瘀血晦暗，疼痛较重，有的按之发硬，由于疼痛致运动活动功能的减少，可出现骨、筋、肌肉的萎缩，且形成了风、寒、湿、痰、瘀病变的严重后果。

（3）跌扑损伤，劳作过度，是属于外因的闪、挫、扭伤，因负重站立过久，或是强迫性的姿势过长，都会造成骨的损伤和筋脉骨失养，而损脾伤肾，诱发、引发加重了退行性骨性关节炎的发展。

三、临床诊断

（一）西医诊断

1. 症状与体征

骨关节炎多在 45 岁以上年龄段发病率较高，20~45 岁发生的都是身体虚弱、营养较差的病人，或是由于外伤等因素之后创伤性关节炎形成骨性关节炎，65 岁以上老年人群则发生率较为普遍；发生部位多在远近端的指端，拇指关节，足第一跖趾关节，足第五跖趾关节，膝关节、髋关节、颈椎、腰椎、跟骨、肘关节，最长最早影响人功能是膝关节。该病起病多较缓，在体检或者有疼痛感觉时，拍片、化验检查才被发现和确诊。其特点表现的是关节的间断性疼痛，肿胀，活动不同程度受限。

（1）关节疼痛：疼痛性质不同。多为钝痛，间隙痛，在劳累时或在天气变化时加重，如病情加重时在多发部位有持续性疼痛，如膝关节、跖趾关节在站立行走时即疼痛，颈椎、手指在坐立、静态时也可疼痛。

（2）关节肿胀：多是关节活动较频繁，或是骨质增生、骨刺对滑膜、关节囊壁刺激，形成无菌性炎症的渗出，同时也有纤维的渗出，严重者形成积液，在消除积液和肿胀的过程。可使纤维沉着关节滑膜囊壁使增生加重。

（3）关节弹响，摩擦音：在关节肿胀纤维渗出消退吸收后，关节滑膜囊壁变的粗糙不光滑，故易在关节活动时有摩擦音，又随着囊壁及周围关节韧带的炎症消退，其韧带的长短度和原有的适宜度受到改变，故关节出现弹响，由于纤维蛋白在关节积液消退后附着在关节表面，对关节活动有不同程度的影响。

（4）关节功能活动受限和变形畸形：随着关节疼痛、肿胀的反复发作，关节功能活动也不同程度受到影响，如手指关节出现增粗肥大，屈伸受限，有些关节周围出现结节；尤其在拇指、掌指关节疼痛功能受限较为突出；肘关节不能完全伸直或屈曲；肩关节不能上举，方位性活动受限（与肩周炎形成并存）；下颌关节张口、咬合受限；颈椎的前屈后仰受限，形成了颈椎病，严重的出现头痛、椎基底动脉供应不足等现象；腰椎增生肥大，多压迫椎间孔穿出神经，形成神经根性的坐骨神经痛，由于姿势等因素，多又合并腰椎间盘突出症和腰椎滑脱症，使腰骶部脊髓神经受压，病人会出现腰腿疼痛，会表现出各种强迫性的姿势；髋关节的增生退变可出现骨赘结节，出现大腿根部的疼痛，表现在蹲下、站立时疼痛加重或受限，或是盘腿坐立时受限，也可合并股骨头缺血坏死，使病情复杂化；膝关节的侵犯最多，影响病人的站立、行走功能最大，严重时不能下蹲或成微蹲、半蹲位，出现"X"型内翻膝或"O"型外翻膝，越是这种强迫姿势，越加重了膝关节不能形成正常中轴着力点，而使膝关节的损害变形加重，出现有肿胀，也有形成积液者，有时在腘窝部形成滑膜囊肿，有的在腘窝部筋绷得很紧而疼痛，形成筋的上下肌腱、肌肉疼痛，使膝不能完全伸直。踝关节多表现有反复的、不同程度的肿胀，在跟骨上形成骨刺而使行走非常疼痛；足大踇趾向内突出，局部发红、疼痛，严重时摩擦形成溃疡，也有的足小趾关节向外突出变形而摩擦发红、甚是疼痛。

2. 辅助检查

（1）化验检查，一般检查除血沉可略增高外，其他类风湿因子、抗"O"、C反应蛋白均在正常范围。

（2）做关节液穿刺抽取化验，可为无色透明液体，可见少量白细胞，无细菌及类风湿或风湿的所见。

（3）X线检查在关节隆突部位出现增生、骨刺，在骨的边缘可出现唇样增生改变，关节间隙变窄，关节面不整齐，可形成骨赘、关节腔游离体、关节脱位等变形畸形。根据病情，可对颈椎、腰椎、骶髂关节、髋关节部位作CT或核磁共振检查。

如有条件的还可作关节镜检查。

3. 诊断标准

参照1995年手、髋、膝OA的分类标准和2007年髋、膝OA的诊断标准，拟定以下标准：

（1）一个月间断关节疼痛、发酸。

（2）一个月个别关节肿胀、晨僵。

（3）关节部位骨性膨大。

（4）在关节可有骨擦音。

（5）关节屈伸活动可受限。

（6）发病年龄多在45岁以上。

（7）化验风湿系列各项指标正常。

（8）X光拍片可见骨质增生、骨赘、关节间隙变窄等征象。

（9）以上症状不具有全身性。

4. 鉴别诊断

（1）类风湿关节炎：见本书类风湿关节炎篇。

（2）强直性脊柱炎：在前节中已有简单叙述，下面列一表作比较。

表 2-3　强直性脊柱炎和骨关节炎的鉴别

	强直性脊柱炎	骨关节炎
发病年龄	16~30 岁	45 岁以上
性别（男、女）	10：1	男女均可
起病	急性起病多见	缓慢
晨僵	≥30 分钟	<30 分钟
眼合并症	复发性虹膜炎	无
周围下属神经	无	无
受压表现	无	有
心脏合并症	主动脉瓣	无

	强直性脊柱炎	骨关节炎
病变特点	脊柱强直为主	脊柱间隙疼痛为主
X线	小关节模糊，晚期为竹节样改变，可见骶髂关节炎	（1）颈、腰椎前后缘可见唇状增生 （2）可伴有腰椎横突肥大、腰椎间脱出等
HLA-B27	90%以上阳性	阴性

（3）膝关节滑膜炎：膝关节无明显诱因的疼痛、肿胀，严重的出现积液、有憋胀感，X片显示软组织肿胀，无骨刺形成，化验类风湿因子阴性。笔者追踪观察，这部分病人转变为类风湿关节炎的不少，应引起注意。

（二）中医诊断

1. 肾脾两虚

肾元先天之本不足，或后天补养不善，加之脾运功能欠佳，可致腰膝酸软无力、麻木疼痛、气血不足、形体消瘦。

2. 肝肾不足

"肾主骨、肝主筋"，肾气虚、筋脉骨失养，引起骨质增生、骨赘形成，筋急、挛缩疼痛，关节功能伸屈受限。

3. 风寒阻络

因感受外邪、风寒侵犯，骨、筋、肌、脉损伤，经络运行不畅，引起增生疼痛、肿胀。

4. 湿瘀阻络

由于外伤或肥胖体型，致湿瘀流注、脉络瘀阻、关节出现增生、肿胀疼痛。

四、一般治疗

（一）西医西药治疗

西医西药治疗一般都以对症治疗为主，如病人关节疼痛时服用止痛药缓解，或者局部进行封闭，适当进行热敷、理疗、肢体的锻炼，促进关节的活动、运动，避免关节僵直变形，年轻病人可做广播体操、练剑、打拳，60岁以上病人可打太极拳，总之不能不动，不能过动，不能劳累。要注意肢体保温，在春秋季节避免受凉，冬季避免受寒，夏季避免受潮湿。增加高热量低脂肪的食物摄入，如夏季避免吹空调，潮湿过重时可食辛辣的食物，在冬季可食当归、生姜炖羊肉等温热性的饮食。

1. 抗炎止痛药

（1）美洛昔康　每次 7.5~15mg，1 日 1~2 次，口服。

（2）炎痛喜康　每次 20~40mg，1 日 1~2 次，口服。

（3）布洛芬（片剂，胶囊）　规格 0.1g，0.2g。每次 0.2~0.4g，1 日 1~2 次口服。

（4）布洛芬缓释胶囊（芬必得）　每次 0.3~0.6g，1 日 1~2 次，口服。

（5）双氯芬酸钠（扶他林，英太青，奥湿克）　每次 25~50mg，1 日 1~2 次口服。

（6）双氯芬酸钠（戴芬）　每次 75~150mg，1 日 1~2 次，口服。

（7）洛索洛芬（乐松）　每次 60~120mg，1 日 1~2 次，口服。

（8）消炎痛　每次 25~50mg，1 日 1~2 次，口服。

（9）萘普生　每次 0.2~0.4g，1 日 1~2 次，口服。

（10）尼美舒利　每次 50~100mg，1 日 1~2 次，口服。

（11）塞来昔布（西乐葆）　每次 200mg，1 日 1~2 次，口服。

以上介绍的是部分抗炎止痛药，对缓解病情、减轻病人痛苦有救急的效应，但不宜长期服用，因都有不同程度对胃、对肝肾的损害，有的还可降低红、白细胞，造成贫血等。在服用这类药时，应选用肠溶性缓释胶囊，并放在饭后服用较好，这样对胃刺激会减小。

2. 糖皮质激素类药

常用于本病的几种制剂介绍：

（1）泼尼松龙（氢化泼尼松，强的松龙）　规格：混悬液 25~125mg/5ml，供关节腔内注射用。

（2）泼尼松（强的松）　泼尼松醋酸肌内注射 4~60mg；关节、病灶内注射 2~30mg。

（3）甲泼尼松龙（甲基强的松龙，甲基泼尼松龙）　注射剂每支 40、50mg。混悬液 20mg/ml，40mg/ml。

（4）地塞米松（氟甲去氢氢化可的松，氟美松）　注射剂每支 1mg，2mg，5mg/ml；混悬液 5~25mg/ml。

（5）得宝松（复方倍他米松注射液） 规格：2mg，5mg/1ml/支。

用法用量：肌内注射：每次1~2ml，一个月1次。

（6）曲安奈德注射液 性状：本品为微细颗粒的混悬液，静置后微细颗料下沉，振摇后成均匀的乳白色混悬液。

规格：40mg/ml，80mg/ml。

每次1ml（40mg）+0.5%普鲁卡因1~2ml，病变关节附近穴位封闭或作关节腔内注射。每周1次，可重复2~3次。此方法不宜多次使用，以免引起激素的依赖性和副作用。对有高压病、糖尿病、消化性溃炎及股骨头无菌性坏死病人尤应慎用。

3. 关节腔内注射药物

如关节肿胀较重，确定关节腔有积液时，可进行关节腔穿刺抽液体，然后用生理盐水冲洗两次，将预先准备好的玻璃酸钠1ml（20mg）注入关节腔，以起到润滑和减轻关节间的磨损作用；如注入激素类药，对减缓炎性渗出，减轻病痛是大有帮助的，但也不宜多用久用。同时在注射抽液等过程中要严格掌握无菌操作，以避免造成关节腔细菌不必要的感染。

4. 理疗治疗

红外线、超短波照射，每日1次，每次30分钟，以促使局部血液循环，减轻疼痛。也可以根据病情采用颈椎牵引、腰椎牵引，下肢牵引以减轻对神经根的压迫。

5. 手术

如用药物理疗治疗不能解除病人痛苦时，也可利用手术的方法进行减压，矫形等。

（二）中医中药特殊治疗

我院制剂科配制的蚂蚁通痹丸（原名旺龙蚂蚁丸）是按照中医"肾主骨，脾主肌肉"的理论上研发而成的具有补肾健脾、祛风散寒、活血通络之功能，对骨性关节炎的病因病机所形成的病症，具有针对性，它囊括了骨性关节炎表现的症状，同时针对病情有专一性，我们研制的还有骨刺平胶囊，对消除病人的关节疼痛、肿胀，改善关节功能活动，控制病情发展，具有较好的效果；而对个别特殊体质各有所偏的病症，对药物的不同反应，可辨证的给予中草药加减配合治疗，使早期轻度的病人能得到治愈，晚期重度的病人得到控制改善。

1. 蚂蚁通痹丸

功能主治：补肾健脾，祛风散寒。用于类风湿、风湿性关节炎，强直性脊柱炎，骨关节炎属风寒湿痹证者。

用法用量：口服。一次 2 丸，一日 2 次，或遵医嘱。

2. 骨刺平胶囊

功能主治：补益肝肾，化瘀止痛。用于骨质增生，骨关节炎，慢性腰腿疼痛等属肝肾两虚、瘀血阻络证者。

用治用量：温开水送服。每日 3 次，一次 4 粒。

3. 蚁参蠲痹胶囊

功能主治：补肾健脾，祛风除湿，活血通络。用于类风湿关节炎中医辨证为脾肾两虚，寒湿瘀阻证者。症见：关节肿胀疼痛、关节压痛，屈伸不利，晨僵，关节作冷，疼痛夜甚，手足不温，身疲乏力，阴雨天加重，舌质淡，苔白，脉沉细。

用法用量：口服。一次 4 粒，一日 3 次。2 个月为一疗程。

4. 风湿药酒

是笔者针对本病特点，根据病人病因病机配制而成，对病人不同病证，可做配方加减；《药性赋》中曰："则酒有行药破血之用"，一个治疗风湿骨病的经验配方，加上酒的通经活络作用，药的效果会更完全；但此方法适宜于善于饮酒的人（至少可以小量饮酒），在秋、冬、春季节饮用较好。

功能：补肾健脾、祛风散寒、活血通络。

主治：风湿性、类风湿关节炎，强直性脊柱炎，骨关节炎骨质增生，腰椎间盘突出，慢性腰腿疼痛等。

用法用量：每日 2 次，每次 10ml，早晚饮服（在服完以上中成药后，接着饮用较好）。

5. 风湿贴膏

由笔者把治疗此病的中草药，通过浓缩提取加工而成，又加入具有穿透皮肤作用的佐剂，通过外治的途径，将药直接送到病所，从而起到内治与外治相结合，祛除疾病、解除病人病痛的作用。

功能主治：祛风除湿，活血止痛。用于关节肿胀，疼痛，屈伸不利，手足凉冷。

用法用量：贴膏药前，清洗干净病患关节部位，将膏药微加温溶化贴患处，每2日贴1次。

（三）其他中成药治疗

1. 小活络丸

每日2次，每次6g口服。

2. 骨质增生丸

每日2次，每次6g口服。

3. 杜仲木瓜丸

每日2次，每次6g口服。

4. 益肾蠲痹丸

每日2次，每次6g口服。

5. 壮腰健肾丸

每日2次，每次6g口服。

6. 大风丸

每日2次，每次6g口服。

7. 金匮肾气丸

每日2次，每次6g口服。

（四）中草药治疗

骨性关节炎属骨痹范畴，多为亚急性、慢性起病，常在劳累，或气候变化时诱发、发作疼痛。肾主骨，肝主筋，脾主肌肉四肢，如肾气充，则筋骨壮，脾胃强盛，气血生化有源。故在配方时首先考虑以补肾健脾养肝为本，加祛风除湿以消退外邪为标，又通过佐以活血通经使经络脉畅通，使病人疼痛肿胀得以缓解消除。

1. 肾脾两虚

治法：补肾健脾，温阳定痛，通经活络。

方药1：壮腰消痹汤（自拟方）

熟地 15g	仙茅 10g	鸡血藤 10g	透骨草 10g
淮山药 20g	杜仲 12g	制附子 9g	狗脊 15g
刘寄奴 10g	川牛膝 12g	红花 6g	制乳香 3g
制没药 3g	前胡 10g	蜈蚣 1 条	土鳖虫 8g
独活 12g	天麻 8g		

加减：寒气盛者加鹿茸 3g、肉桂 3g；气血虚较盛者加黄芪 50g、当归 6g；疼痛较剧者加延胡索 12g、细辛 3g。

方药2：独活寄生汤加减

桑寄生 12g	秦艽 12g	独活 12g	杜仲 12g
怀牛膝 12g	制川乌 6g	芡实 10g	地龙 6g
乌梢蛇 6g	桃仁 8g	川芎 10g	淫羊藿 10g
云苓 10g	木瓜 10g	胆南星 6g	泽泻 10g
人参 3g			

加减：有虚热征象者加黄柏 6g、知母 8g；伴有上肢疼痛者加羌活 12g、桂枝 10g。

2. 肝肾不足

治法：滋补肝肾，温经散寒，活血通络。

方药1：补肾养筋汤（自拟方）

生地黄 20g	五味子 12g	穿山甲 6g	海风藤 12g
当归 6g	西洋参 5g	鹿茸 2g	蜂房 6g
豨莶草 12g	白芥子 10g	丹皮 8g	山茱萸 10g
伸筋草 12g	寻骨风 8g	怀牛膝 12g	

加减：如腰腿痛重加杜仲、独活各 12g；颈椎痛重加葛根、藁本、蔓荆子各 10g。

方药2：养肝壮骨汤

菟丝子 10g	芡实 10g	补骨脂 10g	千年健 10g
党参 12g	白芍 15g	骨碎补 15g	附片 6g
海桐皮 8g	川续断 10g	枸杞子 12g	鳖甲 6g
河蟹骨 10g			

加减：如头痛、头晕的可加白芷、钩藤、天麻各 9g；如瘀血肿胀较重的

加三棱、莪术各8g。

3. 风寒阻络证

治法：祛风散寒，温经通络。

方药1：温通汤（自拟方）

制川乌6g	桂枝10g	络石藤12g	穿山龙10g
威灵仙12g	蝉蜕6g	丹参20g	薏苡仁15g
鹿角胶3g	蛴螂虫6g	萆薢10g	白术10g

加减：如阴虚口渴的加知母、麦冬各10g；如肌肉萎缩的加苍术、莲子、扁豆各12g。

方药2：祛风活血汤

黑附片10g	雷公藤6g	七叶一枝莲8g	麻黄6g
艾叶12g	干姜8g	血竭8g	汉防己12g
防风15g	小茴香10g	木香8g	甘草3g
巴戟天10g			

加减：如食少、味淡者加神曲10g、山楂15g；如酸楚较甚，病情缠绵者加白花蛇1条、木鳖子5g。

4. 湿瘀阻络症

治法：清利湿热，活血通络。

方药1：清热通络汤（自拟方）

忍冬藤12g	青风藤12g	蒲公英12g	龙胆草8g
桑枝8g	白茅根8g	紫苏根10g	大腹皮10g
土茯苓10g	香附10g	陈皮12g	白鲜皮12g

如胃部不适者加厚朴12g、鸡内金15g；热重者加黄芩10g、牛蒡子10g。

方药2：清热利湿活络汤（自拟方）

老鹳草12g	石膏10g	牡蛎8g	柴胡8g
槟榔6g	沉香6g	三七参12g	山茱萸8g
天花粉10g	金银花10g	栀子8g	赤芍12g
连翘10g	苏木12g	木通12g	猪苓10g
天门冬12g	花粉10g		

加减：如有面部浮肿的加玄参、赤小豆各10g；伴有发热的加犀角（水牛角代）0.5g、鸭跖草10g。

（五）其他疗法

1. 针灸疗法

（1）常选用穴位

手指关节：八邪、劳宫、中渚、后溪（参看手针疗法），也可在疼痛局部或周边取穴。

腕关节：外关、阳溪。

肘关节：曲池、手三里、合谷、少海。

肩关节：肩三针、肩贞、肩井、外关、列缺。

头部：百会、天柱、太阳。

颈椎关节：风池、哑门、大杼、翳风、大椎。

腰椎关节：下人中（鼻中隔与上唇中下 1/3 处）、陶道、肝俞、委中、殷门或取华佗夹脊穴。

骶髂关节：上髎、次髎、中髎、下髎、会阴、阴陵泉。

髋关节：环跳、承扶、风市。

膝关节：血海、阳陵泉、双膝眼。

踝关节：三阴交、悬钟、昆仑。

足趾关节：涌泉、内庭、太冲。

（2）常取穴配伍：可局部取穴，周边取穴，远近结合、上下结合、前后结合取穴。

（3）常用手法：若肝、脾、肾俱虚的手法要轻，采用补法或平补平泻法；如合并风寒外邪者可采用温针、火针、留针法，或平补平泻加艾灸法；如有湿瘀的应用泻法，采用强刺激、局部放血疗法等。

2. 艾灸法

（1）在针柄上温针灸法：将制成的艾壮置针柄上点燃，起到温补效应，此法较常用。

（2）隔生姜、隔蒜、隔盐艾灸法，即艾壮与穴位之间用生姜或大蒜、食盐垫上进行艾灸。

（3）直接艾灸法：将制作成的艾壮置穴位上点燃，一般 2~3 壮，注意防止烧伤。

3. 拔火罐法，抽吸气罐法

拔罐疗法在我国有数千年的历史，在普通百姓家中，大都有备用，多数人都会使用。

4. 熏洗法

用中草药配方，煎煮后洗熏患处，也有用熏蒸机的方法。常用配方：湿热血瘀者用红花 10g、川芎 15g、赤芍 15g、木通 15g、水红花条 20g、泽泻 15g、芒硝 20g。

风寒痹证用：雪莲花 10g、透骨草 30g、生草乌 10g、当归 12g、桂枝 12g、桃仁 15g、川椒 10g、臭梧桐根 20g。

5. 保健锻炼

在温热、面向太阳的房室内办公、居住较好，避免在阴暗潮湿处久留，注意肢体保暖，随气候变化适当加减衣服。

第八节　系统性红斑狼疮

一、概述

系统性红斑狼疮（systemic lupus erythematosus，SLE）是一种多因素作用于人体，造成多系统多器官损伤的特异性自身免疫性疾病。流行病学调查显示：在美国发病率 2.0~7.6/10 万人。患病率 14.6~50.8/10 万人。年龄在 20 岁以前占 26%，20~40 岁以前占 60%，40 岁以后占 14%。10 岁以前女男比为 9∶1，30~39 岁女男比为 8∶1。

二、病因病理

（一）西医病因病理

1. 病因

（1）遗传　同卵孪生子和近亲中发病率高于一般人群。查 SLE 病人中 HLA-DR2、HLA-DR3、HLA-DQ 出现频率高于正常人群。

（2）环境因素　环境污染，如空气、水源的污染，40% 的 SLE 见于日光照射过敏，在光照射部位出现红斑，皮疹加重致全身情况恶化。

（3）感染　SLE 发病与病毒感染有关。

（4）药物　普鲁卡因胺、甲基多巴、苯妥英钠、异烟肼，青霉胺、磺胺、利血平和避孕药等芳香胺类、肼类、巯基化合物和苯类药物使有狼疮体质或潜在的系统性红斑狼疮病人发生临床型的系统性红斑狼疮。

（5）其他　某些食物、染料、烟草中含有的联胺成分可诱导药物性狼疮。以及育龄期妇女很易发病，到妊娠期可加重。

2. 病理

SLE 的典型病理改变是苏木素小体、脾脏血管洋葱样改变和疣状心内膜炎。通过免疫病理和电镜检查发现 SLE 病人都有肾脏损害。

（二）中医病因病机

该病是因先天营养不足，后天补养不善，致人体抵御外邪能力不强，加之出生后受气候、环境等影响，风寒燥毒邪袭击而致筋骨脉络受损，深入各脏腑形成此病。

1. 先天不足

在母胎期，由于营养缺乏，各种人体抗病因子生成不足，抵御外邪抗体生成欠缺。情绪躁动所伤及阴。阴虚火动或者阴损阳挫，气阴两亏，或感染外邪。

2. 六因所伤

风寒暑湿燥火是致病之外邪毒，在其应时季节随该病趁虚而入，皮腠先受之，渐而波及营血，逐步深入脏腑，表现为皮肤、关节、营血热毒和脏腑损害的症状。

3. 瘀毒积聚

当外邪侵及人体，脉络阻滞、血热交织、瘀毒储滞、皮肤瘀点密布；肺受之咳喘不利；脾胃受之，恶心呕吐，气血生之受限；肾受之则水道不利、尿血、浮肿；心血受之，则热毒攻心，迫血妄行，神昏谵语，精神失常等证候。

三、临床诊断

(一) 西医诊断

1. 症状与体征

SLE 多有高热，也可见间隙热、低热、乏力、体重减轻。

（1）皮肤黏膜表现　SLE 55%~85% 病人出现皮肤损害。常见的皮肤损害有：红斑、光过敏、脱发、雷诺现象、口腔溃疡、荨麻疹、皮肤血管炎等。

①颊部红斑　是急性皮肤红斑狼斑（ACLE）的典型表现，发病率为 22%~68%，也可作为疾病的首发症状。其特点是在面颊部出现蝶形的水肿性红斑。日光或紫外线照射可诱发和加重皮损。也可向鼻梁、鼻唇沟或整个面部扩张融合成红斑片。应与痤疮、光过敏湿疹、皮肌炎等作鉴别。而盘状红斑在我国少见。

②亚急性皮肤型红斑狼疮　约占 10%。初始表现为红斑性斑疹成丘疹，逐渐发展成角化过度的鳞屑性丘疹或环状斑块。有典型光过敏表现，常见为日光照射部位，如上臂部、肩部、上肘伸侧，颈部。很少波及面部，预后较好。

③脱发　发生率 24%~70%。分别为弥散性脱发和"狼疮发"。在黏膜损害方面 7%~40% 有口腔、鼻黏膜受累。在口腔、肛周、阴道黏膜处可形成溃疡。在光过敏方面，日光照射可致 11%~58% 的病人皮疹加重或诱发皮疹发生。活检、病检有重要意义。

④紫癜　瘀斑、出血点多与血小板减少有关。9%~21% 病人可见。SLE 常伴发血栓性血小板减少性紫癜、免疫性血小板减少性紫癜、冷球蛋白血症，应作鉴别。

⑤荨麻疹　约 10% 出现荨麻疹和血管神经性水肿。

⑥深部红斑狼疮　占 2%~3% 的病人，又称狼疮性脂膜炎。

⑦手和指甲的改变　甲周红斑、甲廓毛细血管、指甲改变、雷诺现象、皮肤血管炎和手掌红斑。

⑧皮肤血管炎、溃疡、坏疽　伴有活动性血管炎的病人可出现坏死性溃疡、手指和末梢坏死、皮肤坏死。

⑨雷诺现象　发生率为 10%~45%。典型现象分三期：首先中小动脉痉挛引起甲床、手指、足趾苍白，伴有疼痛。接着血管痉挛局部组织缺血，皮肤变紫色。缺血持续，局部二氧化碳聚积，血管扩张，紫色变红色。

⑩其他皮肤损害　萎缩、瘢痕、上皮瘤、皮肤纤维瘤、冻疮样皮损。

（2）骨骼肌肉系统表现

①关节病变　是常见而首发的症状，全身关节疼痛、肿胀、压痛、晨僵，屈伸困难。

②肌腱、肌肉等软组织的病变　10% 出现肌端病。表现为附着于骨部位的韧带、肌腱或关节囊的炎症，如跟腱炎，跖筋膜炎及上髁炎等。

（3）肾脏表现　几乎所有 SLE 都出现肾脏受累。狼疮肾炎的特异性病理表现在光镜、电镜、免疫荧光检查时，可见狼疮肾炎特有表现，并可与原发性肾炎相鉴别。

（4）呼吸系统表现　胸膜炎、肺间质纤维化、狼疮肺炎。表现胸痛、咳嗽、呼吸困难，狼疮细胞阳性，胸片、CT 可助诊断，抗生素无效、激素有效。

（5）心血管系统表现　心脏受累发病率为 52%~89%，并具较高病死率。心包、心肌、心内脏均可波及。疣性心内膜炎是 SLE 的典型心脏损害，特点是受累内膜上多发性疣状赘生物。约 50% 伴有高血压，激素应用又促进提高了高血压发生。还可有血管炎及皮肤血管表现，如瘀斑、紫癜、坏死、甲周红斑、雷诺现象等。

（6）神经和精神病变　常伴有癫痫发生，大脑皮层小血管炎。周围神经表现为：运动性失语、上睑下垂，头痛等。精神方面，40% 表现精神抑郁症，25% 为躁狂症，15% 为精神分裂症。

（7）血液系统病变　主要贫血多见。

（8）消化系统 25%~50% 可出现消化系统症状，如食欲不佳、恶心呕吐、腹痛腹泻，重者可有腹膜炎、胰腺炎、肠坏死等。轻中度肝脾肿大，氨基转移酶升高，黄疸等。

2. 实验室检查及辅助检查

（1）一般检查　白细胞总数、中性粒细胞升高；蛋白含量较高，总补体水平降低。蛋白尿、血尿、管型尿。高丙种球蛋白血症和多克隆免疫球蛋白升高。

（2）免疫学检查　①抗核抗体谱　免疫球蛋白 G、M、A。a. 抗核抗体 95% SLE 为阳性，但无特异性。b. 抗双链 DNA 抗体，在活动期高于 20%。c. 抗 Sm 抗体是标志性抗体，阳性率仅 20%~30%。d. 抗核糖抗体，阳性率 10%~25%。②补体及其他总补体 CH50 可反应活动程度。RF 阳性，ZL-2 受体水平升高。

（3）红斑狼疮新标志物检查　由中南大学湘雅二医院医学表观基因组陆前进教授团队，经过3年努力，研发出一种特异性高、敏感性强的系统性红斑狼疮新型诊断标志物。该项研究发现，IFI44L基因甲基化水平能够区分系统性红斑狼疮病人与正常人及其他自身免疫性疾病病人，提高了系统性红斑狼疮诊断的可靠性和准确度，对其治疗疗效判断也提供了很好的依据。

3. 组织活检

（1）皮肤狼疮带试验。

（2）肾脏活检。

此2项检查，均需有一定的条件和有经验的医师进行。

4. 诊断

依据病人发病、症状、体征排除其他疾病的基础上可以确诊。可参考1982年ARA标准和1997年、2009年ACR分类标准。

5. 鉴别诊断

（1）类风湿关节炎　SLE出现关节疼痛、肿胀、晨僵，持续时间较短，对关节无侵蚀性损害，不遗留关节畸形。并具有特征性皮疹和肾脏损害。ANA阳性率很高，免疫学检查可发现抗dsDNA抗体、抗Sm抗体。

（2）结节性多动脉炎　以大关节病为主，可有皮下结节。抗核抗体、抗双链DNA抗体、抗Sm抗体和RF多为阴性，抗中性粒细胞胞质抗体阳性。

（3）药物性狼疮　服药病史。多脏器功能损害少见，各种抗体补体正常，停止服药病症消失。

（4）多发性肌炎皮肌炎　本病多无脏器损害。各种抗体化验正常。肌酶谱、肌电图异常。如二病重叠时则难分辨。

（5）混合性结缔组织病　肾脏中枢系统损害较少。抗UIRNP抗体较高。抗dsDNA抗体、抗Sm抗体、LE细胞阴性。

（二）中医诊断

1. 诊断要点

红斑狼疮在中医中没有很明确的表述，但对盘状红斑狼疮"鬼脸疮"有记叙，还有瘟病致病的温毒发斑称之为"蝴蝶丹""阴阳毒""毒血丹"以及肾病之"水肿"，肝病之"黄疸"，心肌病之"心悸"等。

2.实验室检查（参照西医诊断）

3.辨证分型

（1）脾肾两虚，风热阻络证　由于病人先天不足、素体虚弱，又逢春秋燥季，感受风热、虚热相搏，滞于腠理，脉络阻塞，出现发热、关节疼痛、水肿、关节屈伸不利、咽干口燥、烦热不安，小便黄。六脉细数或滑数，舌质红、苔薄黄。

（2）气营热盛，热瘀阻络证　病人偶感于风寒、热燥邪，或者居住潮湿等不良环境，人体抵御外邪而本能反应邪体相搏，卫气受之，可出现恶寒或高热不恶寒，津液亏缺，口干欲冷饮，面赤烦躁，关节痛剧，红斑皮疹，小便黄，大便干，脉滑数或洪数，舌质红苔黄。

（3）血热瘀阻，脏腑俱伤证　六因外邪侵及人体肌肤腠里，渐而进入营血，伤及脏腑，除高热、皮疹、关节疼痛外，尚有手足瘀点、斑疹、斑块、口疮舌糜、肌瘀鼻衄，腹大体肿，神志恍惚，蛋白尿、血尿、管型尿、肝功能异常等。

（4）肾脾两虚，气虚血瘀证　六因之邪侵及血分，伤及脏腑，津血亏竭，脏腑功能衰弱表现为人体各功能低下，如低蛋白血症、水肿、腹水、低热、口舌咽干、便秘、严重者合并氮质血症。贫血、全血细胞或白细胞减少，表情淡漠，面色苍白，肢体软弱，怠动乏力，一派虚衰证候。

四、SLE活动性的分析确定

除发热，皮肤特有表现，关节炎、肌炎等，内脏损害，肾炎，中枢系统神经症状、心肌炎症也较明显，化验血沉高，贫血、蛋白尿、血尿。免疫标志性抗体显著升高，均说明本病在活动。

五、对SLE病情轻中重型分析确定

（1）轻型　病情已确定，用药亦在普通用量、维持量，各脏器功能损害亦轻微，或多数脏器功能正常。化验各项指标虽存在异常范围，但也不太高。

（2）中型　除常有的发热、关节炎外，肾功能损害明显，蛋白尿、血尿、贫血均在2个加号以上，贫血在中度以上，神经系统有脑膜炎症或抑郁症状。

（3）重型　已合并严重肾功能不全、肾病综合征，神经系发生癫痫病，神经意识丧失、精神病等，其他肺炎、肺出血、周围血管炎等。

（4）特重型　狼疮危象及病情特重，出现脏器多功能损害，生命体征出现危象，预后较差。

六、一般治疗

（一）西医西药治疗

1. 西药治疗

西药对缓解病人疼痛，解救病人急症、危症病情有着极为重要的作用，对于中、重度病人，笔者认为应先选用西药，然后跟着用中药，待病情稳定后，逐渐减停西药。下面介绍西医方面常用的西药，仅供参考选择。在具体应用上，应根据病人病情体质，对药物的感应性、有效性、耐受性决定用药量、用药配合、用药时间。

羟氯奎　　每日 1~2 次，每次 200mg，口服。

硫唑嘌呤　每日 2~3 次，每次 50mg，口服。

甲氨蝶呤　每周 1 次，每次 7.5~15mg，口服。

环磷酰胺　每 20 天 1 次，每次 400mg，静脉滴注。

泼尼松　　每日 3 次，每次 10~20mg，口服。

2. 全身淋巴结 X 线照射疗法

3. 血浆交换疗法

4. 干细胞移植疗法

（二）中医中药治疗

1. 脾肾两虚、风热阻络证

治法：补肾健脾，清热利湿通络。

方药 1：

生地黄 15g	麦冬 15g	知母 12g	黄芩 10g
赤小豆 10g	银花 15g	羌独活各 12g	猪苓 10g
泽泻 12g	栀子 6g	川牛膝 12g	连翘 10g
牛蒡子 12g	桔梗 10g	芦根 12g	

加减：如腰痛困甚，加桑寄生 10g、杜仲 12g；食欲不佳加鸡内金 15g、

焦三仙各 12g。

方药 2：清瘟败毒饮加减（余师愈）。

2. 气营热盛、瘟毒阻络证

治法：滋阴养津、清瘟败毒。

方药 1：

金银花 30g	蒲公英 20g	生石膏 20g	玄参 10g
薏仁 15g	牡丹皮 15g	黄芩 12g	黄柏 10g
海桐皮 12g	云苓 15g	木通 12g	滑石 10g
丝瓜络 12g	忍冬藤 15g	老鹳草 12g	青风藤 12g

加减：毒热较甚可加羚羊角粉 2g、牛黄粉 1g 冲服。衄血、皮疹较重，有瘀血斑者加白茅根 12g、白芷 10g、赤芍 10g。

方药 2：益肾清热汤加减。

3. 血热瘀阻、脏腑俱伤证

治法：扶正养脏，清瘀通络。

方药 1：

金银花 30g	生地黄 20g	寒水石 20g	丹皮 20g
沙参 20g	天冬 12g	麦冬 15g	玉竹 10g
枸杞子 10g	菊花 15g	钩藤 10g	桑叶 10g

加减：如有咳喘证候加葶苈子 10g、桑白皮 12g、川贝母 10g。

如有蛋白尿（+++）、血尿（+++）、尿潜血（+++）加大小蓟各 12g、萹蓄 10g、滑石 10g、瞿麦 10g。如神昏谵语、精神障碍加水牛角粉 5g，或羚羊角粉 2g 冲服。如心悸、心烦燥热加石菖蒲 10g、远志 10g、炒枣仁 15g。

方药 2：犀角地黄汤加减（孙思邈）。

4. 肾脾两虚，气虚血瘀证

治法：健脾壮阳，补气养血

方药 1：

熟地黄 15g	制附子 10g	肉桂 6g	黄芪 30g
当归 6g	苍术 12g	鹿角胶 2g	太子参 5g
云苓 12g	陈皮 10g	女贞 12g	山萸肉 12g

| 鳖甲 12g | 地龙 10g | 地骨皮 12g | 秦艽 12g |
| 乌梅 10g | 厚朴 10g | 鸡内金 15g | |

方药 2：八珍汤加减（《局方》）。

加减：如有白细胞，血小板减少，加何首乌 10g、白术 10g。

（三）特殊治疗

1. 风湿狼疮胶囊

每日 3 次，每次 4 粒，口服。或遵医嘱。

2. 旺龙蚂蚁丸胶囊

每日 2 次，每次 4 粒，口服。或遵医嘱。

3. 蚂蚁通痹丸

每日 2 次，每次 2 丸，口服。或遵医嘱。

4. 清热丹

每日 1 次，每次 1 丸，口服。或遵医嘱。

5. 狼疮回坤丸

每日 2 次，每次 2 丸，口服。或遵医嘱。

（四）其他疗法

1. 中成药

（1）雷公藤：每日 3 次，每次 2 片，口服。

（2）昆明山海棠：每日 3 次，每次 2 片，口服。

2. 名医验方

（1）红斑狼疮毒热炽盛方（北京赵炳南方）：

生玳瑁 12g	生地 30g	金银花 30g	白茅根 30g
丹皮 10g	天花粉 15g	玄参 30g	黄柏 15g
知母 10g	石斛 15g		

本方具有清热解毒、凉血护阴之功，主治红斑狼疮属毒热炽盛证。

（2）红斑狼疮阴血亏虚证验方（北京赵炳南方）：

| 南北沙参 24g | 石斛 15g | 玄参 24g | 丹参 10g |

| 玉竹 10g | 党参 10g | 生黄芪 24g | 当归 15g |
| 乌梢蛇 10g | 赤白芍各 10g | 秦艽 10g | |

本方具有养阴补血、凉血解毒之功，主治红斑狼疮属阴血亏虚证。

（3）红斑狼疮邪毒攻心证验方（北京赵炳南方）：

紫石英 30g	石莲子 10g	白人参 10g	北沙参 30g
生黄芪 30g	当归 10g	秦艽 15g	乌梢蛇 10g
川黄连 6g	远志 10g	丹参 15g	合欢花 10g

本方具有养阴清热解毒、益气安神之功，主治红斑狼疮邪毒攻心证。

（4）红斑狼疮肾阴亏损证验方（北京赵炳南方）：

枸杞子 10g	女贞子 15g	川黄连 10g	生黄芪 30g
黄柏 10g	白芍 15g	党参 10g	山萸肉 10g
乌梢蛇 10g	秦艽 10g	丹参 10g	北沙参 30g

本方具有滋阴补肾、活血解毒之功，主治红斑狼疮属肾阴亏损证为宜。

（5）红斑狼疮邪热伤肝证方（边天羽方）：柴胡，薄荷，黄芪，栀子，当归尾，赤芍，红花，莪术，陈皮，甘草。

（6）红斑狼疮脾肾两虚证方（边天羽方）：附子，白术，茯苓，山药，熟地，山萸，当归尾，赤芍，红花，泽泻，紫河车，肉桂，黄连，黄芩，党参，荠菜花。

七、调理配合、提高认识

（1）对红斑狼疮（SLE）这一疾病的认识，多数医务工作者（尤其基层医务工作者）还不太熟悉，由于发病率较低，病人数较少，加之基层各种检查项目条件受限，早期诊断还是较困难。随着国家条件改善、设施设备提高，上下沟通会诊。为该病的早期诊断提供了条件，治疗及时而使病情不会发展到晚期。对晚期病人也不能丧失信心，只要积极治疗，病情还是会得到缓解、控制和改善的。

（2）进行适当的调理，其一是精神的调理，对早期确诊的病人不能恐惧，到晚期病人也不要悲观。其二是身体的调理和锻炼，适当的活动，晒太阳、紫外线照射等还是大有好处的。其三是饮食的调理，多进食高热量、高能量、低脂肪饮食，羊肉、牛肉还是可以食用的。蛋类、豆制品、蔬菜都可以食用。但菠菜、花菜不宜食用。

第九节　干燥综合征

一、概述

干燥综合征（Sjogren's syndrome，SS）是一种外分泌腺病变，唾液腺和泪腺为主要侵犯部位，表现为眼和口舌干燥的风湿免疫性疾病。

二、病因病机

病因与遗传、感染、免疫功能紊乱有关。中医认为是感染了风暑燥邪或者劳累、情绪所伤而发病。

三、主要表现

除表现口干、眼干燥症状外，还可有肾小管、呼吸系统的病变，或者合并有关节炎、关节疼痛的症状。

四、实验室检查

常见有贫血，血沉增快；免疫球蛋白增高。自身抗体 ANA 阳性，抗 SSA 抗体阳性，抗 SSB 抗体阳性，类风湿性因子阳性。

五、诊断

（一）圣地亚哥（Sandiago）诊断标准（1986）（FOX 标准）

1. 原发性干燥综合征

同时具备以下三条，并排除下述继发性干燥综合征中涉及的所有疾病。①具有眼干症的症状和体征，同时具备以下两条：Schirmer 试验阳性；角膜染色试验阳性。②具有口干症状和体征，同时具备以下两条：涎液流率测定为阳性结果；唇腺活检为阳性结果。③血清学的自身免疫证据：具备以下三条中任意一条：类风湿因子滴度 >1∶320；抗核抗体滴度 >1∶320；存在抗 SSA 和抗 SSB 抗体。

2. 继发性干燥综合征

（1）具备上述临床症状和体征，同时也符合类风湿关节炎、系统性红斑狼疮、多发性肌炎、系统性硬化或者胆汁性肝硬化的诊断标准。

（2）应排除以下疾病：类肉瘤病，发病早于干燥综合征的淋巴瘤，获得性免疫缺陷综合征，乙型或丙型肝炎，原发性纤维肌痛，以及其他已知可引起自主神经元病变、干燥性角膜炎或唾液腺肿大的疾病。

（二）2002 年修订的干燥综合征国际诊断（分类）标准

1. 口腔症状

三项中有一项或以上：①每日感到口干持续 3 个月以上。②成人腮腺反复或持续肿大。③吞咽干性食物时需用水帮助。

2. 眼部症状

三项中有一项或以上：①每日感到不能忍受的眼干持续 3 个月以上。②感到反复的沙子进眼或砂磨感。③每日需用人工泪液 3 次或 3 次以上。

3. 眼部体征

下述检查任一项或以上阳性：①滤纸试验 5 分钟≤5mm 为阳性。②角膜染色指数≥4 为阳性。

4. 组织学检查

小唇腺淋巴细胞灶≥1。

5. 唾液腺受损

下述检查任一项或以上阳性：①涎液流率 15min≤1.5mm。②腮腺造影（＋）。③唾液腺放射性核素检查（＋）。

6. 自身抗体

抗 SSA 或抗 SSB（＋）（双散法）。

原发性干燥综合征：无任何潜在疾病情况下，按下述两条诊断：①符合上述诊断标准四条或四条以上，但组织学检查和自身抗体需至少有一条阳性。②上述四条中任三条阳性。继发性干燥综合征：病人有潜在的疾病（如任一结缔组织病）符合上述诊断标准第 1 条和第 2 条中任一条，同时符合第 3、4、5 条中任两条。诊断原发性干燥综合征或继发性干燥综合征必须除外：颈头面部放疗史，丙肝病毒感染，AIDS，淋巴瘤，结节病，GVH病，抗乙酰胆碱药的应用（如阿托品、莨菪碱、溴丙胺太林、颠茄等）。

六、鉴别诊断

（1）类风湿关节炎合并干燥综合征　类风湿关节炎的症状出现要早，表现要明显，口、眼干燥出现时间可稍晚，化验抗SSA、抗SSB抗体阳性程度比原发性干燥综合征要低。

（2）系统性红斑狼疮合并干燥综合征　具有红斑狼疮疾病的早期表现和严重病变，化验可找到红斑狼疮细胞。

（3）硬皮病合并干燥综合征　具有硬皮病的病变表现，而化验抗SSA、抗SSB抗体多为阴性。

（4）应排除糖尿病、结核病引起的口舌干燥。

七、治疗

（一）西医西药治疗

多应用激素类药，如以泼尼松、地塞米松和免疫抑制剂环磷酰胺等为主。

（二）中医中药治疗

1. 中草药辨证治疗

（1）肺肾两虚证

主要表现口舌干燥，声音嘶哑，手足心发热，腰膝酸软。舌质红、苔薄黄，脉沉细数。

治法：滋补肾阴，清热益肺。

方药：

生地黄 10g	熟地黄 10g	麦冬 12g	玄参 12g
沙参 12g	紫菀 12g	川贝母 10g	知母 10g
桔梗 10g	花粉 10g	百部 10g	前胡 10g

加减：如燥热甚者加石膏 30g、桑叶 15g。如阴虚内热甚者加地骨皮、青蒿、鳖甲各 12g。

（2）肝肾阴虚证

主要表现：口舌目燥，视物模糊，腰困腿乏，四肢无力，筋脉拘急。舌质红、少苔，脉沉弦细数。

治法：滋补肝肾，养阴生津。

方药：

生地黄 15g	熟地黄 10g	菟丝子 10g	沙参 10g
麦冬 12g	天冬 10g	五味子 12g	菊花 15g
旋覆花 10g	怀山药 10g	西洋参 5g	丹皮 15g

加减：如有瘀血证候的加桃仁、红花各 5g。

（3）脾胃阴虚证

主要表现：口腔、唇舌干燥，唾液较少，不欲饮食，胃肠隐痛，大便干。舌质红或绛舌、脉细数。

治法：健脾养胃，生津润燥。

方药：

生地黄 15g	石斛 10g	玉竹 10g	沙参 10g
麦冬 12g	升麻 8g	黄连 5g	当归 6g
石膏 15g	知母 10g		

加减：如大便干燥不畅，加郁李仁 10g、麻仁 6g.

2.中成药

我院在应用蚂蚁通痹丸、旺龙蚂蚁丸胶囊治疗类风湿关节炎合并干燥综合征的病人中初步取得了良好效果。还可用清燥救肺汤、犀角地黄丸、清胃散、杞菊地黄丸等治疗。

蚂蚁通痹丸：每日 2 次，每次 2 丸，口服。

蚂蚁通痹胶囊：每日 2 次，每次 4 粒，口服。

第十节 硬皮病

一、概述

硬皮病（scleroderma）是一种以皮肤病变，皮肤发亮变硬，用手不能捏起，并可波及全身各脏器的进行性纤维化、萎缩改变的结缔组织疾病。根据皮肤硬化的程度和范围分系统性硬皮病和局限性硬皮病。

二、病因病理

（一）西医病因病理

1. 病因

（1）免疫异常　本病表现的免疫系统多方面的失衡和检测异常。①本病常与其他风湿免疫疾病如类风湿关节炎、干燥综合征、红斑狼疮疾病并存。②化验体液免疫和细胞免疫指标均升高，尤其化验 ANA、RF、抗 DNA 抗体、CRP 等均可较高，抗 Scl-70 阳性可高达 0~50%。③用调节免疫的药物治疗有效。

（2）职业、环境的影响：如接触三氧化硅、聚氯乙烯、有机溶剂等容易诱发此病的发生。

（3）遗传因素：有报道为遗传发病的，有待进一步证实。

2. 病理

该病是由胶原产生过多、细胞外基质和纤维蛋白的沉积，血管减少，血管内膜增生、变窄，血流减慢，局部血液供应不足，致真皮组织发生水肿，炎性渗出，可见淋巴细胞浸润，真皮及皮下组织纤维化，出现变硬，到晚期血供减少、脂肪肌肉均萎缩变性，病变皮肤成腊肠状改变，如累及内脏，可造成食管、肺、肾脏的纤维萎缩。

（二）中医病因病机

硬皮病主要是由于先天禀赋不足，肾脾阳虚，卫外不固，则易感受寒湿病邪，邪留经络，营养气血供应受阻，严重者波及脏腑，致人体阳刚之气衰微，出现痰凝血瘀等一系列证候。

1. 脾肾阳虚

风寒阻络证：由于先天禀赋不足，肾脾两脏衰微，阳性不足，卫外不固，感受风寒湿邪，而阻滞经网脉络，脉络不通，则身躯疼痛，肢体肿胀，皮肤变硬，按之无凹陷，外表成腊肠状。也有由于内脏阳虚而寒从中内生，出现沉疴积冷等证候。

2.肾脾两虚

痰浊血瘀证：肾脾阳虚，肺卫受损，津液运行受阻，痰湿留滞关节，筋脉骨失养，而发生本病。或久病体虚，无力鼓动血脉，而出现气虚血瘀证。

三、临床诊断

（一）西医诊断

1.证状与体征

起病缓慢，主要表现关节的疼痛、肿胀、青紫等交替出现，严重时出现皮肤及内脏的损害。

（1）雷诺现象　是该病最早最常见的症状，占90%以上，多于受凉后出现的关节苍白、凉冷现象，渐而变青紫，遇热缓解恢复正常。这样可反复数月数年，渐而指端营养出现障碍，早期指腹变薄，指甲变脆，脱落。到晚期指端可溶解消失。

（2）皮肤改变　最先见于双手和面部，渐而向前臂、颈部、胸腹部发展。面部侵犯出现"面具脸"，无表情无皱纹，张口说话、咬食受影响，皮肤病变分为三期：①水肿期：皮肤蜡样肿胀发亮，按之无凹陷。②硬化期：病变肢体发硬、僵直、活动范围受限，皮肤不能被捏起。③萎缩期：皮肤变薄，皮下脂肪、肌肉萎缩，皮肤皱纹消失，毛发脱落，肢体活动屈伸受限。

（3）关节病变　表现为单关节或多关节疼痛僵硬，屈伸不利，到晚期出现变形、畸形、骨坏死、肌肉萎缩。

（4）内脏损害　心脏可出现心悸、心律失常；肺部可出现呼吸困难、窒息；肾脏出现蛋白尿、水肿等。消化道出现吞咽、进食困难。

2.实验室检查

血沉增快，可有贫血。血浆免疫球蛋白、丙种球蛋白、冷球蛋白可升高，血清白蛋白和球蛋白的比例可倒置。抗核抗体阳性。肾脏受损害时可有蛋白尿、红细胞、管型。抗 RNP 抗体、抗 SSA 抗体、抗心磷脂抗体阳性。特征性化验检查：抗 Scl-70 抗体阳性。

3.诊断依据

依据病人反复的肢端苍白、青紫、雷诺现象，又有关节的疼痛、肿胀、面具脸，结合化验检查可以确诊。

4. 鉴别诊断

（1）硬肿病属细菌感染后引起的颜面部、颈部肿胀；无手足雷诺现象，抗 Scl-70 抗体阴性。

（2）嗜酸性筋膜炎　该病无内脏和雷诺现象，周围血嗜酸性粒细胞增高，抗核抗体阴性。

（3）类风湿关节炎。

（二）中医诊断

1. 基本诊断要点

本病在中医属皮痹、肌痹、脉痹范畴。由于肾脾阳虚、风寒湿外邪侵犯人体、皮卫先受之，肌肤出现苍白、发凉、青紫，筋脉挛急，关节疼痛，屈伸不利。如伤及肺卫，出现皮肤僵硬，呼吸喘息；脾阳气衰，四肢肌肉萎缩，运化失常等；肾阳虚衰，经脉骨失养，皮肤光亮如蜡状。

2. 实验室检查

3. 辨证分型

（1）脾肾阳虚、风寒阻络证　表现为腰膝酸软，身体怕风怕冷，病变肢体苍白发凉，怠动，关节疼痛，成腊肠状，六脉沉细或沉弦，舌质淡，苔薄白。

（2）肾脾两虚　痰浊血瘀证表现为腰腿困乏，皮肤凉发硬，肿胀，摸之较光滑，压之无凹陷，可转为青紫、潮红，遇热可减轻或缓解，逐渐加重后可伴关节疼痛、肿胀、肢节屈伸不利。六脉沉弦细、或弦涩。舌质暗红，苔白厚或黄腻。

四、一般治疗

（一）西医西药治疗

（1）泼尼松　每日 1~2 次，每次 10mg，口服。

（2）阿司匹林　每日 1~2 次，每次 1.0g，口服。

（3）秋水仙碱　每日 1~2 次，每次 0.5mg，口服。

（4）硫唑嘌呤　每日 2~3 次，每次 50mg，口服。

（5）低分子右旋糖酐　每日 500ml，缓慢静脉点滴，7~10 天为一疗程。

（二）中医中药治疗

1. 脾肾阳虚，风寒阻络证

治法：补肾温脾，祛风散寒。

方药：

鹿角胶 3g	熟地黄 15g	炮姜 6g	肉桂 6g
制附子 10g	当归 6g	芍药 10g	川芎 10g
透骨草 10g	黄芪 30g	地龙 6g	泽泻 10g
白芥子 10g	苍术 10g		

2. 肾脾两虚　痰浊血瘀证

治法：补肾健脾、活血通络。

方药：

熟地黄 15g	枸杞 15g	淮山药 15g	鸡血藤 12g
苏木 10g	菟丝子 12g	桃仁 8g	红花 6g
三棱 8g	制川乌 6g	伸筋草 12g	土鳖虫 10g
土茯苓 10g	海桐皮 8g	山萸肉 10g	

3. 其他成方加减

阳和汤，补阳还五汤，金匮肾气丸。

（三）特殊治疗

（1）蚂蚁通痹丸　每日 2 次，每次 2 丸，口服。

（2）蚂蚁通痹胶囊　每日 3 次，每次 4 粒，口服。

（四）其他疗法

（1）针灸疗法。

（2）外洗外敷疗法。

第十一节　结节性红斑

一、概述

结节性红斑（erythema nodosum）是一种皮肤表面微隆突起的大小不等、甚至相互融合形成斑片状的红、深红色、紫暗色的结节斑块，局部浮肿、成乳状隆起、局部或整病肢体疼痛且有压痛的皮肤血管病。此病亦属变态免疫性疾病，常与类风湿关节炎、风湿热合并患病。常发于春秋季节。发病年龄在 20~40 岁，以青年女性较多，女性与男性发病比例为 6.7∶1。

中医学文献虽无对此病精确的命名，但与瓜藤缠、湿毒下注、梅核丹等皮疹相似。可列为中医学的"热痹""脉痹""瘀血流注"等范畴，进行辨证施治，可获得较为满意的效果。

二、病因病机

（一）西医的病因病理

1. 病因

病因尚未清楚。与感染因素如上呼吸道溶血性链球菌感染，或其他病毒感染有直接或间接的诱发因素；在进食不当，如食用易发性的食物，鱼、蟹、驴肉等；或对某种药物过敏等可诱发这种变态免疫性疾病的发生，而且也常常与类风湿关节炎和其他风湿类疾病合并发病。

2. 病理

主要病理特点是大小血管的炎性、渗出、水肿、增生，血管内腔变窄。用电子显微镜观察毛细小动、静脉和微细血管腔有闭塞的现象，在结节的周围可有大量的巨噬细胞、成纤维细胞的渗入与增殖。在恢复期，这些小血管逐步炎症消退吸收恢复。也有的机化变形，由新生的毛细血管取代。

（二）中医病因病机

本病多因外感风寒雨湿，或站立、行走等劳伤过度，或情绪低落反常，加之肾、脾、肺三脏俱虚，而致气、血、津、液运行不畅，引起血运受限，热迫血外溢，血瘀液聚之症。

（1）在外感受风寒湿邪，在内素有脏器虚弱，正邪相搏。经络流功不畅，气血津液运行受阻，血液外溢形成瘀斑、结节、肿胀。

（2）风寒湿邪不能阻于人体卫、气分之经外，进而侵入营分、血分，伤及肺气、脾脏。因肺主气，气为血帅。脾为气血生化之源，为肺气之母。又脾统血，气行血则行，气滞血则瘀。而气血不足，使血溢脉外。或邪毒入深，内生血热。热可迫血妄行。使血、液溢于脉络之外形成本病。

（3）肾阴不足、肺气素虚。内不能实人体内在之阳气，外不能夯腠里之表实。使肺气得不到很好的温煦，致气虚而鼓动无力，血液不能很好地运行。故形成血滞、血溢、血瘀。进而津液随之外渗，形成肿胀。又阳气不足而寒气盛，寒主收引，故疼痛。且局部斑块呈灰暗、深红、紫红。

三、临床诊断

（一）西医诊断

1. 症状与体征

（1）全身及局部症状　此病常见于20~40岁的女性病人，常有上呼吸道感染史，或感冒病史。伴有全身疲乏无力、低热。多出现四肢关节疼痛症状，以膝、髋关节为多见。继而在四肢、皮肤出现散在的大小不等、分布不均的结节斑块，开始深红，逐步隆起于皮肤表面，较硬而疼痛，严重时相互融合，形成肢体较大范围肿胀，压之发硬而疼痛，无凹陷，斑块色泽逐步由浅变深，渐而变紫，5~7天后逐渐消退，病情可反复，在一处或数处交替性的出现。经合理的治疗后逐步缓解而痊愈。具有一定的规律性和季节性。常在春秋季节或某一致病因素作用下发病。该结节斑块一般不发生化脓、溃破。

2. 化验

检查血、尿、便常规检查正常。白细胞总数不高，中性粒细胞可稍高于正常，血小板数、血沉正常。类风湿因子多为阴性。

3. 诊断依据

（1）呼吸道感染史或其他过敏史。

（2）多发于春秋季节，青年女性，两下肢较多见。

（3）四肢皮肤出现散在的大小不等、分布不均的深红色到暗红色发紫的结节斑块突起皮肤，发硬而疼痛，压之不褪色，5~7天后逐渐消退，消退后皮肤不留痕迹。

（4）有反复发作史，经治疗后可痊愈。

4. 鉴别诊断

（1）坏死性血管炎　皮肤损害明显，结节红斑可糜烂、坏死。化验血沉可增快，类风湿因子阳性，白细胞增高，有时可能侵犯心脏、肾脏造成内脏损害。

（2）变应性血管炎　好发部位也是双下肢。皮肤出现斑片状、斑点状的紫红色结节斑块，可形成溃疡和结节坏死。可合并肾、眼、肺的损害，在皮疹时出现出血、便血等全身性症状。

（3）排除其他免疫性疾病和血液系统疾病　如过敏性紫癜、血小板减少性紫癜等。

（二）中医诊断

1. 基本诊断要点

本病的发病有急性和亚急性起病，好发于春秋季节，以青年女性为多见。多有恶寒、发热、咽痛、关节疼痛等症状。继而在双下肢出现大小不等、分布不均，高出于皮肤表面的结节性红斑，开始为鲜红、渐而暗红、紫红，最后变为黄色，自行消退，红斑压之疼痛，时有灼热感，红斑一般5~7天后逐渐消退，很少出现化脓和破溃，愈后不留痕迹。

2. 实验室检查

血常规、血沉、类风湿因子一般正常。如合并上呼吸道感染时白细胞可以增高，血沉增快，类风湿因子为阳性。

3. 辨证分型

（1）寒湿瘀阻型　因平常体质一般，抵抗力弱，一旦风寒湿邪侵袭时，即互相搏击，终致经脉的气血津液运行不畅而发病。表现为低热、恶寒、红斑疼痛、突起，四肢疼痛，乏力，舌淡红，苔薄白略腻，脉浮数或沉紧。

（2）湿热瘀阻型　因肺脾素虚，风湿热邪侵犯人体，相搏于卫气与营血之间，终因邪强正虚，毒热深入营血、致迫血妄行，形成此病。表现为发热，结节红斑大而疼痛，神疲乏力，下肢浮肿、关节沉重等。舌质红、苔黄腻，脉滑数。

（3）肾肺两虚型　病人素有肾阳不足、肺气虚弱。致肾不纳气，肺气得不到很好的温煦。而气虚则鼓动运行气血津液无力，形成了血滞、血瘀等症。表现为结节淡红或紫暗，畏寒、怕冷、手足不温等。舌质淡，苔薄白或白腻，脉沉细或沉涩。

四、一般治疗

（一）西医西药治疗

1. 激素类药

泼尼松每次 20~30mg，每日 1 次。地塞米松每次 10~15mg，每日 1 次。对急性发作，反复发作，病情比较重的，地塞米松 20~30mg，或氢化可的松 200~300mg，加入 10% 葡萄糖注射液 250ml 或 0.9% 氯化钠注射液 250ml 中静脉点滴，每日 1 次，连续 5~7 天。

2. 抗生素类药

青霉素 800~1000 万 U 每日 1 次静脉点滴，或用氨苄西林 4~8g，或先锋霉素 2.0~4.0g 加入 0.9% 氯化钠 500ml 中静脉点滴，连续 5~7 天。对病症较轻，合并呼吸道感染也不是很明显的，可口服红霉素每次 0.5g，每日 3 次，或利君沙每日 1.0g，每日 2 次。

3. 抗风湿类药

肠溶阿司匹林每次 1.0g，每日 3 次，口服。布洛芬每次 0.2~0.4g，每日 3 次，口服。

（二）中医中药治疗

1. 中药辨证施治

（1）寒湿瘀阻证

治法：祛寒利湿，消瘀通脉。

方药：

| 附子 9g | 桂枝 10g | 当归 6g | 芍药 12g |

泽泻 12g　　　　　秦艽 12g　　　　　丹参 20g　　　　　木通 10g

牛膝 12g

方解：以附子、桂枝祛寒通阳，泽泻、木通利湿消肿，丹参、当归、芍药消瘀通络，牛膝引诸药下行，使药达病所。

（2）湿热瘀阻证

治法：清热利湿、活血通络。

方药：

龙胆草 10g　　　　栀子 10g　　　　　黄芩 12g　　　　　车前子 12g

泽泻 12g　　　　　丹皮 15g　　　　　红花 10g　　　　　生地 12g

乳香 9g　　　　　　没药 9g

方解：龙胆草、黄芩、栀子、泽泻等清肝胆循行下肢之湿热，丹皮、红花具有凉血、活血、通络之功，乳香、没药清湿热祛瘀阻之痛。全方达湿热清，脉络通之功效。

（3）肾肺两虚证

治法：壮阳补气，温经通脉。

方药：

附子 6g　　　　　　干姜 8g　　　　　　熟地 10g　　　　　黄芪 20g

桂枝 8g　　　　　　当归 8g　　　　　　川芎 10g　　　　　独活 12g

党参 12g　　　　　桃仁 6g　　　　　　红花 8g　　　　　　前胡 10g

茯苓 12g　　　　　牛膝 12g

方解：附子、干姜、桂枝温经壮阳行气，桃仁、红花、川芎活血通络，黄芪、党参补气，前胡、茯苓温化痰湿。全方达温补肾阳，益气行血，祛湿通络。

2. 中成药治疗

（1）旺龙蚂蚁丸　每日 2 次，每次 2 丸，口服。功能主治：补肾健脾，祛寒利湿，温经通络。旺龙蚂蚁丸胶囊，每日 3 次，每次 4 粒，口服。

（2）脉管炎片　每日 3 次，每次 4~6 片，口服。

（3）散结灵　每日 3 次，每次 5 片。

（4）外洗剂　红花 30g、金银花 30g、黄柏 30g、车前子 30g、金钱草 30g，水煎外洗，每日 1~2 次。

（5）外洗偏方　水红花条 30g、西河柳枝条 30g、桃树枝条 30g、胡椒 5g，水煎外洗，每日 1~2 次。

3. 保养与预防

（1）病人适当休息，避免劳累、站立时间过长。

（2）多吃富有营养，高能量、高蛋白质的食物，避免食鱼、虾、驴肉等易发性的肉食品。

（3）坐卧时，尽量抬高患肢，以促进下肢血液回流，消除瘀血肿胀。

（4）在好发季节，可提前预防服药，防止病情痊愈后再次复发。

（5）病愈后，多加强体育锻炼，可做广播体操、打太极拳等。

第三章 类风湿疾病知识解疑

第一节 类风湿病的相关知识解答

1. 常见引起类风湿的原因和预防

类风湿的病因目前还未完全明了。西医方面认为与感染、遗传、内分泌功能紊乱等因素有关，而受凉、潮湿、劳累、精神创伤、营养不良、外伤常是本病的诱发因素。

中医学认为是由于人体气血营卫失和，肾脾肝脏虚弱的情况下，风寒湿趁虚而侵入人体引起经络闭阻不通，筋脉骨失去濡养而患病。本病应预防为主，加强体育锻炼，增强机体抵抗力、免疫力。《内经》曰："正气内存，邪不可干"，"邪之所凑，其气必虚"。避免过度的劳累，注意身体的防寒保暖，不受雨淋。养成良好的心理素质和愉快的精神状态；及时治疗感冒和上呼吸道感染。一旦疑及该病，应做到早诊断早治疗，防止乱用药物，尤其是激素类药物应尽量少用。

2. 类风湿关节炎病人对待疾病的正确态度

对得了类风湿关节炎的病人，应持积极认真的态度，避免消极、急躁情绪，消除诱发加重该病发生发展的隐患。在类风湿病病人中，经流行病学调查，约有 10% 的病人可以不治自行缓解。约 20% 的病人短期滑膜炎症恢复后不再复发。约 20% 的病人虽有病情反复但缓解后不留关节畸形，约有 45% 的病人反复发作，经治疗缓解后，可遗留不同程度的关节畸形，约有 5% 的病人可失去生活自理能力。我们的实践体会是：只有抓住早期的诊断，妥善合理的治疗；90%的病人还是可以治愈的。

3. 对风湿性关节炎和类风湿关节炎遗传性的认识

风湿性和类风湿关节炎不属于遗传性疾病，而又与遗传密切相关，它是具有一定家族遗传倾向的疾病。有人调查证实，在父母亲患有类风湿的，子女类风湿关节炎的发病率比一般人群高 2~10 倍。类风湿关节炎的近亲中，类风湿因子的阳性率比一般人群高 2~3 倍，在临床中我们最多遇过一家祖孙三代 5 人患类风湿病者。还有人通过白细胞抗原系统和染色体基因方面作了一些研究，其与遗传因素有关的解密，尚待进一步证实。

4. 单纯类风湿因子阳性不能判定类风湿关节炎

对类风湿关节炎的诊断在前面已叙述，在关节疼痛、肿胀、晨僵、屈伸受限外，如化验类风湿因子阳性即可明确诊断为类风湿关节炎；而单纯类风湿因子化验阳性，关节疼痛、肿胀不明显时，只能怀疑类风湿；由于类风湿因子特异性较差，在硬皮病、干燥综合征等其他结缔组织病时也可为阳性；在正常人也可能出现阳性。为此，出现类风湿因子阳性时，无症状者先观察之，有非典型症状时找专科大夫帮助诊断。故单纯类风湿因子阳性不能诊断为类风湿关节炎。

5. 类风湿关节炎出现贫血的原因

类风湿关节炎贫血多在亚急性、慢性时出现，其一是由于病人体质差，疾病的痛苦造成饮食、消化、吸收障碍，运动、活动也较少，表现精神萎靡、形体消瘦、睡眠不佳；其二是服用的各类抗风湿药物，尤其对胃肠刺激作用的药物影响消化吸收、营养差，出现贫血；其三是服用风湿药物引起贫血，包括红细胞，全血细胞的下降，一般停药后可恢复。

因此患有类风湿并不可怕，应积极治疗，在生活上应加强营养，食易消化、含铁较高的食物，适当补充铁剂药品如硫酸亚铁、补血生等即可恢复。

6. 类风湿关节炎血小板增高的原因

在类风湿关节炎中期时，往往在化验血小板时出现升高，与疾病程度成正比，即病情发作加重时，血小板随之升高，当病情得到缓解控制后，血小板下降或恢复至正常水平。其一是血小板升高与类风湿关节炎激活人体免疫系统有关；其二是中期病人出现体衰、贫血时，生血、凝血的功能增强过盛有关；其三是服用抗风湿药物激活身体免疫系统导致血小板增高。

7. 类风湿是否可以彻底治愈？

类风湿关节炎在以前很多学者不敢提出治愈二字，笔者通过 30 多年类风湿关节炎的研究与治疗，可以说就有 30 年痊愈没有复发的大量病人。根据笔者应用蚂蚁丸 110 例临床疗效观察，治愈率达 42.37%，且停药 6 个月未复发；雷公藤片的治愈率也达 19.8%，还有更多的学者报道类风湿是完全可以治愈的，只是各家报道的治愈率高低不同而已。因此，类风湿关节炎只能控制不能治愈已成为过去。

在以前把类风湿的治愈称为临床缓解或者基本控制，即停药 3 个月不复发为临床缓解。美国风湿病学会提出的类风湿关节炎的临床缓解标准是：①晨僵，不超过 15 分钟；②无疲乏感；③无关节疼痛；④关节无压痛；⑤关节或软组织无肿胀；⑥血沉。男性小于 20mm/h；女性小于 30mm/h；为什么在美国这样最发达的国家还把临床缓解标准规定的这么低，这说明类风湿是国内外公认的一类疑难顽症。

8. 类风湿病人可以放心生孩子

得了类风湿，应积极治疗，待病情控制缓解或痊愈后，还是可以怀孕生孩子的，这样的例子也不少。为保险起见，在生育孩子 15 天后即行预防性抗风湿治疗，这样保证了产妇在产后失血、身体抵抗力下降的情况下病情不会复发。我们多年来实践得出的充分理由证实：①类风湿关节炎的病人，病情经治疗平稳，或得到控制和痊愈后，怀孕生育的小孩很健康（多年来观察未发现有胎儿畸形的）；②有的病人在怀孕期间，适当减少用药剂量（如蚂蚁丸由正常每日用量 4 丸减为每日 2 丸），生下的婴儿很健康；③在我们做过毒理实验的小白鼠，给雌雄交配后生下的小鼠未发现有畸形的。

9. 重症类风湿关节炎所致病人瘫痪的说明

类风湿关节炎病人一般不会侵犯中枢神经系统，也不会引起所谓的"瘫痪"。通常，人们所指的类风湿病人严重不能下床，活动受限所致"瘫痪"，并不是真正的瘫痪，而是病情重，关节严重肿胀、疼痛甚至骨质破坏，产生畸形和全身功能障碍，病人卧床不起，生活不能自理者，被误称为是瘫痪。而真正的瘫痪是由于中枢神经系统的疾病引起肢体感觉、运动障碍者，这应与类风湿关节炎予以区别。

10. 对女性易患类风湿关节炎比率较高的分析

国内外学者从流行病学和治疗学等不同角度进行统计调查时表明，类风湿关节炎男女发病比例平均在 1：2.5，均说明女性易患此病。其原因笔者认为：其一，女性由于有月经期、生育期，身体抵抗力极为低下，在此时期风寒湿趁虚而入侵犯机体。其二是女性洗衣服，做家务涉水较多（特别是涉凉水），而容易得此病。三是部分女性相对比男性心胸欠宽阔，遇事多思虑、忧愁，因此容易患此病。

11. 类风湿关节炎的临床分期

（1）急性期　起病较急，关节明显肿胀、疼痛，局部温度增高，有明显关节压痛、关节积液征象，全身乏力，关节活动受限或完全不能活动。晨僵 1 小时以内，严重者在短期内影响工作、生活，病程不超过一年。化验血沉较快，类风湿因子阳性。X 线片示：软组织肿胀、骨质疏松。

此期应争取早诊断早治疗，如思想上不重视，治治停停，很容易演变为亚急性期。

（2）亚急性期　关节肿痛较上述较缓，病情常反复与停顿交替进行。晨僵在 4 小时之内。病程不超过两年。化验血沉可持续增快，类风湿因子多阳性。X 线示除软组织肿胀、骨质疏松外，可有关节腔的变窄和骨质的破坏。

此期选择合理有效的治疗方法至关重要，如果治疗得当，病情很快得到控制，有的尚可痊愈。

（3）慢性期　此期多由亚急性期转变而来，也可起病缓慢，从一开始就表现为慢性期症状。关节疼痛肿胀相对较缓，程度较轻，但病程较长，多在 3 年以上，晨僵可达 6 小时以上，而病情较顽固，常常缠绵难愈。血沉可加快或趋于正常。类风湿因子持续阳性。X 线可见骨质广泛疏松和破坏、关节间隙狭窄，消失、融合、变性、强直。

此期应争取积极控制，缓解病情，减轻病人痛苦，配合辅助治疗，最大程度地改善关节功能。

（4）缓解稳定期　经过积极有效的治疗，关节肿痛等症状基本消失，晨僵可稍有或无，关节局部功能和全身整体功能得到了基本的改善。化验血沉恢复正常，类风湿因子多数转为阴性。X 线示骨质疏松明显改善，骨质破坏明显修复，有的出现增生、融合，关节行走时有弹响。

此期病情静止，趋于正常。治疗方面主要是保健性预防性的用药，在气候不佳或身体不适时短期提前用药。适当进行锻炼；加强机体抵抗力，提高免疫力。

12. 类风湿关节炎合并原发性高血压的治疗

类风湿关节炎，同时合并原发型高血压，在服用类风湿关节炎的同时，结合服用降血压的药物，除观察类风湿症状和有关项目检查外，还应该按时测量血压，了解血压恢复的程度、速度，决定用降压药的数量、次数。需要说明的是服用蚂蚁丸的病人，在服用方法上应不用蛋黄，多用蛋清。

13. 有心脏病合并风湿病的病人服药治疗的方法

风湿病常常引起心脏瓣膜及整个心脏的损害，抗风湿治疗可以预防和控制风湿性心脏病的发生和发展，患有风湿性心脏病的病人，可以同时服用抗风湿药物，而抗风湿的药物除可以治疗类风湿外，还可以促进心脏病的恢复和预防心脏病的发作。

14. 类风湿关节炎合并糖尿病的治疗方法

二病同时存在时，抗类风湿和治疗糖尿病的药物都要服用。但需要注意的是治疗类风湿不能服用影响糖尿病的药物，如肾上腺糖皮质激素类药物的泼尼松、地塞米松等，也不能食用不利于糖尿病治疗的食物，如红糖、白糖等。如服用蚂蚁丸时应注意用胶囊或粉剂，不要用含蜂蜜的蚂蚁丸大蜜丸。

15. 骨外伤伤愈后受伤部位隐隐作痛的因素

（1）骨外伤过程中，除骨干、关节损伤、断离外，周围软组织也有不同程度的创伤、撕裂、出血、渗出、肿胀，形成血肿，经整复对位或手术等周围组织再度损伤，这样骨折部位逐步痊愈，而周围的肌肉、肌腱、神经、血管等损伤的恢复和部位的机化、纤维化、钙化等，可引起神经的粘连、受压等，因此受伤部位常隐隐作痛。

（2）受伤处如是关节部位，应想到关节腔和关节面的损伤，因外伤使关节面的平整、完整性破坏，可出现创伤性关节炎，关节腔可因外伤炎症，渗出、出血、肿胀，在吸收过程中，机化、纤维化、钙化，使关节腔变窄、模糊，如不加强关节运动，还会引起不同程度的功能丧失。

（3）从中医角度认为"正气内存，邪不可干"，骨、关节、肌肉组织创伤，必致正气内虚，特别肾、脾两脏俱虚，功能低下，风、寒、湿外邪，趁虚而入，引起创伤后的风湿性和类风湿关节炎，这样的病例在临床中还是很常见的。

（4）从现代免疫学的观点认识，外伤作为一种免疫刺激，激活人体抗风湿抗体系统，继而释放一种溶解、破坏骨组织、滑膜的溶酶，引发全身关节的类风湿、风湿炎症，这种观念在西医学术界也逐步被认同。

综上所述，外伤痊愈后的局部关节疼痛或其他关节部位出现疼痛，应警惕创伤性关节炎和类风湿、风湿性关节炎的发生。在临床中，很多病人遇以上情况时来找我们，一般给一些活血化瘀、祛寒止痛的中药和蚂蚁丸服用。以便做到早预防、早治疗。而且只要类风湿一经确诊，马上给予规范治疗方案，按疗程服药。

16. 类风湿临床症状得到控制后血沉仍高的分析

病人经确诊为类风湿关节炎以后，经过规范而合理的用药治疗，关节的疼痛、肿胀明显缓解，关节功能和整体功能得到了明显改善，但化验血沉时仍较高，或比治疗前也没有明显的下降，这时应考虑到：①病症减轻，血沉下降不明显，病情可能仍在进展，还应强化治疗，继续服药；②应想到其他疾病，如贫血性血沉增快，是否合并有结核病，尤其结核风湿症，是否合并有肿瘤占位性病变等；③化验误差，可到条件稍好的医院作复核检查。

对类风湿病症确实减轻，而血沉持续不能下降者，我们在治疗风湿性心脏病、肾小球肾炎中也碰到过，可以从西医血液病学、免疫学的角度进行调整用药，或从中医角度调补气血，提高机体抵抗力的方面调整用药，可以起到事半功倍的效果。这方面常用的中药有人参、党参、黄芪、当归、丹参、益母草等。

17. 红斑狼疮带实验的临床意义

红斑狼疮除典型的临床症状、体征外，可做一重要的试验，这就是狼疮带试验（lupus band test，LBT），它是指在表皮和真皮的连接处，用免疫荧光法检测，可见一条局限性的免疫球蛋白或补体的沉积带，这免疫沉积带是 IgG 与补体的聚合物，显示颗粒状的黄绿色，称为荧光带。在 SLE 时，阳性率为 70%，皮肤红斑和盘状红斑狼疮部位检测可达 90% 以上。在风湿关节炎、混合性结缔组织病时，也可为阳性，但显示率较低。

18. 类风湿关节炎合并腰腿疼痛的分析

表 3-1　常见腰痛的原因

原　因	常见疾病
结构性改变	先天性脊柱侧弯，外伤性脊柱侧弯，骨病性脊柱侧弯
功能性改变	炎症、骨刺、肿瘤、强迫性姿势的改变和刺激压迫，腰肌劳损
神经根受压	椎间盘突出症，退行性椎间盘病变，腰椎骨质增生，椎管狭窄症、颈椎病
感染性	化脓性脊柱炎，硬膜外脓肿，脊柱结核，青年性脊髓炎
代谢性	原发性骨质疏松，营养性或中毒性骨质软化症，氟骨症
肿　瘤	脊椎、骨盆原发性转移性肿瘤
放射痛	妇科盆腔炎症，男科前列腺炎症、肾脏及腹膜后疾病
风湿性	强直性脊柱炎，原发性纤维组织炎，横突综合征
先天性缺陷	隐性脊柱裂，骶椎腰化，腰椎骶化，移性椎，驼背，脊柱侧凸、前凸等

以上列表介绍为腰痛较常见疾病，作为风湿免疫专科医师，遇到一位类风湿病人，伴有腰部及脊柱隐痛、钝痛、僵痛等病症时，应广开思路，结合病人年龄、性别、病史、症状、体征、实验室和 X 线、CT、核磁共振、脊髓造影检查综合考虑，尽量避免误诊与漏诊。

19. 应尽量避免类风湿关节炎转为进展期

类风湿关节炎病人在早期往往不容易确诊，原因是其临床表现不典型，如果按常规诊断标准去套用，往往不能满足肯定病例的条款，为此治疗起来较混乱而不规范，通过这样一些正规不正规的治疗，有的病人得到了痊愈，有的逐步演变为典型的类风湿，有的时好时犯，转变为慢性的类风湿。为了将这些早期非典型的类风湿避免延误或继续发展，我们主张如出现以下情况时应按类风湿关节炎进行服药：

（1）参照国内外类风湿关节炎诊断标准和我院制定的标准，对疑似病例，做到早发现早诊断早治疗。

（2）急性类风湿进展活动期经过治疗虽未痊愈，但趋于一个稳定期，或转为慢性期。在这个时候，对诱发或引起该病复发、发生发展的因素，应予以警惕，预防的办法是消除致病因素，提前服药防治。但应值得注意是：不是要我们每日去服药，而是应注意防重于治。

20. 类风湿关节炎出现髋部疼痛

类风湿关节炎在发病初期，有 5%~10% 的病人有髋关节疼痛不适。随着病情的进行性发展，通过 X 线拍片检查发现涉及髋关节病变的竟达 50%。大腿后侧或腹股沟区疼痛是髋关节受累的最常见症状，在起站和下蹲或行走时表现困难。此区域的疼痛常向双膝部放射。

类风湿关节炎致髋关节受累者较少，而对无髋关节不适的类风湿关节炎病人，因长时间服用激素或抗炎药物治疗，虽原有关节炎症状好转，而又出现了髋部的不适疼痛，则应高度怀疑股骨头无菌缺血性坏死。如在治疗过程中出现髋关节疼痛的，还应想到与强直性脊柱炎重叠的可能，此时应尽快到医院做 X 线拍片和 CT 检查，化验 HLA-B27。

21. 类风湿关节炎的病人应定期检查血、尿、便常规和肝肾功能

（1）类风湿关节炎是一个以关节病变为主的全身自身免疫性疾病，它除侵犯关节部位以外，还可以侵犯神经、血管、肝脏、肾脏、心脏等重要器官，定期检查血、尿、便，肝肾功能，对了解病情的轻重缓急，进展程度，有重要的参考价值。

（2）由于类风湿关节炎是一个慢性病，病程较长，而且常有反复发作，又病人长期服用各类中西药品，尤其是激素、非甾体类抗炎药，容易对血液、肝肾等脏器产生不良影响，如药物引起的白细胞、血小板减少，蛋白尿、血尿，大便潜血阳性，转氨酶升高等。因此，服药过程应定期检查血尿便常规，肝肾功能，以便发现问题后，能及时予以处理。

一般而言，由药物引起的不良反应，在停服药物后可以恢复正常。但还需继续服药的，应尽可能选用毒性低的抗风湿药使用，同时服用保护这些脏器功能的药物。

22. 65 岁以上老年关节疼痛病人的诊治

65 岁以上老年关节疼痛病人：①由于一生工作劳累，骨与关节多年的磨损，形成老年骨性关节炎；在年轻时，有轻、中、重度的外伤，休息几天也就继续坚持上班了；这时可能病情正在悄悄地进行着，有的骨质表现到严重疏松，有的关节间隙变的不等宽、狭窄，有的不同程度的骨质增生；在高龄妇女还有磷、钙缺乏症等。②由于衰老骨关节炎的产生，风、寒、湿外邪中伤的表现也就表现出来，如"老寒腿"或称风湿寒性关节痛，在我们风湿病

学会称"风湿四病"的第一病，就是表现为在冬春季节的关节无红肿、无晨僵的间断性疼痛，家里热些，穿得暖些，稍食些暖身的饮食品、保健品，稍用点祛寒止痛的药品，疼痛就可以减轻、缓解，随着年龄的增长，这种疼痛发作越来越频繁，程度越来越重，可以转化为疼痛、肿胀，如表现为大关节的，成为老年骨性关节炎合并风湿性关节炎，如四肢大小关节出现疼痛、肿胀，伴有晨僵、关节屈伸不利时，是老年骨性关节炎合并了类风湿关节炎，这在治疗时就需要两者兼顾。③病人一生健康，骨性关节炎症、损害也不明显，起病就表现为四肢大关节疼痛、肿胀，或大小关节疼痛、肿胀、晨僵、屈伸不利者，应是直发性风湿或类风湿关节炎，通过拍片，化验血沉、类风湿因子等可以确诊。④应排除其他原因、性质的关节炎。如痛风性关节炎、布氏杆菌性关节炎等。⑤对多关节和少关节、单关节的老年关节炎症，应从风湿、骨科，中西与西医等检查手段对其进行详细检查，多可明确诊断，给予对症治疗，常可以取得较为满意的效果。

23. 抗风湿病药也可以产生耐受性

细菌对抗生素容易产生耐药性，而人体对抗风湿药也可以产生耐受性；对于慢性类风湿病人，服用一种抗风湿药时间长了，效果也会渐渐不明显，我们多年治疗类风湿、强直性脊柱炎的经验中，常常遇到此种情况；第二种情况是，第一次患类风湿治愈以后，时隔几年，再一次服用同一种药时，产生效果就迟一些、慢一些，不如第一次服药时效果快。这是由于人体对服用同一种型号药物时间长了，产生了耐药性或抗药性，我们的处理办法是：①病情控制相对稳定后，可以适当减少用药量，增加理疗和食疗的办法，把服药减少到最低量。在病情有可能反复的季节和情况下，增加服药量，效果就明显地显示出来，同时也减少了药物对人体产生的毒性作用；②更换原服用药品或服药型号和剂型时，应采用下台阶和上台阶变换法（或叫递减和递增法），即逐步减少原来药物的服药量，同时逐步增加另一种药物的服用量，原则是病情平稳，不发生变化或反弹；③加强体育锻炼，进行必要的保健和运动、活动，增强人体抵抗力，提高人体免疫力，也是避免服药产生耐药性的重要部分。

24. 风湿活动发生时应想到的原因和采取的措施

人体患了风湿寒性关节痛、风湿性关节炎、类风湿关节炎、强直性脊柱炎（简称"风湿四病"）或其他风湿类疾病时，常遇到以下两种情况。

（1）经治疗痊愈以后，在气候发生大的反常变化时，常会感到全身疲乏无力，困倦劳累，肢体麻木不适，关节似痛非痛的，这是由于：①在探讨病因机制时，提到的风、寒、湿致病因子再度侵犯人体，机体产生的抵御外邪、激活抗体的一系列免疫过程，因此在即将要发病（犯病）的时候，很多有经验的病人即多穿衣服，注意保暖等等，或者预防性的服用抗风湿的药物，这样来避免疾病的发生，有的病人如抗不过这种变化，风湿活动就发作。②由于风湿性疾病的主要痛苦——疼痛，对人大脑皮质的反复刺激，使对风、寒、湿这种刺激感受形成了一种固定的反射通道，对风、寒、湿这三种因素特别敏感，一经触发，就全身不适，关节似疼痛，按压时又无固定关节疼痛点，而关节也确实未有真正炎症产生。这种病症的解决：我们除预防真正的风湿要发生外，还可以用消除疼痛固定通道的办法，如服用神经反射弧阻断剂等药物。

（2）经治疗病情控制以后，还在正常服药或已经减量服药的病人，在气候变化时，原有的风湿症状反应明显，或病情似有反复加重感，这时应加大抗风湿的用药量，避免风湿的发作与加重，必要时进行中西医结合控制，治疗、辅助治疗等相配合。

25. 类风湿病人感觉到骨头里发热的原因

类风湿病人，由于病程时间较长，又长期应用大量的抗类风湿的中西医药品，这些药品又多偏热燥，很容易伤阴耗津缺液，为此，好多病人表现有手足心发热、骨头里发热、口干、舌燥、舌质红、苔黄、小便黄等阴虚证候。因此，我们在用药时多配伍一些滋阴的药物，如生地、丹皮、泽泻等，有的干脆配合六味地黄丸长期服用。第二方面就是要与结核风湿症做鉴别，作必要地检查，以明确诊断，精确治疗。

26. 全身疲乏、劳累、肢体麻木，关节微痛应想到的几种情况

（1）有些类风湿、风湿性关节炎病人在早期除全身疲乏、劳累、关节微困痛外，肢体可表现出麻木感，有的是阴天感到肢体经常性和间歇性的麻木感，有些是压迫性的麻木感，如睡眠后，或一侧肢体，一个姿势、位置，自身重力受压时间稍长后，可以出现麻木感，这些麻木感经主动或被动的揉、搓、捶后可以减轻，这时我们应想到有风湿性、类风湿关节炎的可能，是风、寒、湿外邪侵犯人体的前兆，病邪尚未深入，邪留皮肤腠理，痹阻经络不通所致，相当《内经》中的"皮痹"。

（2）脑动脉硬化、脑血栓、高血压等脑血管病变所致肢体麻木，表现为间断性、渐进性的麻木，伴有头痛、头晕、视物模糊感；也可有疲乏、劳累，但很少有关节疼痛。这时应做血糖、血脂、脑血流图、眼底检查，检查是否是脑供血不足引起血流不畅，血液灌注皮肤腠理、各脏器组织不足所致，相当于中医"中风""脉痹"的范畴。

（3）神经性受压或缺失所致的麻木，这种麻木特点表现为一侧性、对称性、局限性，多呈间断反复性发作，渐进性发作加重；如颈椎病表现为一侧上肢或双侧上肢的麻木，脊髓空洞症表现为两侧腹壁、背部或下肢的麻木，腰、骶椎增生表现为双侧腹部、臀部的麻木。虽也有关节的疼痛，但不会有类风湿肿胀、晨僵的表现，可做神经系统的相关检查。

27. 南方和北方类风湿病病人的特点

经调查和病历统计表明：类风湿、风湿关节炎病人好发于高寒及沿海地带。在北方冬春季多刮大风，合并寒冷，一谈到西北风，人们就有几分不寒而栗，多表现为风寒性类风湿关节炎和寒湿阻络型类风湿关节炎等；南方多潮湿，并有湿热、闷热，表现为热痹性类风湿和毒热痹性类风湿关节炎较多；在沿海地区还有刮海风、台风等，因此，南方风湿热病人比较多。南方人多吃辣是预防风湿病一种常见的食疗方法。

28. 类风湿病人在病情控制平稳后应加强疗效的巩固和预防

经我们治疗的许多类风湿病人，待病情缓解、稳定后，对如何减药、停药心中无数。又急于想去工作，去干活，就一下子把药都给停服了，这样有的也就真正的病情痊愈了，不会出现任何不适的感觉；也有的过几天，病情就又反复了，用上原来服的药，效果也没有原来那样好了。因此，我们认为，必须加强疗效的巩固和防范病情的反复和发作，具体做法是：

（1）病情控制平稳，疼痛、肿胀基本消失，关节功能活动和整体功能状况趋于正常，一定应化验一下血常规、血沉、类风湿因子、抗环瓜氨酸肽抗体、C反应蛋白，是否这些也基本恢复正常，然后再服药巩固一个月，再将药全部停掉。

（2）病情控制平稳接近痊愈时，可巩固1~2个月后，逐步递减药物，到最后停服药物，病情也无特殊变化为止。如服蚂蚁丸的病人，正常治疗时，每日2次，每次2丸；病情平稳巩固1~2个月后，化验血沉、类风湿因子、抗环瓜氨酸肽抗体基本正常，开始逐步递减药物，每日3丸，分2次服10天；

每日2丸，一次口服，继服10天；每日2丸，隔日一次口服10天；每次2丸，3日一次口服，继续服用一个月后停药。

（3）病情控制平稳到痊愈后，将抗类风湿方面的药全部停服，可用一些对类风湿有保健性的药酒、食品，以预防类风湿病的复发，其优点是：①药物作用低、毒性也低或无毒性；②便于家中操作，取材方便，价格低廉；③避免对药物产生依赖性、耐受性。

（4）加强防范措施，防止类风湿卷土重来：①避免劳累、生气，保持心情舒畅；②少用或不用凉水、冷水；③根据气候、天气变化，及时加减衣服，比正常人略多穿点衣服；④遇到感冒、上呼吸道感染、咽炎、扁桃体炎等迹象时，应及时用抗生素等药控制，同时服用抗类风湿的药物予以预防；⑤在劳累、情绪等因素的作用下，身体出现劳倦、疲乏、无力、关节等部位不适、欲疼痛时，可服用旺龙蚂蚁丸7~10天予以预防，有的病人在病情控制缓解或治愈停药后，在春末夏初和秋末冬初季节变换时，也可服用旺龙蚂蚁丸1~2个月预防本病的复发。

29. 骨质增生与类风湿关节炎的关系

类风湿常与骨质增生并存。如先有骨质增生后患类风湿，诊断为类风湿合并骨质增生。如先患类风湿，后引起骨质增生，称类风湿引起骨质增生，甚至骨质破坏、脱位、变形等。在治疗类风湿的过程中，以上两种情况，我们都经常遇到，在控制、治愈类风湿的同时，骨质增生亦得到了治愈（一般是早期较轻的）和不同程度的控制。单纯骨质增生我们推荐单服蚂蚁丸，结果效果也非常满意。在西医方面类风湿与骨质增生同属免疫性疾病，在中医都属于痹症的范畴；在治疗上应用抗类风湿、风湿的药物都可产生不同程度的效果，在中医方面辨证的应用治疗痹症的药物，都可产生异曲同工的作用。

目前我院又新研制的专门针对治疗骨质增生的"骨刺平胶囊"，在临床上已给上百例病人使用，疗效统计还不错。

30. 肩周炎与类风湿关节炎的关系

肩周炎和类风湿关节炎病因不同，症状表现也不一样。肩周炎又称"冻结肩"，仅限于在肩关节的无菌性炎症，肩臂方位性的上举、前后伸活动受限、疼痛，一般没有或看不出明显的肿胀。而类风湿是多关节的炎症，疼痛、肿胀、类风湿因子阳性等。肩关节周围炎可以合并类风湿。类风湿也可引起肩关节类风湿关节炎。单纯肩周炎不能诊断为类风湿病。治疗以上三种情况根据中医"异病同治"法则，均可以服用蚂蚁丸等抗风湿的药物治疗。并针对病情辨证分型，给配合中草药进行内服和针灸、拔罐、烤电等外部辅助治疗，多可治愈。

31. 服用治疗类风湿疾病的药物不会影响服用治疗其他疾病的药物

（1）在服药治疗类风湿关节炎时，有些病人合并有其他疾病，这时既不用停服治疗类风湿的药物，也可以继续服用治疗这些新发疾病的药物，只是服药时间上稍做调整错开即可，如类风湿在饭前1小时服用蚂蚁丸，而治疗其他疾病的药物在饭后1小时服用。

（2）如是先患有其他疾病（特别是大病、重病）后合并类风湿，这时应注意病人的体质状况，心、肝、肾功能，是否有严重血液系统疾病，应在全面检查、了解病人病情的情况下，决定治疗类风湿的用药品种、用药量、给药途径等。

32. 类风湿关节炎已经治愈，在做关节运动时产生弹响的原因

类风湿关节炎痊愈后，有的病人在做骨关节动时产生弹响，这是由于骨质、滑膜的炎症消除，关节囊及周围韧带的炎症在康复过程中出现紧皱现象（这本身是一种病情痊愈的表现），韧带对关节的牵拉感就相应紧强，为此在运动时出现弹响。随着这种炎症消除后的韧带逐步回复到原来的紧张度，弹响也就会慢慢地消失。

33. 牛皮癣性关节炎与类风湿关节炎的鉴别

牛皮癣性关节炎（psoriatic arthritis）又称牛皮癣性风湿病、银屑病关节炎，是一种极易复发的关节病变；牛皮癣性关节炎可累及指（趾）关节、掌指关节、跖趾关节等小关节，也可累及腕关节、肘关节及膝关节等四肢大关节，少数可累及骶髂关节及脊柱，关节受累常不对称，远端指间关节最易侵犯，早期常先受累于指关节，临床可有关节疼痛，红肿，晨僵，渐而出现关节强直、畸形。不同程度功能障碍，个别引起肢体残疾。由于牛皮癣性关节炎和类风湿关节炎在临床上有许多共同点，如慢性发病，女性多得，可见于任何年龄组和对称性多关节炎等。牛皮癣性关节炎临床中常见有以下几个特点：

（1）典型的牛皮癣性病变皮损。

（2）关节受累以远端指间关节为主，腊肠指（趾），骶髂关节炎和脊柱炎。

（3）指甲病变。

（4）类风湿因子阴性。

而类风湿关节炎受损多呈对称性，以近端关节肿大为主，类风湿因子阳性，X线片有特征性的改变，且有皮下结节即应予以确诊。

但应注意：若只有牛皮癣皮损，以后出现关节症状和皮肤损害，应考虑为牛皮癣性关节炎；若既有典型牛皮癣皮损，又有典型类风湿关节炎症状，且类风湿因子阳性，出现皮下结节者，即为两种疾病同时并存。

34. 风湿性关节炎和类风湿关节炎的区别

表 3-2　风湿性和类风湿关节炎的区别

鉴别要点	类风湿	风湿性
发病年龄	20~45 岁	5~30 岁
犯病关节	四肢大小关节	髋、膝、踝、肩、肘、腕大关节
起病方式	受累关节肿胀，多无发红、发热	受累关节肿胀、红肿、热痛
病程	长	短
晨僵	有	无
遗留关节畸形	有	无
心脏侵犯	很少侵犯	侵犯率较高，侵犯部位多在主动脉瓣和二尖瓣，在早期多表现为瓣膜关闭不全；到中晚期除关闭不全外，还引起严重的瓣膜狭窄器质性损害。
抗链 "O"	多为正常	升高
类风湿因子	阳性	正常
抗环瓜氨酸肽抗体	高于正常	正常
X 线片检查	骨质疏松	正常

35. 单纯更年期关节炎与类风湿关节炎的区别

更年期关节炎是由于雌激素分泌减少，内分泌和自主神经系统功能紊乱，血管弹性减退，出现关节疼痛、肿胀、僵直、疲乏、酸困，腰、腿、肩背疼痛，不同程度骨质疏松和骨关节改变，有时关节症状表现突出，易被误诊为类风湿关节炎。

单纯更年期关节炎有以下特点：

（1）多发生于更年期妇女，年龄 46~53 岁。

（2）如有晨僵，一般不超过 1 小时，关节僵痛多在站立过久或长时间不进行活动最明显。而类风湿晨僵应在清晨，持续时间多在 1 小时以上，活动后晨僵消失，但疼痛多不会停止。

（3）单纯更年期关节炎有明显的自主神经功能紊乱症状，如头痛、头闷、失眠、健忘、疲乏、无力、心悸、多汗、恶心、性情多变、情绪急躁，或者表现抑郁而沉默寡言，眼睑、面部、下肢时有肿胀，阵发性面部发红、发热，体温和血压不稳定，时而怕冷时而怕热，手足心发热等。

（4）经确诊为单纯更年期引起的关节症状，给以调节自主神经功能的药物（如乙烯雌酚、谷维素、消炎痛、次五加片、维生素 A 丸、E 丸）治疗后，症状可得到一些缓解，待过了更年期时，此病症逐渐消失而康复。类风湿关节炎必须按抗类风湿的药物进行治疗方可奏效、治愈。

这里需注意的是在更年期同时合并了类风湿关节炎，这时二病并存，两者症状都存在，很容易混淆，因此应认真审慎明确诊断，给予对应性的辨证辨病用药治疗。

36. 强直性脊柱炎与椎间盘突出症的鉴别

表 3-3　强直性脊柱炎与椎间盘突出症的鉴别

特　点	强直性脊柱炎	椎间盘突出症
发病方式	一般为慢性或隐匿性发病	常急性发病
疼痛部位	颈、腰、髋、膝	多局限于腰
发作情况	多成慢性、渐进性发作	变化快、常与活动有关
严重程度	常为轻至中度	发作后疼痛难忍
姿势状态	可呈板状腰、僵直腰	
静动休息时	腰部有僵硬感	头、上体和臀、下体多倾斜于突出的健侧疼痛减轻
咳嗽反应	可致胸痛	腰部、大腿部疼痛
触诊检查	脊柱多处和骶髂关节，髋关节压痛阳性	突出部位 1~2 个脊椎骨压痛，一侧神经受压时沿其走行有压痛
脊柱运动	颈椎屈伸、旋转，胸廓活动受限	颈椎、胸廓活动正常
直腿抬高试验	±	+
血沉	常升高	正常
C 反应蛋白	常升高	正常
HLA-B27	常为阳性	正常
CT 扫描	可帮助诊断	可肯定诊断

第二节　类风湿关节炎的保健与康复治疗

一、气候与环境对类风湿关节炎的影响

良好的环境和温润的气候，对类风湿关节炎有着很重要的影响，它直接关系到类风湿关节炎是否发生，或症状的缓解、痊愈及复发与加重。

根据中国中西医结合风湿病学会，风湿寒病防治协作组流行病学调查表明：高寒、沿海地带发病率明显要高（如北方的新疆、内蒙古、黑龙江，南方的浙江、福建、广东等），在井下工作的矿工和冬季的伐木工人，做冰棍的工人发病比普通工作的职工，发病率明显要高。大多数病人对气候的变化特别敏感。当气温突变时，尤其是变冷变寒，刮大风时，病人即有很明显的感觉。经研究是由于类风湿关节炎病人末梢神经血管功能不甚健全，而血管的收缩和扩张不及时，皮毛对外界的适应性反应不敏感，卫外功能低下，所以容易感受风寒致病；而湿度的增加，血管扩张，血流变缓慢，流动的血液中的纤维蛋白质增多，血浆中的肾上腺素含量也增高；遇外感风寒侵袭，血液中球蛋白凝聚，关节滑液内透明质酸酶含量增多，黏度增高，使关节活动时产生了阻力，使关节的活动度受到抵抗、僵直甚至疼痛。

研究表明：气压的降低，可使发炎的关节组织间隙积聚液体，继而细胞的内压也可升高，这些都可使关节肿胀和疼痛加重。另研究分析，由于类风湿所致血管舒缩的病损，在湿度大的环境，加之高温，人的皮肤腠理舒展，血管扩张，血液、血浆外渗，形成了肿胀，肌肉组织、神经受压，疼痛加重。因此，我们建议，单纯讲居住养病来说，夏季在北方，冬季在南方为最好，在条件允许的情况下，尽量不要到高度寒冷和潮湿地带作业，特别是患了类风湿以后尽量调整好自己的工作环境、居住环境，更有利于疾病的恢复。另外，类风湿发病的季节多在冬季与春季，而已经患了类风湿的病人，恰在秋末春初这特殊变化的季节容易加重。即使已经缓解或痊愈的病人，在这个季节也容易复发。因此大自然气候变化，人除迁移环境，是无法改变的。而环境调整让人能有一个不冷不热、不干不湿的居住环境，随着我国经济建设快速的发展，改善这种环境与条件还是完全可能的。

二、居住条件对类风湿关节炎的影响

在就诊的类风湿关节炎病人中，我们其中一条就是了解病人患病时和患病后的居住条件。经统计比较，居住条件较差的病人患病率比较高。尤其是卧室、客厅采光不好，不向阳，太阳光照射时间比较短，又潮湿，位于低洼处，尤其农村过去的老窑洞、土地板、城市职工住的平房都是如此。加之原先我们国家住房面积都比较狭小，人口多，挤在一个小房子里，房间空气、通风都较差，整个人体及肢体活动空间小，缺乏妥善的肢体锻炼；房间的温度比较低，冬春季节来临，尤其供暖不能保障，即使有暖气又不能使居室温度稳定，或高或低，尤其夜间则更为突出。因此，很多病人表现为夜间痛，静止痛。随着我国国民经济的不断提高，居住条件越来越好，不少病人再不用受那无暖气寒冷之苦，不仅有土暖、火暖、水暖，还有电暖、空调等，不会因采光不好，家里潮湿而发病，或使病情反复或加重。

三、职业对类风湿关节炎的影响

通过全国风湿寒病防治协作组的调查表明：在从事高寒作业的工人；从事井下作业的工人；在冬季野外上班的民工；在制冷车间的工人；在高寒区的农民；从事医务工作者的护士；维护城市环境卫生的清洁工，以及在高原、戈壁、海岛守卫祖国边疆的战士等，都容易患类风湿，而且发病率较高，这也是职业病、环境条件病，在我们国家劳保等各种条件不断改善的情况下，虽说近年来发病有所下降，但我们在这些环境中工作的工人、农民、解放军战士、科学技术工作者，都应注意防寒保暖。除了多穿衣，还应做必要的、不透支体力的运动锻炼，喝酸辣汤等，使机体多产热，少散热，避中风，少受凉。对引起类风湿或使原有类风湿加重的工种、环境，在可能的情况下做必要的调整。

四、情绪因素对类风湿关节炎的影响

西医所说的精神因素和中医的喜怒忧思恐均可诱发类风湿关节炎，或者使已患的类风湿关节炎病情加重或变形加快；这是由于：①思想忧、思、恐，使人精神、神经系统控制力，欠完善的协调；②内分泌功能在短期内轻度紊乱，如女性进入更年期的变化；③由于精神因素所致，引起饮食减退，休息、睡眠差，继发性的诱发了类风湿关节炎的发病，加重了原类风湿关节炎的症状，促进了关节畸形、变形的速度。因此，改善生活环境、调整心理正常状态，对类风湿关节炎的恢复起着重要的作用。

五、类风湿关节炎患病后的治疗方式选择

根据病人条件不一，治疗方式选择也各异，有的选择住院治疗，想用最快的治疗方法使病情尽快得到恢复；有的想用最简单的办法，少花钱，不住院，使病能尽快治好；病症较轻的，有的一边看病，一边还坚持干活，这样使疾病得到康复。根据我们的体会是：患急性类风湿疾病的，并且影响到工作、劳动的，应认真检查，在确诊疾病的基础上，尽量住院治疗，在正规、及时、有效的治疗下，使病情尽快得到稳定、缓解、痊愈。患急性类风湿关节炎还未完全影响到工作、生活的，可以在类风湿专科医师确诊的基础上，制定出治疗方案，在家里用药治疗，并定期的接受复查和治疗指导。对起病为亚急性和慢性类风湿关节炎的病人，我们主张住院与家庭病房，即家中治疗相结合；对住院治疗有困难的，也可以在类风湿专科医师的指导下，在家里进行治疗。

六、急性类风湿关节炎的保健

患了类风湿关节炎以后，首先不能急躁，经专科医师确诊病情以后，应积极配合医生制定的方案进行治疗。从情绪上应排除一切影响疾病的消极因素，从心态上应树立既然得了病，就应进行治疗。治病的过程也是意志磨炼的过程，也是树立战胜疾病信念的过程，从工作状态上也要缓一缓，需要卧床休息的，就进行休息，不能边治病，边工作，着急工作，会增加自己的思想压力，增加情绪负担。在治疗类风湿的同时，还要注意治疗诱发因素，如感冒、上呼吸道感染等。属初患类风湿而急性起病的，多见于热痹病人，一般应卧床多休息，适当活动，饮清凉型饮料，食清淡型食物。衣服不宜穿得过多，室内温度也不可调得过高（正常室温即可）；对于疼痛、肿胀的关节，一般指导作必要的伸屈功能练习，同时用25%的酒精水擦拭（物理降温），也可用0.9%的生理盐水（略温）浸洗（以消其肿胀），也可以用一些能清热解毒、消肿止痛的中草药碾碎过筛，香油调成糊状外敷。休息、睡眠、行走、站立时关节尽量保持于功能位（即躺下后关节的伸展、弯曲，交替、变更，站立时，身体挺直，蹲下时间不可过长等），切不可停于什么位置能减轻疼痛，就

保持于哪一种位置，这样最危险，往往一些病人在这一点上未加注意，结果类风湿"痊愈"了，关节却变形了。如属亚急性类风湿起病或慢性类风湿急性风湿活动的，应辨明其虚实寒热，一般是寒湿阻络、寒湿瘀阻、寒热错杂、气血阴虚者多见之。这样的保养是保持室温略高于正常，衣服可适增，比平时多穿一点，饮食物比正常人温度稍高些，质量以营养，温补型较好。除医生吩咐的外用洗剂、敷剂、烘烤、照射、外敷外，洗浴时多用温水，切忌用凉水，家人可协助给予患病关节、肌肉、肌腱部位进行按揉，帮助关节伸屈功能的辅助活动；除每日按时的吃药，理疗外，在冬春季节多晒太阳，夏秋季多到室外，主动或被动地进行一些运动、活动等。

七、慢性类风湿关节炎的保健与康复

急性类风湿关节炎患病后，约有 20% 的病人短期滑膜炎症后，基本恢复痊愈，约有 20% 的病人进行多次的反复治愈、复发、又治愈后，很少遗留关节畸形。约 50% 的病人病情反复发作后，随着病情的延长，最终引起不同程度的关节变形畸形，其余 10% 的病人可引起程度不等的肢体运动障碍，丧失劳动、生活自理能力。而隐匿型慢性起病和亚急性起病者就将近 80%，即慢性类风湿起病占了整个类风湿关节炎起病的绝大多数。因此，在保证对症合理的治疗基础上，对其进行保健、住院康复治疗指导、家庭护理显得更为重要。

其一，慢性类风湿病往往病期较长，而且许多病人在早期未能引起足够的思想重视，常常还坚持上班、干活，原涉及的寒冷、潮湿环境因素未能终止，到病情很重时才到医院诊治；或去看病了，未能找到专科医生，及早得到确诊，给予合理规范的用药，故病情亦延续而渐长。有的已引起不同程度的功能障碍，甚至关节变形、畸形才引起重视。

其二，缺乏有效的药物，西药止痛快，但是多数不能阻止病情发展，尤其是激素药物，还加剧骨质疏松、损害的进展。而中药效果要好，如能对症，往往可以治本而去根，缺陷是服药时间较长，产生效果较慢。时间长了，无论西药、中药，不可避免的都会引起这样那样的副作用。为此，我们主张治病应与养病相结合，药物治疗应与药膳食疗相结合，能用理疗、外治、食疗办法祛病的，尽量不用或少用药物治疗。

（1）对慢性类风湿病人，应加强治疗以外的体质锻炼。实现动、静相结合，也就是说不能不动，不能过动。如果活动后引起关节疼痛不适达 2 小时以上者，应适当控制活动量。活动的基本要领是让关节尽最大的可能舒展、屈曲，各个关节自主与辅助活动交替进行，每日根据情况，可达 3~5 次。

（2）做好基础保健工作，避免并发症的产生。已经达到Ⅳ级关节功能障碍者，病人应多数时间进行卧床休息，或者人扶拄拐进行轻微活动，也可靠坐轮椅进行活动。对活动特别困难病人，家属应协助，每日的洗头、洗脸、梳头等，保持衣服内外的干净，床被的平整、清洁，口腔卫生的护理，对老年人应帮助肺、胸被动的活动，拍拍背、翻翻身等，以免合并呼吸道感染。

（3）做好慢性类风湿关节炎病人的膳食调理。慢性类风湿关节炎病人由于病程长，病情又反复发作，多数体质表现为虚症。因此，饮食应给予足够的热量和富含有多种维生素和蛋白质的食物，使其容易消化、便于吸收；也可以给一些保健性的鱼肝油、维生素胶丸、蜂王浆、蛤蚧、人参、鹿茸等，清凉的饮料、冰冷的水果，易导致发性的鱼、虾、驴肉等尽量少吃。对于烟、酒嗜好者尽量少抽少喝，尤其对酒后中风应特别防范。

（4）应做好慢性类风湿关节炎病人情绪的稳定与调养。因该病病程长，反复发作，如果没有一个良好的治病、养病环境，不但对病情不能尽快得到康复，反而使病情更加重，更有甚者有自寻短见者，这完全是应该警惕，避免出现的。随着我们国家医学科技和经济的发展，人们的居住、生活条件的逐步改善，类风湿已经不是不治之症，而且治疗率、控制率大大提高，对预防关节变形，关节变形后的康复与治疗，已变形关节的手术矫形都有了很新的一些知识和技术。医生、病人、病人家属，都要有信心，坚持治疗，坚持保养，大多都能取得上佳效果。

（5）类风湿因子侵犯手腕和手指关节时的保健与康复。由于类风湿主要侵犯四肢关节，而手腕、手指关节裸露在外，容易被侵犯。直接影响正常工作和日常生活。类风湿病人受其致病因素风寒湿等的刺激，使人体内产生一种溶组织的溶酶，它可使骨质溶解疏松，软骨、骨滑膜产生无菌性炎症，表现为局部的充血、肿胀、渗出、增生，从而使关节间隙先增宽后变窄等一系列早期的病理过程，由于这些病理的过程，使体内非正常的代谢产物蓄积，如前列腺素 E_2、H^+、乙酰胆碱、透明质酸等物质的作用促进了病情的发展。同时，随着这种炎症进一步发展，关节周围的肌肉、韧带、关节囊及关节内压升高的相关影响，使其桡神经、正中神经、前臂外侧皮神经受刺激而疼痛加重。

对腕指关节疼痛的保健可用以下方式：①休息与活动相结合，休息时尽可能保留在功能位置。活动时，以能够忍受为度，应尽最大的可能给达伸直度和屈曲度；②在用一些外洗中药之后，进行热煨法，除用烤电疗法外，可用新砖烤热煨，用热沙袋温指、腕病痛关节处，用手搓、按、揉、推、捏等，自己的双手可以互相交替进行这些保健活动，也可以别人帮助做这些保健；③进行保健功能锻炼，应利用家中可能的条件，做一些关节功能活动辅助器，或购置一些健身器材等来协助，促进关节功能锻炼。也可在相关手腕、手指的穴位上按、揉，也可用艾隔生姜、大蒜在合谷、列缺、劳宫、后溪、内关、外关等穴位上进行灸疗法。一般每次 20~30 分钟，5~10 天或 10~15 天为一疗程。

（6）类风湿侵犯踝、趾关节的保健与康复。踝关节和足跖趾关节是人体站立、行走、运动的主要关节部分，也是手足工作需要联动协调必不可少的。在早期由于局部血液循环较差，关节滑膜、关节囊壁的炎症、渗出、增生，非正常代谢产物的聚积、刺激、肿胀压迫，使关节内压增高。到晚期关节周围纤维软组织的纤维炎症，纤维化、挛缩，刺激腓深神经、腓浅神经、腓肠神经，又加站立、身体重力的作用，使疼痛加重。

保健方法：①动静结合：以上肢手、腕、指关节为例，应以静为主，以动为辅，这种动最好是辅助动，卧床、少站立、少行走；②在用中药的外敷、外薰、外洗同时，也可用温水浴。有条件的可洗温泉浴。一般水温在 50℃ 较好，每次可洗 20~30 分钟；③可用沙袋烤热外敷，条件允许的可沙滩浴，在沙子热烫的中午，将踝、膝关节埋于沙子中，每天 1 次，每次 20~30 分钟，注意避免烫伤；④强化功能练习，为了保持踝关节的内翻、外翻，前屈、后伸功能，应多做这方面功能的锻炼活动，主动或被动的以最大限度的正常活动范围进行。趾关节也要做屈伸运动，防止变形，足跖趾关节注意防止布底鞋、皮底鞋、硬底鞋，尽量穿全棉袜。可在其相应的部位做些保健艾灸，如悬钟、三阴交、太溪、昆仑、内庭。可采用隔姜灸、隔蒜灸。每天灸一次，每次灸 3~5 壮，5~7 天为一疗程。

（7）类风湿关节炎合并风湿、肩关节周围炎的保健。肩关节是四肢大关节，风湿时最易被侵犯，而且也是人体休息时较易裸露的部位，常常容易受风寒疼痛，常见的如漏肩风（又称肩周炎、冻结肩等），尤在 40 岁以后易患病。由于其他因素，造成此部位常合并风湿病，类风湿往往也同时触发。类风湿肩周炎病人除肩关节疼痛、肿胀外，还伴有全身关节的疼痛、肿胀症状等。如单按肩周炎、风湿性肩关节炎治疗，已远远不能奏效。而进行抗风湿治疗后，加之必要的保健，其病才可得到缓解、痊愈。为此，对普通肩周炎也要注意到有合并类风湿的可能，而类风湿也常易侵犯肩关节。因而，在治类风湿的同时，也要重视肩关节周围炎的保健与治疗，以促进病情的尽快控制。

肩关节受类风湿侵犯，主要是疼痛、僵直；方位性的前伸、后伸、外展、上举、内收等功能受限，除治疗以外的保健首先选择按摩；①在肩关节周围进行按摩（阿是穴位按摩）。②在其相应部位的穴位按摩，如肩部的肩髃、肩髎、肩贞、肩井、肩三针等，手部的合谷、列缺、肩痛点等。在按摩的同时进行一些上举、前伸、后伸、外展、内收等运动，即边按摩边活动。如病人自己运动困难时，医生、护士、家庭可给予配合。也可以制作一种铁架子挂吊环起上拽、前牵、后拉等作用，使肩臂做四周方位的运动。也可以在肩关节周围选2~3个穴，如肩髃、肩髎、肩井穴位上拔罐，也可以先针后拔，也可扎针同时拔罐，拔完罐后贴我院自制的风湿膏药和一些伤湿止痛膏和麝香虎骨膏等。其次注意肩关节部位的保暖，尤其夜间应盖严被子，避免外露。用艾在肩周的穴位上隔姜进行灸，每日1次，每次选2~3个穴位，5~7天为一疗程。

（8）肘关节类风湿侵犯后的保健。肘关节也是类风湿最易侵袭的部位，而且在早期或急性类风湿活动期，病人还注意其治疗和锻炼，而且中、晚期慢性类风湿的很多病人因不影响自己上班、做家务等大局，也就不太注意，有时疼痛也就迁就一些，伸不直就能伸多少伸多少，上举困难，就能举多少举多少，结果久而久之，肘关节的功能就逐步的受到很大限制，直至到穿衣、梳头、洗脸困难。更有甚者连饭都送不到嘴里。因此，我们建议每位病人对自己的各个关节都应加强保健。保健的办法是在医生治疗的基础上，进行一些按摩、理疗等，一般是局部按摩加相应穴位按摩。穴位选曲池、手三里、外关、列缺、后溪等，一般每次选3~5穴，时间15~20分钟，每日1~2次，5~7天为一疗程。按摩同时应做该关节的伸、屈活动。逐步逐渐地向功能位进行活动。也可用艾隔姜进行穴位灸，每次3~5壮，每日1次，5~7天为一疗程。也可配合理疗，如蜡疗法、敷泥疗法、热沙袋疗法、用手拍打法，或用中药洗完后，再用药袋热敷法，也可用单味的红花或樟脑酒等外擦，也可烤电，烤完后可贴祛风湿止痛的药膏等。

（9）髋关节类风湿侵犯后的保健。髋关节是人体最大的承重关节，该关节患病后的恢复效果如何，直接影响到人的站立、行走。髋关节类风湿与风湿、强直性脊柱炎引起的炎症截然不同，这在诊断及鉴别诊断中已做介绍，这三种疾病除在治疗上有不同外，在保健方面也各有差异。在治疗类风湿或在类风湿康复期也有所不同，在类风湿髋关节炎早期，宜以静为主、动为辅，即多卧床、少承重较好，但每日也要做适当的活动，如前屈、后伸、内收、外展等，此时保健的目的是使病变的股骨头、髋臼能充分的减轻压力，得到休息，炎变、渗出的物质能够得到吸收，而到中晚期是关节腔吸收后残留的纤维组织充分的吸收。同时在吸收过程中避免关节与关节腔形成粘连，继而使关节腔组织、关节周围肌肉、韧带挛缩，致关节间隙的变窄，甚至消失、融合，完全失去关节的运动功能。为此，到晚期，我们多主张动。自主的（即使是很吃力的）运动、活动。开始可扶墙、拄棍，继而到自行的行走，都是很重要的。一般由少到多，由近到远，由轻到重，逐步增加。这多少是指活动次数的变换，远近是行走距离的多少。轻重是指自身走和携物持重的行走锻炼。下面有几个例子值得借鉴：孙某，男，30岁，山西离石人，开始诊断为髋关节结核，给行石膏外固定，45天后才确诊为类风湿。经X线片髋关节间隙已经非常狭小，且模糊不清。我们经检查诊断，按类风湿治疗，同时，指导他本人进行了一些自主运动和被动辅助运动。6个月后基本得到了恢复。杨某，男，24岁，山西离石人，类风湿合并强直性脊柱炎，坐车来我院就诊，拄双拐可以行走数步，双髋关节拍片示：间隙变窄极狭小，并模糊不清，在确诊后，服抗类风湿药物蚂蚁丸进行治疗，同时，我们指导运动、行走，渐而离拐，每晨锻炼跑步叮达15km。至今该病人已痊愈22年。曲某，男，18岁，朔州人，因类风湿侵犯髋关节，不能行走，上学受辍，在我们医院进行抗类风湿治疗的同时，指导其进行正确的锻炼，最后可步行20km，并可骑摩托行程百公里以上，至今已23年，病情未复发。这些体会与经验告诉我们，类风湿、强直性脊柱炎致髋关节的病损，正确、规范的髋关节活动、运动非常重要，自主的、被动的活动，治疗与保健的有机结合，都是必不可少的。

其次，在指导运动、活动锻炼的同时，我们也给做一些保健性局部按摩和相应的穴位按摩。对温通经脉、祛风散寒起到很好的辅助治疗作用。常按摩穴位为环跳、秩边、承扶、风市、阳陵泉、悬钟、昆仑穴等，一般每次3~5穴，每天1次，7~10天为一疗程。方法多采用双手拇指或手掌，由轻到重按摩这些穴位。在晚期类风湿控制到局限几个关节部位时，还可以配合针刺后拔火罐，或针上拔火罐。还可以进行艾灸，即在以上介绍的穴位上隔姜、隔蒜进行灸，每次2~3穴，每穴灸2~3壮，5~7天为一疗程。还可以做些牵腿（即在患腿脚踝部用一布带绑住牵拽，以减轻髋关节的压力、挛缩力），踢脚伸腿的自主运动，可以就地取材的制作一些运动器材，使髋关节做些恢复、康复性的保健活动。

（10）膝关节类风湿侵犯后的保健。膝关节是类风湿最易侵犯的关节。而强直性脊柱炎，在髋关节、骶髂关节病变时，常反射性的表现为膝关节疼痛。在类风湿时侵犯率、致残率都较高。这在前面诊断中已做介绍。不管单纯的类风湿致膝关节的病变，还是类风湿与风湿性关节炎、强直性脊柱炎相互重叠，在中医有异病同治、同病同法之使用，在保健方面也有异病同养、同保同健之方。膝关节是人体第二承重关节，也是人体运动较灵活的关节，好多体育运动项目如跑、跳、走等都是依靠其完成的。为此，保护膝关节，维持它的正常功能非常重要。除治疗、理疗之外，我们对它的保健：①在类风湿活动期应多休息，少站立，适当活动，可进行穴位保健按摩，如血海、双膝眼、梁丘、阳陵泉、阴陵泉、足三里、委中、承山、昆仑、太溪等穴位；②亚急性及慢性类风湿膝关节炎，应适当站立，每日进行必要的活动、运动；在站立，行走时要注意姿势，保持中立，承重要尽可能保持平衡，尽量避免偏歪、偏斜的站立、行走，因其很容易使膝关节、半月瓣出现偏斜形损伤，即使类风湿控制了，却引起一些物理人为的"X"形腿、"O"形腿畸形姿势。对已变形时间还较短（不超2年），尚未形成骨融合、变形的，除服药治疗外，通过适当锻炼，得到不同程度恢复者，不在少数。如张某，云南离休军队干部，患类风湿多年，虽经多处治疗，效果欠佳。除类风湿所致关节疼痛、肿胀外，膝关节已僵直变形，不能屈曲达二年之久，经服蚂蚁丸后，类风湿关节肿痛逐步控制，他每日做下蹲训练，通过近3个月的锻炼。类风湿基本痊愈，膝关节下蹲、起站动作时，渐渐接近于正常人。随访5年病情稳定，未复发加重。当然这些锻炼是在治疗为前提下，配合一些理疗性的辅助治疗，如前面提到的相关穴位按摩、针灸、拔火罐，除中药敷、熏、洗外，还可以温水浴、温泉浴、灯泡烤照等。使关节局部温热、温通、柔和，血脉贯通，使其通而不聚，达到通而不痛之效。

八、类风湿关节炎的饮食调理

（一）类风湿关节炎饮食调理的意义

人常说"三分治病七分养"。类风湿除给予准确诊断，合理规范的用药外，适当调理好每日的饮食也应是必不可少的，它对稳定类风湿关节炎的病情，促进类风湿的痊愈，避免类风湿稳定痊愈后的复发，有着十分重要的意义。

人常说"人是铁，饭是钢"。类风湿病人在中晚期饭量都有不同程度的减退，其原因有：①关节的持续疼痛、肿胀，有的彻夜难眠，使饮食减量；②类风湿病程时间延长，长期服用抗类风湿的中西药品，胃肠功能多有不同程度的损害，如慢性胃炎，甚至引发溃疡者，影响了食欲。其原因有不思饮食，食后不消化，或由于病痛的因素、类风湿活动等；③类风湿过去称为"不治之症"，这一错误观念给病人造成了巨大的精神压力，以及家庭情况、周围社会环境如家里经济紧张，医药费报销困难，自己的晋升晋级等事宜，使病人思想负担加重，都会给病人情绪带来不良影响，使饭量减少。饭量减少，病人就精神萎靡，身体消瘦。我们常说促进食欲，增加抵抗力，提高人体免疫力。这也是人类战胜疾病必不可少的部分。但是，如果饮食进去的少或不足，如何达到上述这些目的呢？我们要给予正视，应针对病人各自不同的情况，尽快尽早地解决：①患病后早诊断早治疗，尽可能早的较快的解除病人痛苦；②注意保护胃肠，用药时尽量用对胃肠刺激性小的药品，如果能在饭后或饭中服用的就在饭后饭中服用。因饭中饭后服药对胃肠刺激相对较小；③树立战胜疾病信心，类风湿早已不是不治之症。我院用蚂蚁丸治疗类风湿疗效达 42.37%，如进行综合治疗，配合中草药内服外用等，治愈、控制率达 62% 以上。因此，得了类风湿，不要悲观；④在用药物调整胃肠的基础上，可选用如山楂果、山楂酱、山楂饼，沙棘果、沙棘汁、沙棘酱等，这些可以促进食欲。但也要注意食用量要适中，避免过多，反而对胃肠不好。

（二）类风湿关节炎饮食的选择

类风湿关节炎以慢性起病为多见，病程服药时间都较长，病情转为偏虚证的多见。同时调剂饮食时，应选择富含营养价值的、高蛋白、低脂肪、高维生素的食物较好。

（1）水果类及饮料的选择　苹果、梨、香蕉、橘子、红枣、核桃、荔枝等；饮料现在市场上有沙棘汁、黄梨汁、橘子汁、杏仁露、红枣汁、椰子汁；鲜奶制品、咖啡、红茶等都可以饮用。注意对葡萄及其葡萄制品应慎食。

（2）肉食蛋类的选择　我们主张牛、羊肉，鸡、鱼、鹅、鸭肉。海产品各类鱼、虾、蟹等均可食用。过去对鱼、虾、驴肉是劝止食用的。我们经多年观察，此类产品对本病无特殊影响，尤其蟹反而作为抗风湿的食品来进行食用。而猪肉我们建议多吃瘦肉，少吃肥肉或猪油。禽蛋类的，如鸡蛋、鹅蛋、鸭蛋、鹌鹑蛋等均可食用。

（3）对蔬菜的选择 西红柿、青椒、豆角、西葫芦、白菜、茄子、油菜、菠菜、芹菜、胡萝卜、白萝卜等都可食用。注意韭菜慎食。

（4）对主食的选择 白面、大米、小米、黄豆等。注意绿豆及绿豆制品慎食。

（5）对调料品的选择 葱、蒜、胡椒、花椒、辣椒、油、酱、醋等均可食用。注意盐食用要适量。

（三）类风湿关节炎的药膳食法及配制

传统中医药早有医食同源和药食同源的学说，我们在药物治疗、食物调理的基础上，可适当地根据病人病情配制些药膳之食品食用。这些通过饮食调节养病祛病的疗法，在我国已有几千年的历史。这些方法我们也通用于慢性类风湿关节炎病人，因其病情长，体质逐步消耗变弱，在病症上多属气血两虚，肝肾两虚，肝脾肾三虚的寒湿阻络、寒热错杂、脾虚痹阻证等。针对这些不同的病机，我们在调味食补上也进行了细分，如寒湿阻络者多用葱、蒜、干姜、玉米等；脾虚痹阻者，多食些大枣、青椒、羊肚、猪肚、山楂酱、茯苓等；气血两虚的可用当归、生姜、羊肉汤、木耳炖蘑菇汤等。下面就一些常见的药膳介绍几种供参考。而各地依据地理、气候、风俗习惯，也都有偏方、土方、验方食膳法，可以根据医生对自己的辨证施治，结合家庭经济条件，选择性的实施。

1. 普通常用食膳的配制

（1）酸辣豆腐汤：即西红柿、辣椒、豆腐、粉面与适量油、酱、醋、姜、蒜等做成的，对寒湿阻络型急性、亚急性类风湿病人都适用。

（2）薏苡仁、冬瓜、海米为主，制作成菜肴或菜汤进行食饮。方法是将薏苡仁、海米提前浸泡，鲜冬瓜切块备用，其他材料若干制作而成。该菜及汤对脾湿痹阻证效果较好，可以每日或隔日食饮1次。

（3）取新鲜、洗净的黄芪120g，当归60g切片，通过阴干或烤至半干，在蒸笼上蒸30分钟，然后同已备好的蜂蜜250g放入砂锅或铜锅中煮熬10~15分钟，将黄芪、当归搅2分钟，从锅中取出，分30次食用完即可，对气血虚的类风湿病人较好。

（4）河蟹炖生姜、葱、蒜、枸杞，适加白菜、菠菜做汤食用有很好的抗风湿作用。将蟹壳晾干后碾成细粉，每500g粉分成25~30份，每日清晨冲服

1份。对寒湿阻络、寒热错杂、肾肝两虚效果较好。注意：河蟹有按中药保健药，用于抗风湿的辅助治疗，已制成各种药酒、药丸、胶囊的成药。

（5）将柏子仁30g，酸枣仁60g置砂锅中焙黄，碾碎过筛，分30包，每晚睡前服用1包。也可蒸在馒头里，切成馍片，烤干，随时食用。对缓解类风湿造成的人体疲乏无力、睡眠欠佳有很好的辅助作用。

（6）食龟肉、鳖肉或炖龟炖鳖连肉带汤一起食用。食后剩下的龟甲、鳖甲用白酒炒炙，磨碾成细粉，每日2~4g食用。对肾脾肝阴虚痹有很好的辅助作用。

2. 粥类药膳对类风湿的调养作用

（1）自熬的桂圆莲子粥和市场销售的均可食用。自制方法：将大米加入适量桂圆、莲子熬成粥，进行食用。有很好的健脾祛湿辅助作用。

（2）黄豆小米粥，即小米熬粥时，加入适量的黄豆和薏苡仁制成。既富含营养，又能健脾除湿。

（3）大枣小米粥，即熬小米粥时，加入适量的大枣煮熬而成，长期食用，对慢性类风湿关节炎造成的人体气血两虚，伴有明显贫血者，有着很好的辅助作用。

（4）皮蛋羊骨粥：即将大米洗干净置锅中，加入适量凉水，加入淖水的羊骨，酌加陈皮、牛姜适量煎熬，快熟时将皮蛋切碎成沫放入，再熬3~5分钟即可。

（5）黑白粥，即用小米或大米熬粥时，加入适量的黑木耳切碎和白萝卜一起熬煮30~35分钟，每日食用，既有很好的健脾胃去膨利气作用，又有抗风湿病的辅助效果。

3. 煲汤类膳的配制

（1）羊肉砂锅　几乎所有中国人都知道或吃过。它是一种典型的药膳，是冬天祛寒的好食品。做法多样，但不外乎是羊肉、白菜、胡萝卜、粉条，加入陈皮、生姜、枸杞、胡椒等调料炖食之。对寒痹或寒湿阻络型痹证有很好的辅助疗效。

（2）雪鸡炖汤　即将在雪山捕捉的野鸡除内脏洗净，加入葱、蒜、枸杞并适量水炖熟，连肉带汤食用，有很好的祛寒效果。

（3）鸡仔鲜蘑汤　将刚学会叫鸣的小公鸡宰杀洗净，置锅内，加入可食用的新鲜蘑菇（野生、养培的均可），再加入枸杞、陈皮、花椒等调料炖食。

既可补充营养，又有祛风湿作用，同时也可以提高人体的免疫力。

（4）鳝鱼蘑菇黑木耳汤　鳝鱼一条，洗净剁成若干段，加入蘑菇和黑木耳各100g，加入陈皮、枸杞、五加皮，调入葱、姜、蒜、胡椒等调料，加水适量炖成汤，汤肉一起食用。有很好的营养祛风湿作用。据研究，在鳝鱼体内富含不饱和脂肪酸，不饱和脂肪酸具有缓解和改善类风湿关节炎症状的作用。同时这种不饱和脂肪酸具有减少炎性介质的合成和削弱脂氧化酶刺激IL-1合成的作用；而IL-1是机体免疫反应过程所必须的，为此，它对于抗风湿具有较好的食疗作用。

（5）几种特殊可食用动物的抗类风湿药膳配制　①蛇肉的炖食，将蛇去除头尾、剥脱外皮、掏净内脏、切成数段，加入胡椒、大料、葱、蒜、盐、酱油、味精等，加入水适量，慢火炖熟，每日可食100g。中药中有蕲蛇、白花蛇、乌梢蛇等，它们都有很好的抗风湿作用；②蜂王浆、蜂胶、花粉等，可按说明冲服；③单食蚂蚁和蚂蚁卵，将可食用的干蚂蚁或蚂蚁卵焙干，碾成细末食用。或将捕捉的生蚂蚁和蚂蚁卵烫死阴干，单服对类风湿的活动期、恢复期都有保健辅助作用，同时也有健身作用。但应注意有的蚂蚁有毒不能食用，有的人对蚂蚁还过敏，应予慎用；④全蝎及蜈蚣，方便的做法是将其洗净，砂锅焙干，加入黄酒炒至略黄，碾成细粉状，每日2g冲服，也有很好的除风祛痰的辅助治疗作用；⑤白僵蚕或蚕蛹，可微炒碾成细末，每日1~2g温开水冲服。

以上介绍了民间常用的药膳辅助祛风湿的方法。其实各地还有很多通过食疗而防治类风湿关节炎的验方，大家可因地制宜，就地取材进行加工制作。需要说明的是用昆虫、动物类食品作药膳时，应注意国家政策，属保护类动物的禁止捕杀。

九、类风湿关节炎的运动与锻炼

（一）气功疗法

气功在我国流传甚广，它对人体修身、养性、培育真气、防病、治病，延年益寿有着很好的作用。对类风湿关节炎的恢复也有很好的辅助治疗作用。常见有关书籍介绍的有华佗五禽戏、八段锦、内功健身八法、太极拳等。

（二）普通体操锻炼

除以上有关活动度和难度的运动锻炼外，病人可根据自己的病情，体质状况和个人爱好，选一些活动量较小的、动作也比较简单的动作进行锻炼。如在天气晴朗，风和日丽的气候状态下，在室外散散步，慢跑步，骑上自行车，参加一些晨练的跳舞、健美操、老年迪斯科等。

（三）各种按摩疗法

按摩在中医学、健身学及养生道学中都有很多记载，《素问·异法方宜论》曰："中央者，其地平以湿，天地所以生万物也众，其民食杂而不劳，故其病多痿厥寒热，其治宜导引按蹻，故导引按蹻者，亦从中央出也。"即人处风、寒、湿地引起的手足关节痿弱、拘紧、痉挛的毛病，可通过导引，按摩的方法来推行人体气血，调和阴阳，消除风湿病证。在《金匮要略·脏腑经络先后病脉证第一》中，张仲景认为："若人能养慎，不令邪风干忤经络，适中经络，未流传脏腑，即医治之。四肢才觉重滞，即导引、吐纳、针灸、膏摩，勿令九窍闭塞。"可见在当时张仲景就注意到了按摩等理疗方法对疏通经络、调补气血的重要价值。其实这些治病健身的方法在民间就一直在流传着、使用着。如头痛时用手指在太阳穴上按一按，疼痛就停止了。腰腿疼痛时，在腰部揉一揉，疼痛就减轻了许多。如手指疼痛，发僵时，双手交替搓一搓，手指也就发热而松弛了。按摩手法有数十种，甚上百种之多，这里将常见的几种简单介绍一下。

1. 按法

是以手掌或手指在病变的部位周围或相应的穴位反复或几个部位交替进行按而留之的手法称按法。用拇指指腹按压者称指按法。用掌根着力压按者称掌按法。

2. 摩法

是以手掌面或指腹着力于病变及其周围部位或穴位上，在腕关节和前臂的带动下，有节奏而旋弧的摩动，称为摩法。用手掌面抚摩称掌摩法。用食指、中指、无名指、小指指面抚摩称指摩法。

3. 推法

将拇指与其余四指并拢或将腕掌部或肘部着力于病变的部位或穴位上，向着一个单向方向反复移动推动，称为推法。

4. 搓法

是用手背及小指侧青白交际处，或者小指、无名指、中指的指腹部分着力于病变部位或者穴位上，通过腕关节的屈伸活动和前臂的外旋、内旋，手背呈滚动状，这样持续而交替的对病变部位施力，称为滚法。

5.揉法

用全手指掌面或指面或大小鱼际固定一部位或穴位上着力而回转的运动，或全掌在这些部位回旋的运动，称为揉法。揉法也分为单纯的指揉、掌揉、鱼际揉三种。在揉法中，按揉推三法常常联合使用。如腹部肚子痛时就是用既按又揉又推的方法从上向下，或从右向左的按揉推，而起到止痛的效果。

6.捏法

用拇指和其他四指相对用力，把病变部位捏起来，放松，反复进行多次，以达到祛病强身之目的。这种提起又放松皮肤的手法称为捏法。

7.搓法

是用双手掌面或者掌指面在身体某一部位双挟住，用力对抗的前后搓揉，或同时上下移动的搓揉手法，称为搓法。

8.摇法

助手用一手握住或推压住近端肢体的相应部位，而另一手握住远端关节肢体，做上下、左右、内旋转、外旋转运动的手法，称为摇法。

以上介绍了按摩中常见的几种的手法，在应用起来可根据病情病期需要，灵活采用1~2种，而且几种手法常常复合使用，这样才可达到较好的效果。以上这些手法，一些可以自行使用，一些则需要在医生、按摩师的指导下或家人的帮助下进行。

按摩时的注意事项：①被按摩者要放松精神，不能有过多的忧思烦恼；②避免过饥、过饱进行按摩；③按摩最好在医生指导下进行。

按摩时常选的穴位：

上肢：肩髃、肩髎、肩贞、肩井、曲池、少泽、手三里、内关、外关、列缺、合谷、后溪、劳宫等。

下肢：环跳、承扶、风市、血海、膝眼、足三里、阳陵泉、阴陵泉、悬钟、三阴交、太溪、昆仑、内庭、涌泉等。

颈项部：风池、大椎、大杼、天柱、翳风等。

腰骶部：中膂俞、白环俞、上髎、次髎、中髎、下髎、长强、腰俞等。

全背部：华佗夹脊穴（即每个脊椎与脊椎之间的两侧旁全是穴位），以足太阳膀胱经的风门、肝胆、脾胃俞、大小肠俞等。

腹部：中脘、关元、中极、期门、气海等。

（四）整体心理调治

心理学调治在中医学中早有记载，在《灵枢·素问》中云："悲哀愁忧则心动，心动则五脏六腑皆摇。"在《素问·举痛论》中云："百病生于气也，怒则气上，喜则气缓，悲则气消，恐则气下，寒则气收，炅则气泄，惊则气乱，劳则气耗，思则气结。"这些情志变化，心理因素在中医"七情"致病因素中的喜、怒、忧、思、悲、恐、惊，"怒伤肝""思伤脾""悲伤肺""恐伤肾"也作了详细的描述，而且还作为中医诊断、治病依据。有些中成药方也就冠以情志调理祛病的名字。如疏肝和胃丸、开胸顺气丸、逍遥散等。在西医学中，心理学已成为了一门独立的学科，我国各医院也刚刚兴起，有专门的心理医生，在大学也设立了心理学专业。可见情志致病，情绪引病，调整心理进行养病在防治类风湿关节炎疾病方面也是至关重要的。下面就类风湿病人心理反应的调理方法简要介绍如下。

1. 情绪因素

（1）急躁情绪　患了类风湿关节炎以后，开始不了解该病的情况，一般做些简单治疗未加介意。一旦吃药数日不见效，又了解了少数病人持续多年不愈，关节出现变形畸形、甚至卧床、坐轮椅、丧失生活自理能力时，即着了急。这时又顾虑自己的工作，自己的事业、正做的生意等，思想上引起了高度重视，到处求医问药。这种急迫着急、烦躁的情绪不但不利于这种病的治疗和调理。而且个别人还会使病情加重，甚至于加快了在急性期关节的变形、畸形。

（2）悲观情绪　患了类风湿后如果诊断及时，用药对症，周围环境及家庭积极配合，病情很快得到了很好的控制。病人自然可像以前那样过正常的生活。但有部分病人由于诊断不及时，治疗用药不对症，使病情迁延或发展成慢性。或起病即为慢性，治疗起来比较棘手，见效较慢时，即产生了悲观情绪。这样就增加病人的负担，影响了疾病的治疗。

2. 调理办法

我们主张得了类风湿首先不能恐惧，要树立战胜疾病的信心，相信通过认真的诊断和治疗，90%以上的病人还是可以治愈和缓解控制的。得了类风湿要做好长期与此病做斗争的思想准备。对转为慢性类风湿的病人要准备长期用药和适当的锻炼，保养、保健。对多数痊愈的病人应加强锻炼，增强体质，预防此病复发。对周围环境应加以适应，不要胡思乱想，造成不该有误会。对家人，要多增加一些理解和信任，在自己病情恢复允许的情况下，可参加一些娱乐活动，增加与人的往来交际，多做些沟通和思想的交流，缓解思想紧张情绪，使疾病早日康复。

第四章　蚂蚁丸创新药物研制与应用

第一节　蚂蚁与疾病的认识

一、对蚂蚁的认识

交口县位于晋西南吕梁山区，处于灌木、森林、半丘陵林区，昼夜温差在 10℃以上，早晚气候比较凉；蚂蚁在我们田间地头或是居住院落随处可以见到，形态大小不一，多为黑色，在下雨前它们成群集队进行搬家，排成一支长长的队伍，从量上来说也不太多，收集起来也不到百十余克；笔者在少年时常随长辈们到深山中剪截沙棘、砍割筐条，有时会遇到另一种呈坟堡堆样的蚂蚁，其躯体颜色为棕褐色，体长 4~6mm 不等，这些蚂蚁有的衔着虫子、草籽及树的果实等食物往窝里运，有的衔着树枝树叶在做巢，有的衔着土及其排泄物往外送，忙碌不停，井然有序；它们的形体虽然小，但可以托起超自己身体数倍的食物行走，更有甚者数只蚂蚁协同用力托起更大的食物往其窝里运；人如不小心一脚踩进去，它们便群起而攻之，如没有扎紧裤边，沿小腿向上爬行，一直到大腿和会阴部；如在夏天一条毒蛇窜进它们的防区，就会很快聚集，进行攻击，不到 2 小时即咬食成骨架，这种棕褐色蚂蚁，在我们当地人称之为"红军"，笔者在 1970 年参加赤脚医生学习培训，温泉公社医院老师带着我们挖药材在山里面也时常见之，但作为在药用价值方面尚未认识。这些蚂蚁多分布在灌木丛中和森林阴阳坡之中，以阳坡中多见，有的还分布在沟渠两侧。它成群成堆地在地上筑巢繁衍生存。

二、蚂蚁治病的认识

笔者从吕梁卫校毕业分配到交口县人民医院外科，基层外科包括骨科，在治疗骨科病领域以治疗骨创伤多见，在骨性关节炎病和类风湿、风湿关节病方面在临床中也时常遇见，一天笔者去找县医院办公室的白主任办事，在家里见到他已因患类风湿性腰腿疼痛卧床数月，不能下地。详细询问了解病情，又翻阅了他已用过的各种中西医药方剂，按常规药都已用过了，自己虽是中专刚毕业一二年的年轻医生，但对这些疑难疾病很有兴趣，因之前就有在外科研究尝试的一些古今验方、偏方和自己组方配制的如生肌散、接骨丸和治疗慢性支气管炎的慢支丸已在临床试用，这时想到了中医辨证和中药的寒热温凉，由于在赤脚医生时的中医学习，到参军后在部队做卫生员阅读了的大量中西医药书籍，如《黄帝内经》《伤寒论》《金匮要略》《温病条辨》《时病论》等，还背诵了许多中医方剂、汤头歌、药性赋。回想到郭志高老人曾讲述给我说，他患的腰腿痛病，是从地里抓吃蚂蚁得到缓解改善的。这使我想到了森林中见到的红蚂蚁，它们在阴暗潮湿的环境中能够生存，应该有祛风、祛寒、抗风湿的作用，故将其捕捉进行加工后送给白主任服用（当然首先自己进行过数次试服），果然服用数日后，奇迹出现，腰、腿疼痛消失，能下地行走。又过数月，在交口县城大南沟，有个晋丰厂职工的女儿徐某，刚刚十三岁，也患有类风湿关节炎，四肢关节疼痛难忍，天天穿着棉裤，走路都困难。多次去到太原医治，效果都不甚满意。后回到交口县医院，找到了外科。此时，正巧郭来旺大夫在，他随便问了几句病情、病因，外科主任悠然提起说："我们这个年轻大夫有办法，爱钻研。……把这个女孩交给他吧。"

这时候正是一九八三年的七月，郭来旺大夫指指小徐穿的棉裤说："我给你治。争取不应再在夏天还穿棉裤，能像其他孩子一样正常去上学。"

经郭来旺大夫认真检查后，发现小徐的腿部很冷，想这是一种寒症就进行针灸，并开始服蚂蚁丸（当然处方中也加有大量祛寒的草药）治疗。一天天过去了，六七十天后，小徐的腿发热了，疼痛也减轻了，腿部的力量也有了，人的精神也好多了，三个月后，郭来旺大夫让她脱掉棉裤，换成秋裤。最后，经过接连不断的治疗，小徐的病好了。当然，这主要是服"蚂蚁丸"的效果。

第二节 治疗类风湿关节炎中药新药蚂蚁丸研制

一、蚂蚁丸处方的形成

由于初始蚂蚁丸的逐步形成和部分病人使用已见到的效果，再后来的二、三年中陆续又治疗了二十多例类风湿关节炎病人，通过收集总结效果显著，于1987年撰写论文发表于《山西中医杂志》。在山西医学院第二附属医院进修完后，又去北京图书馆、首都图书馆、科学院图书馆查阅了许多资料。了解到中医对类风湿、风湿称之为痹证或痹病，这是指因外邪侵袭肢体经络而致肢节疼痛、肿胀晨僵、麻木重着，屈伸不利，甚则关节肿大变形，僵直不伸、肌肉萎缩的病证。在《本草纲目》虫部第四十卷对蚁叙述"释名玄驹、蚍蜉"。在集解中时珍曰："蚁处处有之，有大、小、黑、白、黄、赤数种，穴居卵生。其居有等，其行有队。能知雨候，春出冬蛰。其卵名蚳，山人掘之，有淘净为酱，云味似肉酱，非尊贵不可得也。"这说明在400多年前《本草纲目》中对蚂蚁就有记载，而且可以食之。清代名医薛生白曾说："久则邪已混处期间，草木不能见效，当以虫蚁向阳分疏通逐邪。"随后又到平谷县酒厂拜访蚂蚁食疗专家吴志成，得知了广西中医学院赵一等教授研究的拟黑多刺蚂蚁的有关报道。回到交口县医院，根据自己应用蚂蚁丸的体会以及查阅相关资料思考，病人服用蚂蚁丸之后，能使腰腿关节疼痛减轻，行走有力，活动自如，说明了它的补肾功能；饮食增加，面部光泽有华，肿胀消退，说明了它的健脾功能，又根据中医治疗大法"寒者热之，热者寒之，虚者补之，实者泻之"，君、臣、佐、使组方配伍的理论，对初始蚂蚁丸又进行了加入其他中药的配伍，继续应用蚂蚁丸对类风湿关节炎治疗的研究。

二、蚂蚁丸立项成果鉴定

蚂蚁丸治疗类风湿关节炎在1988年被列为吕梁地区的科技项目，1989年列为山西省的科技攻关项目。郭来旺科研小组对该项目进行了方案设计，表格印刷，对来诊病人认真检查，详细记录，并做准确诊断，进行辨证分型，对症配方给药。几年来用于类风湿关节炎具有肾脾两虚、寒湿阻络型病症引起的关节疼痛、肿胀晨僵、麻木重着、屈伸不利、僵直变形，身疲乏力、畏寒肢冷的 118 例病人，取得的确切疗效，进行了总结，治愈率达到了 42.37%，显效率达到了 38.98%，总有效率 96.6%。1990 年 5 月 19 日经山西省科委组织了成果鉴定，结论为"属国内首创，疗效居国内领先水平"，1992 年被授予山西省科技进步一等奖。

三、蚂蚁丸新药研究

蚂蚁丸成果鉴定后，遵照国家卫生部《中药新药治疗痹病的临床研究指导原则》，开始了对蚂蚁丸的新药研究，主要包括药学研究、药效毒理研究和临床研究三部分。药学研究包括处方研究、工艺研究和质量标准研究。首先我们对蚂蚁丸的药学进行研究。

（一）蚂蚁丸的药学研究

根据中医君、臣、佐、使的组方原则，蚂蚁丸的君药材为蚂蚁（棕褐沙林蚁），首先将先前应用配方进行了精选总结，尤其对用于类风湿关节炎具有肾脾两虚、寒湿阻络型痹证，伴有的关节疼痛、肿胀、晨僵、屈伸不利症状多数具有共性、通性就诊的病人病症。有其剿灭作用的配伍方筛选出来，确定其每味药的用药位置和用药剂量，取其中之要素，进行地道采购、顺应季节采集、分别进行炮制加工，在选择剂型和适合的工艺加工生产，保证可靠的质量控制，制剂的有效安全。下面主介绍一下君药材棕褐沙林蚁的药学研究：

1. 棕褐沙林蚁的药用成分分析研究

（1）棕褐沙林蚁有关成分测定研究　由首都医科大学黄如彬等教授通过对棕褐色沙林蚁干粉的蛋白质含量测得为 52%，并对测定的 18 种氨基酸进行含量测定，测得 30g 以上 4 种，分别是亮氨酸、门冬氨酸、谷氨酸、苯丙氨酸；20g 以上 5 种，分别是异亮氨酸、甘氨酸、丝氨酸、丙氨酸、苏氨酸；10g 以上 5 种，10g 以下 4 种。

对于干粉进行水提取液的 18 种氨基酸进行含量测定（500 μl 相当于干粉 50mg），0.5g 以上 3 种，分别是门冬氨酸、丙氨酸、精氨酸；0.4g 以上 3 种，分别是脯氨酸、缬氨酸、甘氨酸；0.3g 以上 5 种，分别是异亮氨酸、苯丙氨酸、谷氨酸、丝氨酸、酪氨酸；0.2g 以上 2 种，分别是氨、苏氨酸，余为 0.1g 以下 5 种。

（2）棕褐沙林蚁微量元素的测定　通过对棕褐沙林蚁水提取液的（300μl相当于干粉200mg）20种微量元素含量的测定，1000mg以上2种，分别是Fe、Se；500mg以上五种，分别是Sr、Cd、K、Al、Cu；100mg以上5种，分别是Mo、Na、Pb、Ni、Mg；余100mg以下5种。

2. 蚂蚁的生物学特征和鉴别检测研究

我们应用的蚂蚁经送到中国医学科学院动物研究所鉴定为棕褐色蚁，后又经山西大学生物系李长安副教授鉴定为棕褐沙林蚁。本品为膜翅目蚁科动物棕褐沙林蚁 Formica sinae Emery 的干燥虫体。夏、秋季捕捉，用水烫死或闷死，除去杂质，晒干。

（1）生物学特征　棕褐沙林蚁　工蚁全体为褐黄色，体长 4.5~5.0mm。头腹部色略深于胸部，全身覆盖稀疏的细毛及白色茸毛被，体较光亮，头部卵圆形，后缘宽于前缘，唇基前缘弧形，中央为凸出的一条隆线，额区小，三角形，色略浅而光亮，触角细长，12节，中、后胸背板缝处有缢缩，后胸背板侧面观呈弓形，后胸的位置低。腹柄为直立鳞片状，上缘微凸，侧缘及上缘薄锐，腹部扁平，宽平略。

（2）鉴别检测

①本品粉末呈棕褐色，味微辛、咸。置显微镜下观察：体壁（几丁质外骨骼）碎片：半透明淡褐色或淡黄色，不规则多边形或边缘具缺刻，碎片表面有多角形网格状纹理及纤毛；少量胫节和跗节残段，呈棒状，简状或刺状，其上具有细毛。

②取本品粉末 0.5g，加水 10ml，室温浸渍 1 小时，时时振摇，滤过加活性炭 0.5g，摇匀，置水浴中加热 5 分钟，放冷，滤过，取滤液 0.5ml，加水 1.5ml，滴加茚三酮试液 3 滴，摇匀，置水浴锅中加热 3 分钟，即显蓝紫色。

③取本品粉末 2g，加乙酸乙酯 20ml，超声处理 40 分钟，滤过，滤液蒸干，残渣用乙酸乙酯 1ml 使溶解，作为对照药材溶液。照薄层色谱法（《中国药典》2005 年版一部附录 Ⅵ B）试验，吸取上述对照药材溶液 5μl，点于硅胶 G 薄层板上，以苯 – 乙醚（7∶3）为展开剂，展开，取出，晾干，喷以 20% 鳞酸溶液，在 100℃烘至斑点显色清晰，置日光下检视，对照药材色谱中，除溶剂前沿的棕红色斑点外，在约 Rf 0.4 处有一淡橙黄色荧光斑点；置紫外光灯（365nm）下检视，对照药材色谱中，在约 Rf 0.4 处有一淡橙黄色荧

光斑点。

④蚂蚁丸配伍的其他中药材都设定有显微鉴别、薄层鉴别、化学反应鉴别及含量测定等反应的研究。

（二）蚂蚁丸的药效毒理研究

1. 棕褐沙林蚁抗炎作用的研究

由首都医科大学陈怡等教授研究，棕褐沙林蚁水提物对二甲苯所致小鼠耳廓肿胀有显著抑制作用，可明显抑制小鼠的非特异性炎症反应（$P<0.01$）。其作用类似于消炎痛。用棕褐沙林蚁水提物 100、450、900mg/kg 等不同浓度连续给药，对佐剂性关节炎模型大、中、小剂量均能明显抑制小鼠局部早期的原发性炎症反应（$P<0.01$）；各组的肿胀率与时间有关；各剂量组的肿胀率下降趋势较模型组明显（$P<0.01$）。均可明显剂量依赖性地抑制大鼠佐剂性关节炎的原发性及继发性炎症反应，可降低炎症局部的 PGE_2 质量浓度，其作用与吡罗昔康相似。从调节机体免疫功能的角度来说，该研究表明棕褐沙林蚁对类风湿关节炎有对抗作用，其作用机制与调节机体细胞免疫功能与抑制局部炎性介质有关。

类风湿关节炎是一种严重危害人类健康的慢性常见病，我国人群发病率在 0.6% 以上。对本病目前尚无有效的根治方法，长期依赖激素，只能暂时缓解症状。激素引起的并发症和不良反应往往使其难以持续应用。近年来，随着系列类风湿关节炎病因的不断深入研究，多数学者认为类风湿关节炎为自身免疫性疾病，病人的免疫功能紊乱，与机体缺锌有关。而研究表明，蚂蚁含锌丰富，具有抗炎镇痛作用，它不是机械地破坏免疫活性细胞的细胞毒作用，而是通过免疫调节，特别是对 T 细胞发挥免疫双向调节的作用，且毒性较低。这是蚂蚁制剂广泛应用于临床治疗类风湿关节炎，并取得突出疗效的重要理论依据。

2. 棕褐沙林蚁迟发型超敏反应的研究

由首都医科大学刘进学等教授研究的棕褐沙林蚁，由山西省交口县使用本品为主药，佐以其他中草药配制成中药丸剂，用于治疗类风湿关节炎和乙型肝炎，效果良好。我们进行了棕褐沙林蚁水提物（water extract of Emery formicusina，WEEF）对小鼠免疫功能影响和小鼠迟发型超敏反应（DTH）的研究。

结果表明，WEEF 可使正常小鼠 DTH 降低，但又可使低下的 DTH 趋向回升，通过实验采用正常、升高和低下 3 种不同类型的 DTH 病理模型，较系统地研究了 WEEF 对小鼠细胞免疫功能的影响，发现在实验剂量时，WEEF 对正常小鼠的 DTH 有明显抑制作用，但与剂量不成线性关系。在 400mg/（kg·d）时，既对正常小鼠的 DTH 有抑制作用，更可使 Cyc 诱导升高的小鼠 DTH 降低，恢复至正常水平，还可使 Cyc 诱导低下的 DTH 升高，趋向恢复，然而未恢复至正常水平。综上所述，可见 WEEF 对小鼠的 DTH 有调节作用，其抑制作用较强。提示 WEEF 对机体细胞免疫功能的调节作用与机体所处的状态有关，并应选择适当剂量，更好地发挥其治疗作用，减少由于对正常细胞免疫功能的抑制作用可能引发的副作用。

从免疫病理学角度分析，目前认为机体的许多疾病（如类风湿关节炎、系统性红斑狼疮和乙型肝炎等）和衰老，均存在各种类型或不同程度的免疫功能失调性病理改变。本研究结果提示，WEEF 具有调节机体细胞免疫功能的作用，这将为其治疗各种免疫失调性疾病提供了细胞免疫药理学基础。

3. 蚂蚁丸的药效学试验研究

本实验在一、二版已刊，实验对照药品为雷公藤，故实验过程略。

（1）抗炎作用

①对大鼠蛋清性足跖肿的影响　各组给药在 4 小时内均有明显减轻肿胀的作用。

②对大鼠甲醛性足跖肿的影响　从 12~72 小时各给药组的肿胀度较对照组都有明显减轻。

③对大鼠佐剂性关节炎的影响　注射佐剂足爪的原发性病变于半月后肿胀最著，给药明显减轻。继发的免疫反应性炎症，本药高、中剂量组也显示明显的减轻。

④对小鼠腹腔毛细血管通透性的影响　当醋酸引起腹腔炎症，使毛细血管通透性增加时，本药可减少注入染液渗出，降低毛细血管通透性，因此，具有抗炎作用。

⑤对大鼠羧甲基维素囊中白细胞游走的影响　作为一个缓和的致炎剂，注入大鼠皮下，可局部诱导白细胞聚集，使抽液的白细胞计数增多，对照组高于一般正常值，各给药组都有降低，提示对急性炎症反应有抑制

作用。

⑥对大白鼠棉球肉芽肿形成的影响　本品高中剂量都可以显著减少肉芽肿重量，说明对慢性炎症的结缔组织增生有抑制作用。

（2）止痛作用

①小鼠热板法　本药各剂量均可显著延长对热刺激的反应时，提高痛阈值。

②小鼠扭体法　本药可减少注射醋酸的致痛反应 50% 以上，其差异具有非常显著的意义。

（3）免疫调节作用

4. 蚂蚁丸的毒性试验研究

（1）急性毒性试验　以棕褐沙林蚁为君药的旺龙蚂蚁丸粉剂 17.5g/kg（相当于成人日用量的 175 倍），给小鼠灌胃给药后，连续观察 7 日，未见毒性反应。

（2）长期毒性试验　以棕褐沙林蚁为君药的旺龙蚂蚁丸粉剂 15g/kg（相当于成人日用量的 150 倍），给小鼠灌胃给药后，连续 70 天未见中毒反应，外观活动、体重增长、血常规、肝肾功能、血糖、蛋白、胆固醇含量，主要脏器比重，组织切片镜检，均未见异常改变。

（3）犬长期毒性试验　以棕褐沙林蚁为君药的旺龙蚂蚁丸粉剂 5g/kg（相当于成人日用量的 50 倍），掺入饲料中给比格犬（beagle）连续喂饲 180 天，一般活动、体重、血象、血液生化、心电图、尿液、眼底、尸检脏器系数与病理组织学，均未见异常。

（4）对小鼠繁殖的试验　对做过实验的小鼠，让雌雄混合喂养，生下的小崽均未见畸形，活动、吸乳食均正常。

（三）蚂蚁丸的临床研究

1. 蚂蚁丸治疗慢性类风湿关节炎 20 例疗效观察

蚂蚁在《本草纲目》中记载称玄驹，笔者自制以蚂蚁为主药的"蚂蚁丸"，在 2 年时间内共治疗慢性类风湿关节炎 20 例，获得满意疗效。

（1）临床资料　本组共 20 例病人，年龄最大的 68 岁，最小的 13 岁，其中 40~60 岁者占 80%。

（2）方剂及服药方法

方剂组成：蚂蚁、何首乌、熟地、人参、五味子各 30 克。气虚的可加黄芪、白术；偏血瘀加赤芍、桃仁、延胡索；偏寒症的加川乌、草乌，在急性发作期应配合用抗风湿、消炎止痛药治疗。

用法：上药碾碎过筛，以水调和为丸，每丸重 12g，每 3 日服 1 丸，10 丸为一疗程，共 3 个疗程；服用分别将 5 个核桃去皮壳，5 个枣去核，切极碎，药丸揉碎，打入 2 个鸡蛋，混合搅匀，蒸成蛋糕状，用淡盐水送服，或用小米粥浮在上面的汤油送服。

（3）治疗效果　20 例病人，服药时间最短者 1 个月，最长者 6 个月。完全缓解 16 例，占 80%；基本缓解 2 例，占 10%；无效 2 例，占 10%；总有效率占 90%。

（4）疗效标准

治愈　疼痛完全消失，随访 2 年未复发。

好转　疼痛不同程度减轻，但不能完全消失，随气候变化、劳累又有反弹。

无效　自觉症状及体征均无好转，但不会加重。

（5）体会　类风湿关节炎在中医归属"痹症"范畴，"蚂蚁丸"以蚂蚁为君，它具有补肾健脾，疏通气血，祛风散寒，推陈出新功用；多数人服后能振奋精神，增进食欲；佐以熟地、何首乌、核桃、大枣等药，加强了壮肾的效力；再随证加祛寒、祛瘀等协同药，消除了不同种类、各有所偏的病症。"蚂蚁丸"治疗本病关键在于补肾、健脾。肾气充，则筋骨壮，邪不可干；脾胃健，气血生化有源，气血强盛，血流畅通而不聚，即"通则不痛，痛则不通"也。

2. 蚂蚁丸治疗类风湿关节炎等 112 例疗效观察

类风湿关节炎、强直性脊柱炎、儿童类风湿关节炎是临床上常见的难治病。笔者用自拟的"蚂蚁丸"治疗上述疾病共 112 例，现将治疗方法及结果总结如下。

（1）临床资料

本组 112 例，男 42 例，女 70 例，男女比例 1∶1.7，年龄最大的 62 岁，最小的 7 岁，以 40 岁以上者较多，占 53%。农民 34 例，工人 20 例，干部 36 例，学生 22 例。类风湿关节炎 60 例，强直性脊柱炎 10 例，儿童型 3 例，混合型 39 例。初期 8 例，中期 60 例，晚期 44 例，合并肌肉萎缩者 30 例，肿胀者 80 例，骨质有明显变化者 67 例。

（2）治疗方法

①蚂蚁丸方剂组成：

蚂蚁 50g	人参 1g	黄芪 7.5g	当归 4g
鸡血藤 7.5g	淫羊藿 5g	巴戟天 5g	薏苡仁 5g
丹参 7.5g	制川乌 2.5g	威灵仙 5g	蜈蚣 2.5g
牛膝 2.5g			

②用法：上药碾碎过筛，炼蜜调和为丸，每丸重 12g。每日服用 1 丸，服药时将核桃 1 个去壳，大枣 1 枚去核，药 1 丸切极碎，盛入碗中，打入鸡蛋一个搅匀，蒸成蛋糕状，用白开水或小米粥（浮在上面的汤油更好）空腹送服。急性发作活动期适当配合西药或中药汤剂。

（3）疗效观察

疗效标准：自拟并参考中华医学会风湿病学会 1985 年 5 月（南宁）制定的试行疗效考核标准。①完全治愈：疼痛、肿胀完全消失；X 线拍片侵蚀减少或静止；血沉降至正常，类风湿因子转阴；随访半年以上未复发；②基本治愈：疼痛、肿胀基本消失，关节功能大部分恢复；血沉有明显下降，类风湿因子转阴；随访 5 个月以上无复发与加重；③好转：疼痛、肿胀较前不同程度减轻；血沉、类风湿因子无显著改变，病情有所缓解；④无效：自觉症状、体征及有关检查均无好转。

治疗结果：本组服药最长者 9 个月，最短的 20 天，其中完全治愈 34 例，基本治愈 46 例，好转 24 例，无效 8 例，总有效率达 93%，临床治愈率达 71%。

（4）讨论　类风湿关节炎属中医学"痹证"范畴，慢性类风湿关节炎又以"虚痹"多见。在人体气血营卫内虚情况下，初期风、寒、湿诸邪侵入，导致经络气血痹阻，正虚标实，痰瘀留着，寒热错杂；外邪深入筋骨脏腑，多数病人在中晚期表现表现为体质消瘦，营养不佳，经常容易感冒，有的肌肉萎缩，关节变形，疼痛肿胀，影响睡眠。方中选用蚂蚁有补肾健脾、养肝荣筋、补而不燥之功；佐以小量人参、当归及大量黄芪以益气养血；使以鸡血藤、薏仁、丹参、川乌、威灵仙、蜈蚣等祛瘀化痰、舒筋散寒；以大枣、核桃为引。旨在加强壮骨健脾之功效。全方共达脾土兴、筋骨健、气血通、风寒散，体健病除，推陈出新的功用。因此，多数病人服药后能振奋精神，增进食欲，口腔湿润，大便通畅，气息通顺，睡眠安稳，面色光泽有华，关节肿胀消退，萎缩肌肉恢复，僵硬的关节转动灵活流利，疼痛逐渐减轻消失。

3. 复方蚂蚁丸治疗类风湿关节炎 354 例临床疗效观察

类风湿关节炎是一种以关节病为主的慢性全身性疾病，临床上常见而难治。西医治疗方法虽多，但远期疗效又不够理想。笔者从 1983 年开始用自拟蚂蚁为主的"蚂蚁丸"，治疗本病以及强直性脊柱炎等，初步取得满意疗效。在此基础上，为了进一步观察和研究其疗效，自 1985 年起又对 354 例类风湿关节炎病人进行了疗效观察。现总结报告如下。

（1）一般资料　本组 354 例，男 129 例，女 225 例，男女之比 1∶1.74。年龄最大的 73 岁，最小的 5 岁，14 岁以下的 24 例，15~48 岁 204 例，41 岁以上 126；例。病程 1 年以内者 51 例，1~5 年 162 例，6~10 年 84 例，11~15 年 15 例，15 年以上的 42 例。大多数病人都用过一种以上的抗风湿类药物。其中服用激素者 132 例，病情仍处于活动期。

（2）诊断　根据黄家驷、吴阶平主编《外科学》类风湿关节炎的分类标准，354 例中早期 192 例，中期 96 例，晚期 66 例。根据美国风湿病学会（ARA）类风湿关节炎功能 4 级分类标准，354 例中 Ⅱ 级 51 例，Ⅲ 级 162 例，Ⅳ 级 141 例。依照裘法祖主编《外科学》类风湿关节炎临床分型，周围型 138 例，中枢型 15 例，混合型 177 例，儿童型 24 例。

（3）治疗方法

①方剂组成

蚂蚁 50g	人参 1g	黄芪 7.5g	当归 4g
鸡血藤 7.5g	淫羊藿 5g	巴戟天 5g	薏苡仁 20g
丹参 7.5g	制川乌 2.5g	威灵仙 5g	蜈蚣 2.5g
牛膝 2.5g			

②用法：上药碾碎过筛，炼蜜调和为丸，每丸重 12g，每日服用 1 丸，服药时将核桃 1 个去壳，红枣 1 枚去核，药 1 丸切极碎，盛入碗中，打入鸡蛋一个搅匀，蒸成蛋糕状，用白开水或小米粥（浮在上面的汤油更好）空腹送服。急性发作活动期适当配合西药或中药汤药。3 个月为 1 个疗程，1 个疗程后可根据病情继续服第 2、第 3 疗程。

（4）疗程评定标准

参阅中华医学会风湿病学会 1985 年 5 月试行的疗效考核和中西医结合研究会风湿类疾病专业委员会"风湿四病"疗效判定标准，自定以下标准。

①临床疗效标准

a.临床治愈　疼痛、肿胀完全消失，关节功能基本恢复，X线片显示侵蚀减少或静止，血沉降至正常，类风湿因子转为阴性，停药6个月以上未复发。

b.基本治愈　疼痛、肿胀基本消失，关节功能大部分恢复，血沉、类风湿因子降至正常，停药随访4个月以上未复发与加重。

c.好转　疼痛、肿胀较前不同程度减轻，血沉、类风湿因子有所下降，关节功能略有改善。

d.无效　自觉症状与体征均无好转。

②关节功能疗效考核标准　参照ARA标准，并自定15m步行时间（0级：20s内；Ⅰ级：20~40s，包括40s；Ⅱ级：40s~1min，包括1min；Ⅲ级：1min以上；Ⅳ级不能行走），举力标准（均以单手举重为准：0级：5kg以上；Ⅰ级：2~5kg，包括5kg；Ⅱ级：1~2kg，包括2kg；Ⅲ级：1kg以内，包括1kg）。

（5）结果

①临床疗效　354例临床治愈150例（42.37%），基本治愈138例（38.98%），有效54例（15.26%），无效12例（3.39%）。总有效率96.61%。服药时间最长1年，最短的30天。

②治疗前后症状及体征变化

a.关节疼痛　治疗前354例共18102个关节均有疼痛，治疗后150例关节疼痛完全消失，占42.37%，138例基本消失，占38.98%。

b.关节肿胀　318例有6183个关节肿胀，治疗后288例肿胀关节完全消失，占90.56%。

c.关节功能　晨僵、15m步行时间、举力治疗前后的变化，见下表。

表4-1　关节功能活动等治疗前后的比较

项　目		分　级					X^2	N'	P值
		0	Ⅰ	Ⅱ	Ⅲ	Ⅳ			
关节功能	前	—	0	51	162	141	535.6	3	<0.01
（354例）	后	—	210	138	6	0			
晨僵	前	0	69	84	201	—	603.22	3	<0.01
（354例）	后	312	42	0	0	—			
15m步行时间	前	6	78	75	99	60	402.05	4	<0.01
（318例）	后	246	42	9	21	0			
举力	前	0	18	21	282		339.81	3	<0.01
（321例）	后	33	168	69	51				

③X线及实验室检查　354例治疗前后均做X线检查，除8例X线片表明骨质损害有明显修复改善外，其余均无特殊变化。治疗前类风湿因子阳性315例，治疗后228例转为阴性，转阴率为59.32%。354例病人血沉在25mm/h以上者186例，占52.54%。12~25mm/h者168例，占47.45%，治疗后前者降至15例，后者增至339，血沉恢复正常者占90.32%（168/186例）。全部病人做血尿便常规，部分病例做心电图、肝功能等项检查，均无异常发现和不良反应。

④随访结果　对本组治疗的354例病人随机抽样于1个月、1年、6年跟踪随访120例，45例基本治愈的病人，病情较稳定，未出现复发或加重。除个别病人在气候变化时略感不适外，其他均无特殊反应。

（6）讨论　类风湿关节炎中医属"痹证"范畴。慢性类风湿关节炎又以虚痹多见。因在人体气血营卫内虚情况下，风寒湿外邪侵入，导致体内经络气血痹阻，"不通则痛"；寒湿之邪深久，气机受阻，聚湿为痰，痰浊留连，导致血瘀凝滞、筋脉骨失去濡养，进而波及全身各脏腑。多数病人在晚期除表现为关节轻重不一的持续疼痛外，还表现为营养缺乏、关节肿硬、经常容易感冒、睡眠差、有的肌肉萎缩，关节变形，生活完全失去自理能力。

蚂蚁具有"补肾健脾、养肝荣筋"及扶正祛邪之功效。肾气充，则筋骨壮，邪不可干；脾胃健，气血生化有源，气血强盛，血流畅通而不聚，筋脉骨受养，"通则不痛"。选用蚂蚁为主治疗本病符合中医扶正祛邪达到治本的目的。蚂蚁属昆虫类药物，具有本能的搜邪作用，它可疏通经络、调理气血、消瘀化痰、祛风散寒，在改善体质营养状况的基础上发挥治疗作用。蚂蚁丸就是在蚂蚁为主要药物的基础上佐以适量人参、当归、黄芪补气养血；使以鸡血藤、丹参、川乌、威灵仙、蜈蚣祛瘀活血、舒筋散寒；入大枣、核桃作引，更加强了壮肾健脾、搜邪活络的效力。全方达"脾土兴、筋骨健、气血通、风寒散、体健病除，推陈出新"的功用。所以本文报告的354例病人有306例服药后，明显能振奋精神，增进食欲，口腔湿润，大便畅通，睡觉安稳，面色光泽有华，关节肿胀消退，萎缩肌肉恢复，僵硬的关节转动灵活流利，疼痛逐渐减轻消失。笔者经反复的临床实践证明，单用蚂蚁作用缓慢，疗程较长。选用复方蚂蚁丸这一复合制剂，由于剂量配伍恰当，符合中医整体观和辨证施治的法则，所以起效快，效果好。治疗中还发现对风湿性关节炎、结节性红斑、红斑狼疮、强直性脊柱炎等病证也有同样疗效；还能治原发型高血压、胃下垂、痛经等。另外，原服激素的 132 例，消炎痛的 90 例，布洛芬的 42 例病人，服复方蚂蚁丸后除 12 例因服激素时间长、顽固不能停药外，其余均从 15 天后逐步减量，1~3 个月后基本停服。

4. 复方蚂蚁丸治疗类风湿关节炎 750 例临床研究

由李辉、刘光珍等从 1995 年 1 月至 2000 年 7 月应用复方蚂蚁丸对 750 例 RA 病人进行了随机对照治疗研究。

（1）资料与方法

诊断标准　西医诊断分期标准，中医辨证标准参照《中药新药临床研究指导原则》和全国中西医结合风湿性疾病会议修订标准。

病例选择

①纳入标准：年龄 16~65 岁，符合西医诊断，且中医辨证为寒湿阻络兼瘀血型的 RA 病人。

②一般资料　选择我院 1995 年 1 月至 2000 年 7 月的门诊和住院病人，采用随机数字表法分为复方蚂蚁丸治疗组（简称治疗组）和雷公藤片对照组（简称对照组）。两组病人性别、年龄、病程等情况相似，具有可比性（$P < 0.05$）。两组资料见表 4-2。

表 4-2　两组病人一般情况比较

组别	例数	男	女	年龄（岁）	病程（年）
治疗组	750	216	534	41 ± 19	7 ± 4
对照组	230	63	167	41 ± 17	6 ± 3

③方法　治疗组服用复方蚂蚁丸（山西旺龙制药厂生产），每日早晚各 1 次，每次 2 丸（6g/ 丸）温开水送服，2 个月为 1 个疗程；对照组服用雷公藤片，每日 2 次，每次 3 片（0.1g/ 片）用法和疗程同治疗组。观察期间禁用激素及其他相关的中西医治疗药物。

④观察指标　晨僵；关节疼痛度；关节疼痛数；关节压痛度；关节压痛数；关节肿胀度；关节肿胀数；关节畏寒；握力；15m 步行时间；关节功能；血沉（ESR）；类风湿因子（RF）；C 反应蛋白（CRP）。主要症状与体征记分法参照文献。

⑤统计学方法　计量资料用 t 检验，计数资料用 x^2 检验，等级资料用 Ridit 分析。

（2）结果

①疗效判定标准：参照《中药新药临床研究指导原则》。a.临床治愈：症状全部消失，功能活动恢复正常；主要理化指标正常。b.显效：主要症状消除、关节功能基本恢复；能正常工作劳动，理化指标基本正常。c.有效；主要症状基本消除，主要理化指标改善。d.无效：和治疗前比较，各方面均无变化。

②两组病人综合疗效比较：治疗组临床治愈79例（10.5%），显效297例（36.6%），有效320例（42.7%），无效54例（7.2%），总有效率为92.8%；对照组依次为15例（6.5%），61例（26.5%），103例（44.8%），51例（22.2%），总有效率为77.8%。两组比较差异有统计学意义（$P<0.05$）。

③两组病人治疗前后症状及体征积分：见表4-3。

表4-3　治疗前后主要症状及体征积分比较（$\pm s$）

指标	组别	治疗前	治疗后
关节疼痛度	治疗组	2.4 ± 0.7	1.2 ± 0.6[*△]
	对照组	2.4 ± 0.6	1.7 ± 0.8[*]
关节疼痛数	治疗组	13.6 ± 8.8	7.5 ± 3.8[#△]
	对照组	14.2 ± 7.5	10.9 ± 5.7[*]
关节肿胀数	治疗组	8.2 ± 3.6	3.6 ± 2.7[#]
	对照组	8.2 ± 3.7	4.1 ± 3.2[#]
关节肿胀度	治疗组	2.4 ± 0.9	0.7 ± 0.5[#△]
	对照组	2.6 ± 0.8	1.7 ± 0.8[*]
关节压痛数	治疗组	13.8 ± 9.1	4.8 ± 3.1[#△]
	对照组	12.6 ± 8.5	8.4 ± 4.6[*]
关节压痛度	治疗组	2.2 ± 0.6	1.0 ± 0.7[#△]
	对照组	2.2 ± 0.7	1.7 ± 1.0[*]
关节畏寒	治疗组	1.2 ± 0.6	0.8 ± 0.6[*]
	对照组	1.2 ± 0.7	0.8 ± 0.5[*]
关节功能分级	治疗组	1.6 ± 0.6	0.6 ± 0.5[#△]
	对照组	1.6 ± 0.6	1.0 ± 0.4[*]
晨僵（min）	治疗组	105.5 ± 46.7	38.6 ± 18.5[#△]
	对照组	110.4 ± 50.2	63.7 ± 22.4[#]
握力（kPa）	治疗组	5.4 ± 2.4	7.6 ± 2.4[*]
	对照组	6.0 ± 3.1	7.4 ± 2.6[*]
步行15m时间（s）	治疗组	30.7 ± 13.5	16.3 ± 8.2[#]
	对照组	30.2 ± 15.6	19.8 ± 10.6[*]

注：与本组治疗前比较 [*]$P<0.05$，[#]$P<0.01$；与对照组治疗后比较[△]$P<0.05$。

④两组治疗前后实验室指标变化：见表4-4。

表4-4 两组治疗前后主要实验室指标变化比较（x±s）

组别		例 数	ESRmm/h	RF 阳性率 %	CRPmg/L
治疗组	治疗前	750	49±16	74.5	23±11
	治疗后	750	22±12*△	30.7*△	11±8*△
对照组	治疗前	230	47±17	78.0	22±10
	治疗后	230	35±13#	54.5*	19±6

⑤不良反应：两组病人的不良反应主要为胃肠道反应，如胃部不适、反酸、纳呆等，但以对照组更为多见，而未见明显的心、肝、肾功能异常变化。

注：与本组治疗前比较 *$P<0.01$，#$P<0.05$；对照组治疗后比较△$P<0.05$。

（3）讨论 RA属于中医痹证范畴。中医认为，"痹者，闭也"，"风、寒、湿三气杂至合而为痹"，本病证多因风、寒、湿、热等邪气入侵，阻滞经络，气血运行受阻，表现为关节肿胀、疼痛、酸困、麻木、屈伸不利等症。从临床实际分析，以寒湿阻络型较为多见，但本病病程较长，病久不愈，久病成瘀，因而临床多表现为寒湿阻络兼有瘀血证。从RA的发病过程看，也存在血管内膜炎，浅表血运较差的病理现象，表现为肢体沉重、酸困、疼痛、麻木、恶寒、肤色紫暗或甲皱微循环障碍等症状，故中西医认识颇为一致。

复方蚂蚁丸从散寒除湿、活血通络立法遣药，方以祛风散寒、消瘀化痰、疏通经络、补肾健脾、养肝荣筋之蚂蚁为君；以制川乌、威灵仙散寒除湿、通络止痛，鸡血藤、丹参活血通络止痛为臣，佐以人参、当归、黄芪补气养血以利扶正祛邪；红枣、核桃为使健脾补肾、调和药性。诸药合用，共奏散寒除湿、活血化瘀、通络止痛、扶正祛邪之效。其总有效率达92.8%，临床治愈率达10.53%，二者均显著优于雷公藤对照组（$P<0.05$），也未见任何明显不良反应。

近年来研究表明，RA的治疗很大程度上取决于病人的免疫功能，微循环状况等。本方中所用主要配伍药物既能调节免疫功能，增强吞噬细胞功能，抗风湿炎症，减少炎性渗出，又能改善血液流变性，促进纤溶活性增强，改善微循环功能，促进炎性产物的吸收，动物实验也证实，本品具有显著的抗炎、镇痛、改善微循环、调节免疫功能等作用，为临床治疗RA提供了现代科学依据。

5. 以蚂蚁通痹丸为主综合治疗强直性脊柱炎 200 例疗效观察

强直性脊柱炎（AS）好发于青少年男性，以中轴关节慢性炎症为主，也可累及内脏及其他组织，其危害性大，给病人工作、学习、生活造成极大痛苦。为寻找合理有效的治疗方法，经过长期摸索，应用蚂蚁通痹丸（原名旺龙蚂蚁丸特 2 号）为主，同时自拟顽痹汤，结合功能锻炼、推拿按摩进行综合治疗，疗效确切，报告如下。

（1）资料与方法

①一般资料　200 例中男 185 例，女 15 例，男女之比 37∶3；年龄 18~56 岁，病程 6 个月 ~18 年。

②诊断标准　符合 1988 年在昆明修订强直性脊柱炎诊断标准。症状：以两骶髂关节、腰背部反复疼痛为主。体征：中、晚期病人脊柱出现强直驼背固定，胸廓活动度减少或消失。

③辅助检查　实验室检查：血沉多增快，类风湿因子多阴性，HLA−B27 多呈强阳性；X 线检查：具有强直性脊柱炎和骶髂关节典型改变。

④疾病分期　早期：脊柱活动功能受限，X 线显示骶髂关节间隙模糊；椎小关节正常或关节间隙改变；中期：脊柱活动受限，甚至部分强直，X 线显示骶髂关节锯齿样改变。部分韧带钙化、方椎，小关节骨质破坏，间隙模糊；晚期：脊柱强直或驼背畸形固定，X 线片显示骶髂关节融合，脊柱呈竹节样变。中期 76 例，晚期 14 例。

⑤治疗方法　以蚂蚁通痹丸为主，进行综合治疗，具体服用方法：蚂蚁通痹丸每丸 6g，每次 12g，均配以核桃 1 颗(去壳切碎)、大枣 1 枚(去核切碎)、鸡蛋 1 个（打碎）拌匀后蒸服，每日 2 次。自拟顽痹汤由银花、连翘、杜仲、骨碎补、巴戟天、寄生、土鳖虫、地龙、人参、麦冬、五味子、黄芪等组成，以生姜 5 片，大枣 5 枚为引煎汤，一剂煎 3 次，混合一起，分 3 日服，每日中午饭前服 1 次。功能锻炼：先推拿按摩后指导病人做前屈后伸，抬腿侧弯、扩胸仰卧、伏卧运动，逐渐增强活动量。

此疗法适宜于早中晚期病人，如有服用激素或非甾体抗炎病人，可在 15 日后开始逐渐减量直至撤药后以本疗法代替，3 个月为 1 个疗程，对早中期病人尤著，连续观察 2 个疗程，进行疗效评定和总结。

（2）结果　疗效评定标准按王兆铭主编《中西医结合实用风湿病学》制定。临床治愈：经治疗后受累关节疼痛消失，驼背畸形、各项活动功能明显改善或恢复正常，血沉恢复正常，X 线显示骨质病变有明显改善。显效：驼背畸形、受累部位关节疼痛明显减轻，活动范围增大，血沉明显降低或接近正常，有效：经治疗后驼背畸形受累部位关节疼痛明显减轻，活动范围增大，血沉明显降低。无效：经治疗 2 个疗程，症状无改善。各期治疗结果见表 4-5。

表 4-5 各期治疗效果

分期	治愈	显效	有效	无效
早期	70	30	10	0
中期	40	20	16	0
晚期	0	4	6	4
合计	110	54	32	4

（3）讨论　AS 是以中轴关节慢性炎症为主、可累及内脏及其他组织的风湿病。病因与遗传、免疫、肠道感染有关。晚期脊柱强直、关节畸形以后，病情不可逆转。故遏制病情发展、降低致残率的关键在于早期诊断、早期治疗。西医学对 AS 基础理论研究逐渐深入，发展较快，但对治疗方法的研究进展缓慢；而中医在治疗上历史悠久，经验丰富。中医学认为 AS 属痹证范畴，而又不同于一般痹证，属顽痹、尪痹、骨痹。AS 病理机制为肾虚邪痹，治疗方法以补肾强督、扶正祛邪多见。笔者经过大量的临床实践认识到早期 AS 多属寒湿阻滞督脉，中晚期则以肝肾亏虚、痰湿瘀阻为主。故拟祛寒利湿、化瘀通络的中医药疗法治疗 AS。

蚂蚁通痹丸以蚂蚁为主，佐以人参、当归、黄芪等补气养血以培本；鸡血藤、丹参、制川乌、威灵仙等祛瘀活血，舒筋散寒；以大枣、核桃作引加强壮骨健脾，搜邪通络。配以顽痹汤中人参、麦冬、五味子等补气固表，益气敛阴；巴戟、杜仲、骨碎补、菟丝子等扶阳补肾益精，固表；银花、连翘、黄芩等解毒消肿；加土鳖虫、地龙、香附等可增强祛风散寒、理气活血作用；生姜、大枣为引，可健脾益胃，固护胃气。全方温阳补肾，以祛风寒湿邪。益阳补精，以培本再加虫类药，入骨搜邪以活络、归经、理气，乃标本兼治之法；再配以功能锻炼，可达到改善局部血液循环，活通筋脉的目的，有助于驼背畸形、骨性强直症状的改善或矫治，有助于提高疗效，缩短疗程，并能减轻经济负担。

应予特别指出的是：本综合疗法，不仅没有通常使用甾体类、非甾体类抗炎药物的副作用，而且可以使长期使用激素或非甾体类抗炎药物的病人逐步减少直至停用这些药物，避免了副作用的产生。

6. 蚂蚁通痹丸治疗类风湿关节炎 168 例临床观察

类风湿关节炎（rheumatoid arthritis，RA）是一种反复发作、成对称多发的、以小关节炎症为主要临床特征的慢性全身性自身免疫性疾病，其致残率较高。目前治疗 RA 的西医用药方面可分为激素类和非甾体类抗炎镇痛药等。此类药由于有比较严重的副作用或者疗效不佳，故长期服用不能为病人接受。我们应用蚂蚁通痹丸（旺龙蚂蚁丸系列）用于治疗肾脾两虚、寒湿阻络型类风湿关节炎随机抽样总结 168 例，结果显示取得了满意的疗效。

（1）临床资料

①一般资料　在 168 例类风湿关节炎病人中均系本院 2008 年 3 月至 2011 年 9 月随机抽取住院和门诊病例，其中男 65 例，女 103 例；年龄最小 18 岁，最大 64 岁；病程最短 2 个月，最长 15 年。

②诊断标准　西医参照 1987 年美国风湿病学会类风湿关节炎诊断标准，中医参照实用中医风湿病学诊断标准，符合以上西医和中医诊断标准，病人年龄 18~65 岁，关节功能在Ⅰ~Ⅲ级和 X 线分期在Ⅰ~Ⅲ期。

③治疗方法　治疗药物：蚂蚁通痹丸（山西晋康风湿病医院制剂室配制，批准文号：晋药制字 JZ20070009）。处方：蚂蚁、白术、附子等。功能：补肾健脾，祛风散寒。用于：类风湿关节炎，幼儿类风湿关节炎，风湿性关节炎，强直性脊柱炎，骨性关节炎，属风寒湿痹症者。用法用量：每日 2 次，每次 2 丸，口服；病重者每日 3 次，每次 3 丸，口服；小儿酌减。3 个月为 1 疗程。

（2）疗效标准

①疗效判断标准　参照《中药新药临床研究指导原则》相关标准，分为治愈、显效、有效、无效 4 级。临床治愈：症状全部消失，功能活动恢复正常，主要理化检测指标正常。显效：全部症状消除或主要症状消除，关节功能基本恢复，能参加正常工作和劳动，有关理化检测指标基本正常。有效：主要症状基本消除，主要关节功能基本恢复或有明显进步，生活不能自理转为能够自理，或者失去工作和劳动能力转为劳动和工作能力有所恢复，主要理化检测指标有所改善。无效：和治疗前相比较，症状和各项指标均无改善。

②疗效结果　本组 168 例病人治愈 88 例（52.38%），显效 45 例（26.78%），有效 23 例（13.69%），无效 12 例（7.15%），总有效率 92.85%。

（3）讨论　类风湿关节炎在中医学属痹症范畴。《素问·痹论》云："风寒湿三气杂，至合而为痹也。"阐明了该病是由于风寒湿邪侵犯人体，留滞肌肉经络，导致气血闭阻，从而引起关节疼痛、肿胀、僵硬、麻木、屈伸不利，严重者关节变形、畸形。

蚂蚁通痹丸治疗本病以蚂蚁为君，具有补肾健脾，疏通气血，祛风散寒，推陈出新的功用，服药后能振奋精神，增进食欲，佐以人参、白术、核桃、大枣，加强了补肾健脾的效力；选制附子、桂枝、透骨草祛风散寒，温经化瘀，通络止痛，以驱除外邪，解其凝寒之苦，达到了通则不痛的功效。

7. 蚂蚁通痹胶囊治疗类风湿关节炎 340 例临床观察

类风湿关节炎（Rheumatoid arthritis，RA）是一种以关节滑膜炎和关节周围组织的非感染性炎症为主的全身性自身免疫性疾病，滑膜炎持久反复发作，可导致关节内软骨和骨的破坏，影响关节功能，甚至导致残疾。目前常用的治疗类风湿关节炎的手段有非甾体抗炎药、糖皮质激素、甲氨蝶呤（MTX）、来氟米特（LEF）等，但有副作用大、停药后容易复发的缺点，导致病人的依从性较差，病情控制不理想。因此，筛选有效、价廉的药物治疗 RA 成为研究的热点。中医药学在此方面凸显出一定优势，不少医家都有所建树。笔者长期致力于类风湿关节炎的中医药诊治研究，创办了类风湿病专科医院，在该病的诊治中积累了一定经验，在成功研制旺龙蚂蚁丸系列制剂（部分制剂已转化新药）后，又研制蚂蚁通痹胶囊，临床用于治疗肾脾两虚、寒湿阻络型病人，疗效明显，本研究旨在进一步观察蚂蚁通痹胶囊对类风湿关节炎病人的治疗效果。

（1）临床资料

1.1 诊断标准

1.1.1 西医诊断标准：美国风湿病学会 1987 年修订的 RA 分类标准如下≥4 条并排除其他关节炎可以确诊 RA。①晨僵至少 1 小时（≥6 周）。②3 个或 3 个以上的关节受累（≥6 周）。③腕、掌指关节或近端指间关节肿（≥6 周）。④对称性关节炎（≥6 周）。⑤有类风湿皮下结节。⑥X 线片改变。⑦血清类风湿因子阳性。

疾病活动判定标准：参照 EULAR 制定的改良疾病活动标准：根据 28 处关节疾病活动度积分（Disease activity score DAS-28）判断疾病活动度（DAS-28≤2.6 表示疾病缓解；2.6<DAS-28≤3.2 表示疾病低活动度；3.2 < DAS-28≤5.1 表示疾病中活动度；DAS-28>5.1 表示疾病高活动度）。

1.1.2 中医证候诊断标准：《中药新药治疗类风湿关节炎的临床指导原则》符合肾脾两虚、寒湿阻络证，具备主症及次症 4 项以上：主症：关节疼痛、关节肿胀；次症：关节压痛，关节屈伸不利，晨僵，关节作冷，疼痛夜甚，关节畸形，畏恶风寒，手足不温，神疲乏力，阴雨天加重，肢体沉重；舌脉：舌质淡，苔白，脉沉细。

1.2 纳入标准：①年龄在 18~65 岁之间；②符合西医诊断标准；③符合中医证候诊断标准；④了解本研究并同意参加治疗的门诊病人。

1.3 排除标准：①不符合诊断标准者；②晚期病人，关节严重畸形，关节功能Ⅳ级、X 线分期在Ⅳ期者；③重叠其他风湿病如系统性红斑狼疮、干燥综合征、严重的膝关节炎者；④合并心、脑、肝、肾和造血系统等严重疾病者；⑤妊娠或哺乳期妇女、精神病病人等。

1.4 一般资料：所有病例来源于 2010 年 8 月至 2015 年 8 月山西晋康风湿病医院门诊及住院病人。将 640 例病人随机分为治疗组 340 例，对照组 300 例。治疗组：男 110 例，女 230 例，年龄 18~64 岁，平均（37.4±8.5）岁，病程 2~15 年。对照组：男 100 例，女 200 例，年龄 20~65 岁，平均（36.5±7.8）岁，病程 1~15 年。病情程度轻、中、重分别为 240 例、375 例、25 例。病情程度评定标准：无关节强直、畸形，关节肿胀疾病，X 线片示无骨侵蚀为轻度；关节轻度畸形，功能障碍，X 线片示有骨侵蚀为中度；关节强直、畸形，功能显著障碍，X 线片示严重骨破坏为重度。2 组年龄、病程、病情轻重等一般资料见表 4-6，经统计学处理无显著差异（$P>0.05$），具有可比性。

表 4-6　两组病人一般情况分布表

组别	性别（例）		年龄（岁）	病程（年）	病情		
	男	女			轻	中	重
治疗组	110	230	37.4±8.5	5.3±4.5	125	200	15
对照组	100	200	36.5±7.8	4.9±4.7	115	175	10

1.5 治疗方法

1.5.1 对照组：甲氨蝶呤（批准文号：H31020644，每片含药 2.5mg，每次 10mg，每周 1 次口服，上海医药集团有限公司信谊制药总厂），联合双氯芬酸钠肠溶胶囊（戴芬）（批准文号：H20100590，每片含药 75mg，每日 1 次，Temmler Werke GmbH）。疗程：12 周。

1.5.2 治疗组：双氯芬酸钠肠溶胶囊（戴芬），75mg/d，同时加用蚂蚁通痹胶囊（批准文号：晋药制字 JZ20130026）。处方主要有蚂蚁、白术、附子、桂枝等，功用：补肾健脾，祛风散寒，用于类风湿关节炎属肾脾两虚，寒湿阻络证者。每日三次，每次 4 粒。疗程 12 周。

1.6 观察指标

1.6.1 临床指标及症状改善：观察治疗前后 ESR、CRP、RF 变化，并分别在治疗前后，观察关节晨僵时间、握力示数、压痛关节数和肿胀关节数（双手掌指关节、近端指间关节、肩、肘、腕、膝关节，共 28 个关节）。

1.6.2 随访 12 周时 DSA28 的变化情况。DSA28 的计算将上述观察到的压痛关节数和肿胀关节数，根据以下公式结合 ESR 数值计算出 DSA28。DSA28=$[0.56 \times$ 压痛关节数 $+0.28 \times$ 肿胀关节数 $+0.7 \times Ln（ESR）] \times 1.08+0.16$。

1.6.3 中医证候疗效：观察病人治疗前后中医证候积分变化情况。类风湿关节炎分级量化标准，按无、轻、中、重度 4 级，主症分别计 0、2、4、6 分，次症分别计 0、1、2、3 分。见表 4-7。

表 4-7　类风湿关节炎分级量化标准表

症状及体征	无	轻	中	重
关节疼痛	关节不痛或疼痛消失	疼痛轻，尚能忍受，或仅劳累或天气变化时疼痛，基本不影响工作	疼痛较重、工作或休息均受到影响	疼痛严重，难以忍受，严重影响休息和工作，需配合使用止痛药物
关节肿胀	关节无肿胀或肿胀消失	关节轻度肿、皮肤纹理变浅，关节的骨标志仍明显	关节中度肿、关节肿胀明显，皮肤纹理基本消失，骨标志不明显	关节重度肿、关节肿胀甚，皮肤紧，骨标志消失
关节压痛	关节无压痛或压痛消失	轻度压痛、病人称有痛	中度压痛、病人尚能忍受	重度压痛、痛不可触、压挤关节时病人很痛，将手或肢体抽回
关节屈伸不利	关节活动正常	关节活动轻度受限，关节活动范围减少 <1/3	关节活动中度受限，关节活动范围减少 ≥1/3	关节活动严重受限，关节活动范围减少 ≥1/2，甚至僵直
晨僵	无	晨僵 <1h	晨僵 ≥1h<2h	晨僵 ≥2h
关节作冷	无	仅关节恶风寒，触之不凉	关节恶风寒，触之凉，喜温	关节恶风寒明显，常加衣保护
畏恶风寒	无	畏恶风寒，不需加衣	常畏恶风寒，需加衣	
手足不温	无	自觉时冷，触之不凉	自觉冷，触之凉	
疼痛夜甚	无	疼痛夜甚，不影响睡眠	疼痛夜甚，影响睡眠	
神疲乏力	无	有神疲乏力		

1.6.4 观察两组是否发生不良反应及治疗前后血尿常规，肝肾功能。

1.7 疗效判定标准：参照《中药新药临床研究指导原则》判断其疗效。

1.7.1 疾病疗效判定标准：显效：临床症状、体征改善率≥75%；进步：临床症状、体征及实验室指标改善率50%~75%；改善：临床症状、体征及实验室指标改善率30%~50%；无效：临床症状、体征及实验室指标改善率<30%。

1.7.2 中医证候疗效判定标准：临床痊愈：中医临床症状、体征消失或基本消失，证候积分减少≥95%；显效：中医临床症状、体征明显改善，证候积分减少≥70%；有效：中医临床症状、体征均有好转，证候积分减少≥30%；无效：中医临床症状、体征均无明显改善，甚或加重，证候积分减少不足30%。

1.8 统计学分析：用 SPSS 17.0 进行统计学检验。计量资料以($\bar{x} \pm s$)表示，采用 t 检验；计数资料以 % 表示，采用 X^2 检验。以 $P<0.05$ 表示差异具有统计学意义。

（2）结果

2.1 两组疾病疗效比较：治疗组优于对照组，结果见表4–8。

表4–8　两组病人临床疗效比较［例（%）］

组别	例数	显效	进步	改善	无效	总有效率	Z 值	P 值
治疗组	340	115（33.8）	152（44.7）	46（13.5）	27（8.9）	92.1*	-2.293	0.022
对照组	300	101（33.7）	91（30.3）	65（21.7）	43（14.3）	85.7		

注：与对照组比较 *$P<0.05$。

2.2 两组临床症状改善情况比较：在改善晨僵时间、关节肿胀数、握力方面，治疗组优于对照组，结果见表4–9。

表4–9　两组临床症状改善情况比较

组别	时间	晨僵时间（min）	关节压痛数	关节肿胀数	握力（mmHg）
治疗组 n=340	治疗前	94.25 ± 30.76	17.8 ± 6.9	15.1 ± 7.8	70.2 ± 19.6
	治疗后	79.38 ± 27.87**	12.5 ± 4.9*	10.4 ± 5.6**	103.9 ± 18.7**
对照组 n=300	治疗前	98.29 ± 30.71	18.3 ± 5.6	16.3 ± 7.5	66.1 ± 17.9
	治疗后	88.56 ± 24.24*	13.3 ± 5.2*	12.6 ± 5.1*	87.9 ± 20.3*

注：与治疗前比较 *$P<0.05$，**$P<0.01$，与对照组比较 $P<0.05$。

2.3 两组中医证候疗效比较：治疗组优于对照组，结果见表4–10。

表4–10　两组中医证候疗效比较

组别	例数	临床痊愈	显效	有效	无效	总有效率	Z 值	P 值
治疗组	340	13（3.8）	173（54.9）	134（39.4）	20（5.9）	94.1*	-2.342	0.019
对照组	300	12（4.0）	132（44.0）	113（37.7）	43（14.3）	85.7		

注：与对照组比较 *$P<0.05$。

2.4 中医证候积分比较：治疗组优于对照组，结果见表 4-11。

表 4-11　中医证候积分比较

组别	例数	治疗前积分	治疗后积分
治疗组	340	17.45 ± 3.27	9.76 ± 0.38 *
对照组	300	17.36 ± 3.16	11.36 ± 0.39 *

注：与治疗前比较 *P<0.05，与对照组比较 P<0.05。

2.5 两组治疗前后 ESR、CRP 及 RF 检测结果比较：在降低 ESR、CRP 及 RF 方面，治疗后治疗组优于对照组（P<0.05），结果见表 4-12。

表 4-12　两组治疗前后 ESR、CRP 及 RF 检测结果比较（$\bar{x} \pm s$）

组别	例数	时间	ESR（mm/h）	CRP（mg/L）	RF（U/ml）
治疗组	340	治疗前	42.4 ± 25.3	26.8 ± 17.6	294 ± 170
		治疗后	28.3 ± 17.7**	17.9 ± 8.9**	219 ± 97**
对照组	300	治疗前	44.6 ± 26.6	26.1 ± 18.6	295 ± 175
		治疗后	34.5 ± 18.3*	21.2 ± 9.2*	249 ± 95*

注：与治疗前比较 *P<0.05，**P<0.01，与对照组治疗后比较 P<0.05。

2.6 随访 12 周时病人 DAS28 的变化情况：两组在治疗 12 周和随访 12 周时 DAS28 的变化无差异。

表 4-13　DAS28 的变化情况（$\bar{x} \pm s$）

组别	例数	治疗前	治疗 12 周	随访 12 周
治疗组	340	5.5 ± 2.6	3.2 ± 1.3*	3.3 ± 1.5*
对照组	300	5.8 ± 2.4	3.4 ± 1.4*	3.5 ± 1.7*

注：与治疗前比较 *P<0.05。

2.7 不良反应

治疗组中出现轻微胃肠道反应 5 例，用健胃药后病症消失，未影响临床治疗；对照组轻微胃肠道反应 15 例，肝酶升高 5 例，白细胞下降 3 例，经对症处理后好转。

（3）讨论　RA 是一种以关节滑膜炎为特征的慢性系统性自身免疫性疾病，其病理改变是滑膜炎，急性期滑膜肿胀、渗出、中性粒细胞浸润，慢性期滑膜增生形成绒毛状突进入关节腔，对关节、软骨、韧带、肌腱等组织进行侵蚀，引起关节软骨、骨和关节囊破坏，最终致关节畸形和功能丧失。本病属中医学"痹证"的范畴，对痹症病机的认识，各家有所不同，但总属本虚不足，感受外邪，导致四肢关节经络痹阻，气血运行不利，而成痹症。笔者在多年类风湿关节炎临床诊治中发现该类病人多表现为关节冷痛，屈伸不利，遇寒加重，肢体麻木，四肢无力等属肾脾两虚，寒湿阻络证，予补肾健脾，散寒除湿，活血通络治疗，收效显著。

笔者长期致力于蚂蚁类制剂治疗类风湿关节炎临床诊治，先后研制出旺龙蚂蚁丸，蚁参蠲痹胶囊等一系列治疗类风湿关节炎的纯中药制剂，本研究之蚂蚁通痹胶囊是针对肾脾两虚，寒湿阻络证病人的经验总结，方中以蚂蚁为君药，酌加健脾补肾、温阳散寒、活血化瘀之品，既抓住主症，又兼顾兼证，体现了中医辨证论治之精妙，故临床效果较好。现代研究也证实该蚂蚁具有抗炎、镇痛、消肿、调节免疫等作用。本研究显示蚂蚁通痹胶囊能降低ESR、CRP及RF，治疗后治疗组优于对照组；在改善临床症状方面，尤其是在改善类风湿关节炎病人晨僵时间、关节肿胀数、握力方面优于对照组，临床总有效率达92.1%，中医证候总有效率达94.1%，优于对照组；治疗12周和随访12周后，病人DAS28比较无差异。蚂蚁通痹胶囊能改善病人症状，既减少长期服用西药带来的副作用，又能有效控制病情，初步研究显示本制剂在随访过程中稳定病情有一定作用，但仍有不足之处，本研究随访时间较短，需要大样本、长疗程的进一步研究。

第三节　蚂蚁丸的应用介绍

一、蚂蚁丸的应用介绍

在蚂蚁丸的组方逐步形成和不断使用过程中，我们对类风湿关节炎、强直性脊柱炎、慢性腰腿疼痛等风湿骨病也有了较深入的了解，在当时类风湿关节炎分为周围型、中枢型、混合型、骨关节炎型、儿童型，后来演变为比较更明确的类风湿关节炎、强直性脊柱炎、幼儿类风湿关节炎、重叠型类风湿关节炎、未分化关节炎等，其诊断标准也不断在更迭，而在中医内因和外因致病因素的作用下，以肾脾两虚型、寒湿阻络证、湿热阻络证、痰阻血瘀证、寒热错杂证，气血两虚证，脾虚痹阻证较多见。根据病人病期的长短，病情轻重，X线检查分期及男女老幼之差异，根据临床使用，在确立证型的基础上，按照理法方药，君臣佐使组方的法则，配制成了蚂蚁丸系列的配方。即蚂蚁丸1号、2号、3号、4号、蚂蚁丸特制2号和旺龙蚂蚁丸胶囊等，形成了蚂蚁丸一代、二代、三代、四代的系列制剂，又称旺龙蚂蚁丸系列制剂疗法。用于类风湿关节炎、强直性脊柱炎及其他风湿类疾病的治疗。在蚂蚁丸1号的基础上申报山西省卫生厅和原国家药品监督管理局批准为国药准字号药（中药保健药）。其功能为补肾健脾，祛风散寒，活血通络，强筋壮骨。用于脾肾两虚，风寒痹阻，瘀血阻络型痹证，见有关节疼痛、肿胀、屈伸不利等症的辅助治疗。1996年又研制国家中药三类新药蚁参蠲痹胶囊，历时10年，完成了各项研究，补充、补试、补证，完善了各项资料，于2006年通过了国家药品审评中心审评，取得国家中药三类新药证书。功能为补肾健脾，祛风除湿，活血通络。用于类风湿关节炎中医辨证为脾肾两虚，寒湿瘀阻症。症见：关节肿胀疼痛，关节压痛，屈伸不利，晨僵，关节作冷，疼痛夜甚，手足不温，神疲乏力，阴雨天加重，舌质淡，苔白，脉沉细。旺龙蚂蚁丸2号是在蚂蚁丸1号药方的基础上，总结类风湿关节炎的各型的特点，选用多年来治疗类风湿关节炎的最佳最新配方而组成，从道地的药材产地采购；在炮制上又提炼出新，使其作用产生最大的功效；在服用上也较灵活方便，进入人体后溶散度，吸收速度均较快，使药物能最大限度地聚集在病痛处所，使病情很快得到控制和缓解。类风湿关节炎、强直性脊柱炎表现的关节疼痛、肿胀、屈伸不利，变形、畸形及肾脾两虚、寒湿阻络证、痰阻血瘀证、寒热错杂证、寒湿阻督证的病人都适合服用。同时对骨性关节炎及颈椎病、骨质增生（包括退行性变），腰椎间盘突出症、腰椎间盘膨出症、股骨头坏死症，慢性腰腿疼痛等也有很好的疗效。蚂蚁丸3号对久痹、重痹的治疗恢复期，或体质虚衰型的慢性类风湿关节炎，在此期多表现合并有气血两虚，肝、脾、肾三脏俱虚的情况下，可以同时配合蚂蚁丸2号服用，并根据病情，调整各自用药量。蚂蚁丸4号对肾脾两虚，寒湿阻络型类风湿关节炎，及合并湿热阻络证、痰阻血瘀证的类风湿病人服用效果较好。而这类病人常有合并症，兼证错杂出现，我们常把蚂蚁丸2号和蚂蚁丸4号联合使用。蚂蚁丸特2号是针对久痹、重痹、顽痹型类风湿关节炎、强直性脊柱炎研制而成，它除对关节的疼痛、肿胀、屈伸不利有很好的缓解、治疗作用外，对关节造成严重破坏、脱位、变形、畸形也有很好的缓解、改善作用。对病人"尻以代踵，不能屈伸，脊以代头"的残疾病人也有明显的缓解改善作用。

之后，我们对蚂蚁丸特2号的制作工艺做了深入的研究，对部分药物进行筛选，有效成分提取研究，做正交试验、药效、毒理等有关方面的进一步研究，研制出蚂蚁丸特2号旺龙蚂蚁丸胶囊剂型。这给较重型、顽固型类风湿、强直性脊柱炎病人提供更为有效的方剂组方。胶囊剂的服用量较前减少，服用方法比丸剂也简便，胃肠内溶解，溶散度快、吸收较完全，产生作用、效果较快。毒理学试验：基本未发现有毒性反应和不良反应。

我们研制的还有"痹痛定针剂"，该针剂是由蚂蚁、红花、桂枝等中药提取精制加工而成，经动物试验表明抗炎、镇痛、免疫调节效果均较确切，且使用方便、见效快。毒理学试验表明，未发现毒性反应，试验过的动物雌雄交配后生下的小鼠未发现有畸形。可用于各类型类风湿关节炎、强直性脊柱炎等证的治疗，对胃肠功能不佳者，尤可选用。但由于针剂的工艺要求较深而复杂，尚未广泛应用，继续在研究中。

二、典型病案

病案1（类风湿关节炎）

纪某，男，21岁，山西省临汾市襄汾县人。于2009年1月9日晨起床后感右踝关节疼痛伴肿胀，就诊于北京某医院，予辣椒碱膏药外贴，疼痛略有减轻。于2009年1月23日疼痛再次加重，左膝关节开始肿痛，就诊于临汾市某医院，诊断为类风湿关节炎，予青霉素抗炎，对症治疗，效不佳，为求进一步治疗，随来我院就诊。

查体：左膝关节Ⅰ°肿胀，压痛阳性；右踝Ⅰ°肿胀，压痛阳性。脉沉弦数，舌质红，苔黄略腻。

化验：ASO>400U/ml；CRP>12μg/ml；ESR 63mm/h。

诊断：类风湿关节炎。

辨证：肾脾两虚，湿热阻络型痹证。

治疗：服用蚂蚁通痹丸，早晚各2丸，中午中药（见处方）或蚂蚁通痹胶囊4粒。

处方：

忍冬藤12g	黄芩10g	羌独活各12g	海桐皮10g
舒筋草10g	黄柏10g	龙胆草10g	生地黄12g
制川乌6g	蜈蚣2条	茯苓皮10g	川牛膝12g
僵蚕5g	透骨草12g	乌梢蛇6g	

10 剂，二日 1 剂，水煎服。

二诊：1 个月以后复查，左膝疼肿基本消退，可行走，蹲起正常。坐久起站，行走时略有短时不适。六脉弦细，舌质淡，苔薄黄。化验：ESR 14mm/h；ASO<150U/ml；CRP<6μg/ml，继续服药。

三诊：2 个月后复诊，病情稳定，病症基本消失，右脉沉弦细，左脉弦，各项化验正常。继续服药，2 个月以后停服，分别于 3 个月、6 个月后电话回访，随访至今未复发。2015 年 5 月他的爱人也患类风湿关节炎来看病时，讲述他的病情未复发。

病案 2（类风湿关节炎）

季某，女，44 岁，江苏省南通市人。病人在 25 岁时，因产后未注意好，又加整天在不见阳光的商场工作，工作 10 多个小时，引起双手指、腕、肘、肩、双膝关节疼痛、晨僵、部分关节轻度肿胀并频繁发作，渐而加重。到当地医院检查，确诊为类风湿关节炎，开了些西药（药物不详）服用，效果不佳，1999 年 3 月听人介绍了我院蚂蚁通痹丸，遂来我院就诊。

查体：双手握拳不紧，肩、肘、双膝、足趾关节压痛，屈伸度基本正常。

化验：RF>80IU/ml；CRP>12μg/ml；ESR 38mm/h。

诊断：类风湿关节炎。

辨证：肾脾两虚，寒湿阻络型痹证。

治疗：服用蚂蚁通痹丸，早晚各 2 丸，中午中药（见处方）或蚂蚁通痹胶囊 4 粒。

处方：

防风 10g	制附子 10g	羌活 10g	海桐皮 15g
独活 10g	秦艽 15g	青风藤 15g	泽泻 12g
透骨草 18g	僵蚕 6g	蜈蚣 2 条	知母 12g
胆南星 6g			

2 个月后见效，又 2 个月后各关节疼痛减轻，呈间断性疼痛，双手肿胀消除，各关节活动也较为灵活，又服用 3 个月后，基本无疼痛，关节活动自如，化验：RF 10IU/ml；CRP 6μg/ml；ESR 20mm/h。继续巩固疗效 3 个月，病情稳定未复发。之后又间断服用 3 个月停药。分别于 1 年、3 年、5 年，到 2015 年 11 月随访时一切正常，并于 2004 年又育一子，已 10 周岁，身体很健康。

病案 3（类风湿关节炎）

陈某，男，37 岁，内蒙古呼和浩特人。在 13 岁时得了类风湿关节炎，父母带着在呼市、北京等地治疗，效果欠佳，而且病情越来越重，以致 16 岁时生活不能自理依靠轮椅代步。后得知我院蚂蚁通痹丸，随即将诊断结果及用药情况寄到我院，经诊断后，邮寄蚂蚁通痹丸治疗，服用 3 个月后明显见效，生活能够自理，不再坐轮椅，原服用的西药逐步减量停服，继续服用一年后病情完全缓解、控制，西药全部停服。再服用半年后，病情完全康复。随后减量蚂蚁通痹丸，巩固疗效，又过半年后基本正常。而后完成学业，走上工作岗位，结婚育有两孩，孩子都很健康。

病案 4（类风湿关节炎）

贾某，女，31 岁，河北省邢台市人。于 2001 年生小孩后引起双腕关节疼痛，未经治疗缓解。从 2006 年过春节时，由于天气寒冷，同一部位又复发，继而四肢关节出现疼痛，双手指、双膝关节明显肿胀，双手晨僵大于 1 小时，双手握拳困难，近来双膝关节行走、下蹲困难，在当地医院诊断为类风湿关节炎，服用西药及中草药治疗，效果不明显。近半月来每天发热，体温在 37.5~38℃左右，出汗多，怕冷，怕风，食欲尚可，睡眠做梦多，大便干，2008 年 5 月来诊时还穿棉衣，全身酸软乏力，伴有心慌。

查体：双手及双足呈漫肿，双手握拳困难，双腕、双肘、双肩关节活动受限，双膝关节呈Ⅱ°肿胀，下蹲困难，双踝关节肿胀，各关节疼痛压痛明显。脉弦细弱，舌质淡，苔白腻，体大。

化验：RF≥160IU/ml；ASO>800U/ml；CRP>24μg/ml；ESR 66mm/h；HGB 93g/L；Gran 78.9%。

诊断：类风湿关节炎。

辨证：肾脾两虚、气血不足、寒湿阻络型痹证。

治疗：服用蚂蚁通痹丸，早晚各 2 丸，中午中草药或蚂蚁通痹胶囊 4 粒。

处方：

羌独活各 15g	秦艽 15g	忍冬藤 15g	青风藤 15g
蜈蚣 2 条	泽泻 12g	海桐皮 15g	透骨草 18g
僵蚕 6g	红参 5g	舒筋草 18g	制川乌 6g
知母 12g	胆南星 6g	黄芪 20g	生地黄 15g
黄柏 12g	延胡索 15g	防己 12g	

10 剂，二日 1 剂，水煎服。

二诊：服用 3 个月后，双手、双腕、双膝、双足肿胀减轻，仍有疼痛压痛，其他各关节活动范围基本恢复正常。化验：RF≥80IU/ml；ASO<200IU/ml；CRP

12μg/ml；ESR 36mm/h；HGB 103g/L。继续服用蚂蚁通痹丸，早晚各2丸，中午口服蚂蚁通痹胶囊4粒。

三诊：6个月复查，四肢关节肿胀疼痛压痛基本消失，除下蹲不灵活外，已完全能自理生活。继续服用蚂蚁通痹丸，早晚各2丸，中午蚂蚁通痹胶囊4粒。3个月后，除能料理家务外，还能参加轻微的劳作，以后逐步减量停药，随访3年病情未复发。

病案5（类风湿关节炎）

王某，女，23岁，北京通州区人。病人在13岁时，无诱因间断出现四肢关节肿胀疼痛，至16岁时病情加重，行走都困难，影响上学，在某医院确诊为类风湿关节炎，经人介绍来我院就诊。

查体：双手拇指、食指、中指关节肿大，双手近指关节呈轻度梭状改变，握拳不紧，双下肢、踝关节肿胀，压痛阳性，站立时关节内有"咔咔"音响。脉沉弦细，舌质红，苔薄黄。

化验：RF>80IU/ml；ESR 69mm/h。

诊断：类风湿关节炎。

辨证：肾脾两虚，寒湿阻络型痹证。

治疗：服用蚂蚁通痹胶囊，早晚各4粒，中午服中药（处方略）。3个月以后复查，双手能握拳，双手掌指、食指、中指关节肿胀减轻，双踝关节肿胀消失，四肢关节仍有轻微疼痛。6个月后复查，四肢关节疼痛肿胀消失，脉沉弦细，化验类风湿因子、血沉恢复正常。继续服用蚂蚁通痹胶囊3个月，每次4粒，每日3次，以巩固疗效。停药1年后随访未复发，并能正常上班。

病案6（类风湿关节炎）

杨某，女，51岁，黑龙江省牡丹江市人。于1995年得了类风湿关节炎，在哈尔滨市多家医院诊治，病情未得到控制，1996年通过报纸得知蚂蚁通痹丸，通过写信介绍了自己的发病经过、当前病情、用药情况，并邮寄来相关的化验单，用邮购的方式服用了4个疗程的蚂蚁通痹丸，病情得到完全缓解和控制，各关节除天气变化偶有不适外，再未出现疼痛，又服用2个疗程巩固疗效，停药后随访3年未复发。

至2010年（病情痊愈已13年），经她介绍来的一位病人，反映她现在的身体状况良好。而这位病人服用蚂蚁通痹丸3个疗程，病情也得到痊愈，停药后随访3年未复发。

病案7（强直性脊柱炎）

刘某，男，46岁，在西安长庆油田工作。在23岁时因腰部僵硬、疼痛，夜间尤为严重，身体难以翻动，在西安几家医院确诊为强直性脊柱炎，经服用西药、中药治疗，因西药副作用大，肝功能、胃肠出现异常，不能继续服用，后服用中药汤剂及一些医院研制的片剂、胶囊，效果也不明显，相继去上海、天津、北京等地就医，一直没能控制病情，以致不能上班，生活难以自理。在走投无路之际，经病友介绍，随即带各项检查结果来我院就诊，经诊断辨证后，给服蚂蚁通痹丸治疗，前期配合数十剂草药，2个疗程后病情完全缓解，腰弯曲、仰伸均能正常，继续服药2个疗程，疼痛完全消失，并能正常上班，还能出差跑业务。之后逐步减停药物，到2006年（46岁时已康复20多年）时，工作生活都很正常。他高兴地说"真是蚂蚁通痹丸救了我"。为防止再犯病，在劳累、疲乏、气候特殊变化时，他都自备蚂蚁通痹丸服用预防病情复发。

病案8（类风湿关节炎、股骨头缺血坏死）

叶某，男，29岁，福建省泉州市人。在10岁时得了类风湿关节炎，四肢关节疼痛，部分肿胀，因生活不能自理而辍学，父亲背着到泉州、福州等地诊治效果欠佳，而且服用的药物副作用较大。后来从报纸上得知蚂蚁通痹丸，随即写信联系，并将当地医院检查的化验单和X线片寄到了我院，通过邮寄服用3个疗程，病情大见成效，疼痛已显轻微，肿胀完全消失，关节活动恢复正常，并能正常上学，继续服用蚂蚁通痹丸2个疗程，身体完全康复。随访1~5年中，病情未复发。到29岁时从他介绍来的病人口中得知，他一直很好，在完成学业后，早已上班工作，并结婚有了孩子。

在他痊愈的这些年来，介绍过许多病人，服用效果都很好，他的姐姐和两个同事服用蚂蚁通痹丸后，除病症消除外，类风湿因子转为阴性，其他各项检查指标正常。还有一位是股骨头缺血坏死病人，曾在上海、北京等地看过，效果不佳，经叶某介绍服用蚂蚁通痹丸治疗，他提出自己耐药性较强，给药量大点，我们在常规用量的基础上增加了1倍，连续服用5个疗程后，双髋部奇迹般地不疼了，而且走路也不跛了，为巩固疗效继续服用2个疗程，停药后随访2年髋部再未出现疼痛。

病案9（类风湿关节炎）

郭某，女，63岁，山东省德州市人。在40岁时得了类风湿关节炎，在济南、北京等地医治，病情时好时犯，不能控制。双肩、腕、肘、膝、踝、趾大部分关节疼痛，部分肿胀，屈伸受限。虽用些西药可使疼痛减轻，但终不能控制疾病发展，而且对胃肠的刺激都大，胃痛不思饮食，身体消瘦，睡眠也差。来诊时带着德州人民医院的化验单，RF 160 IU/ml，ASO 360IU/ml，ESR 60mm/h。经诊断辨证给服蚂蚁通痹丸，早晚各 2 丸，前期中午加服中药 30 剂。到服用 3 个疗程后，各关节疼痛基本缓解，肿胀完全消除，关节活动自如，饮食增加，睡眠也良好，原服用的西药已全部停服。化验：RF 40IU/ml，ASO 170IU/ml，ESR 30mm/h。继续服用蚂蚁通痹丸 2 个疗程后，各项化验结果都恢复正常范围。之后逐步减量停药，随访 8 年未复发。

病案 10（类风湿关节炎）

苏某，女，55 岁，湖北省武汉市人。在 20 多岁时得了类风湿关节炎，在武汉多家医院诊治，病情时好时犯，时轻时重，有时不能正常上班，料理家务，到 30 多岁时，经病友介绍，得知蚂蚁通痹丸疗效甚好，随即写信、电话联系，随后通过邮寄服药，到 3 个疗程时，病情缓解，可以上班，料理家务，继续服用 2 个疗程后，病情基本缓解，患病关节疼痛、肿胀基本消除，能够正常上班，经巩固疗效 2 个月后，逐步减量停药。随访 1~10 年未复发。

不巧的是在治疗过程中她的女儿也得了类风湿关节炎，因此病因有遗传之源，故女儿埋怨母亲给自己遗传了此病，经母亲劝说下，女儿也服用了蚂蚁通痹丸，服用 5 个疗程后，病情控制痊愈，并完成了学业，在福建某大学毕业后上班。

病案 11（类风湿关节炎）

李某，女，43 岁，新疆和田市人。病人于 2007 年 3 月无明显诱因出现双足底疼痛，右上肢抬举困难，在当地医院诊断为类风湿关节炎，服中药汤剂治疗，效果不佳，遂就诊于北京某医院，给予口服药物治疗（用药不详），症状无明显缓解。后经人介绍，病人于 2010 年 12 月服用我院蚂蚁通痹丸和蚂蚁通痹胶囊，症状明显缓解控制。2013 年 11 月因气候寒冷及感冒原因又导致全身关节疼痛肿胀，颈椎活动不利，双上肢抬举困难，晨起手指发僵，握拳及下蹲困难，故于 2014 年 4 月就诊于我院。

查体：双手指、腕、肘、肩关节，膝、踝、足趾关节压痛（+），部分关节肿胀，双手指半握拳，腕关节屈曲背伸受限，双臂抬举后伸、双膝关节下蹲困难，舌质红、苔黄、脉沉细。X 线拍片显示：双膝关节间隙变窄。

化验：CCP 100；RF 160IU/ml；ESR 100mm/h。

诊断：类风湿关节炎（中期）。

辨证：肾脾两虚，寒湿阻络型痹证。

治疗：蚂蚁通痹丸，每日2次，每次2丸，早晚口服。中午服草药。

处方：

黄芪 15g	当归 10g	丹参 10g	桂枝 10g
地龙 12g	防风 10g	蜈蚣 2 条	制附子 10g
羌活 10g	独活 10g	苍白术各 10g	威灵仙 10g
川牛膝 10g	金银花 10g	生地 12g	

15 剂，两日 1 剂，水煎服。

1 个月后，病人全身关节疼痛减轻，肿胀消失，余不适症状均有缓解，2 个月后诊疗方案改为早上口服蚂蚁通痹丸 2 丸，中午晚上各口服蚂蚁通痹胶囊 4 粒，连服 2 个月。复诊时全身关节偶有疼痛，无肿胀，可握拳，双上肢可抬举，双膝关节下蹲位为 120°，ESR 60mm/h；RF 100IU/ml；CCP 80。鉴于病人的恢复情况，继续口服蚂蚁通痹丸和蚂蚁通痹胶囊治疗 3 个月。病情稳定，关节肿胀消除，疼痛轻微，双膝关节下蹲位为 135°，嘱病人继续锻炼。用药量减为早晚各 2 丸蚂蚁通痹丸，又连续服用 3 个月，检查各个关节未再出现肿胀、疼痛，气候变化时屈伸活动基本正常，ESR 20mm/h；RF 40 IU/ml；CCP 30。目前仍间断服药巩固疗效。

病案 12（强直性脊柱炎）

李某，男，34 岁，甘肃省金昌市人。病人 9 岁时双膝关节出现疼痛，20 岁时双髋关节也出现疼痛，渐至腰背部僵硬酸困，夜间疼痛加重，并出现驼背倾向，在当地医院诊断为强直性脊柱炎，经住院治疗一段时间后，一直服用中西药物（药物不详），病情时好时犯，未能控制，有时疼痛不能翻身，于 2012 年 6 月来我院就诊。

查体：背部强直，略显驼背，叩击痛阳性，胸廓扩张小于 2.5cm，"4" 字试验阳性，呈半蹲位。

化验：HLA–B27 49.105U/ml，RF、抗链 "O" 均为正常值，ESR 26mm/h，CRP 12 μg/ml，CT 示：骶髂关节间隙模糊，变窄。

诊断：强直性脊柱炎。

辨证：肾脾两虚，寒湿阻滞型痹证。

治疗：蚂蚁通痹丸，每日2次，每次2丸，早晚口服。中午服草药。

处方：

威灵仙 15g	厚朴 10g	秦艽 15g	川牛膝 15g

追地风 12g	青风藤 12g	地龙 6g	蜈蚣 2 条
川芎 10g	鸡血藤 12g	木瓜 12g	桂枝 10g
红花 6g	独活 12g		

15 剂，两日 1 剂，水煎服。

2 个月后复诊胸背、腰部疼痛减轻，夜间可翻身，继续服用蚂蚁通痹丸早 2 丸，蚂蚁通痹胶囊中午、晚上各 4 粒。又 3 个月胸背、腰部叩击疼痛明显减轻，双 "4" 字试验阴性，下蹲臀部可接近足跟部。蚂蚁通痹丸改为每日 2 次，每次 2 丸，早晚口服。继续服药 6 个月病情稳定，于 2013 年 5 月份停药，随访至今（2015 年 8 月），病情稳定，未复发。

病案 13（类风湿关节炎）

刘某，女，50 岁，四川省巴中市观音井镇人。病人于 2009 年开始感觉吃饭时颞颌关节疼痛，渐而出现双手指、双膝、双足关节疼痛，于 2010 年 8 月在当地医院诊断为类风湿关节炎，住院治疗半个月，好转出院。院外每日口服泼尼松 4 片；来氟米特，每日 2 片等，病情时轻时重，肝肾功能及胃肠道也出现损害，故而停用西药，单服中草药又不能缓解病情，全身关节疼痛越发加重，生活不能自理，于 2014 年 3 月来我院就诊。

查体：双手指掌指、双腕关节压痛阳性，背屈受限，双肩关节抬举困难，双膝、双踝关节压痛阳性，轻度肿胀，下蹲、行走困难。六脉弦数，舌质红、苔黄腻。

化验：血常规：血红蛋白 89g/L，红细胞压积 29%，血小板 95×10^9/L，RF、ASO、CRP 均为阴性，CCP 阳性，ESR 52mm/h。

诊断：类风湿关节炎。

辨证：肾脾两虚、气血不足，湿热阻络型痹证。

治疗：蚂蚁通痹丸，每日 2 次，每次 2 丸，早晚口服。中午服用中草药。

处方：

羌活 12g	独活 12g	桂枝 9g	制川乌 6g
威灵仙 15g	淫羊藿 12g	红花 6g	乳香 6g
没药 3g	夜交藤 12g	枸杞 12g	黄芪 20g
蜈蚣 2 条	伸筋草 10g	青风藤 12g	

20 剂，两日 1 剂，水煎服。

连服 3 个月后，全身各个关节疼痛减轻，调整中草药方剂，早上服蚂蚁通痹丸 2 丸，晚上服蚂蚁通痹胶囊 4 粒。继续服用 2 个月后，肿胀消除，四肢各个关节疼痛明显减轻，活动幅度增大，后改为早上服蚂蚁通痹丸 2 丸，中午和晚上服蚂蚁通痹胶囊 4 粒。服用 3 个月后，全身各关节遇阴雨天时偶有疼痛。为巩固疗效，继续口服蚂蚁通痹丸，早晚各 2 丸，连服 5 个月后病情稳定，于 2015 年 5 月停药，随访至今（2015 年 11 月）未复发。

病案 14（类风湿关节炎）

严某，男，63 岁，宁夏吴忠市人。病人于四年前感冒后引起全身关节、肌肉疼痛，不能忍受，经一般治疗不能缓解，在当地医院诊断为类风湿关节炎，给予戴芬、鹿瓜多肽等治疗，加用甲泼尼龙后病情控制。4 个月后又因感冒上述症状加重，影响正常生活，继续给予甲泼尼龙、加注射益赛普等治疗，症状有所缓解，但病情持续存在。近几年药物治疗未间断，因长期服用激素出现胃出血，长期注射生物制剂费用又太昂贵，且病情一直未能得到控制，故于 2014 年 5 月就诊于我院。

查体：双手指、双腕、双肩关节及肌肉压痛阳性，双足趾关节压痛阳性。右侧肘关节伸直位为 160°，脉弦紧，舌质红、苔黄腻。

化验：RF>80IU/ml，ASO<200IU/ml，CRP>12mg/L，CCP 阳性，血沉 10mm/h。

诊断：类风湿关节炎。

辨证：肾脾两虚、湿热阻络型痹证。

治疗：蚂蚁通痹丸，每日 2 次，每次 2 丸，早晚口服。中午服中草药（处方不详）。甲氨蝶呤 2 片 / 周，来氟米特早晚各 1 片，甲泼尼龙 1 片 / 日。1 个月后疼痛减轻，甲泼尼龙减为 1/2 片，来氟米特 1 片 / 日；继续口服蚂蚁通痹丸、蚂蚁通痹胶囊和中草药 1 个月，全身关节疼痛明显减轻，停用甲泼尼龙，口服戴芬、来氟米特早晚各 1 片（粒），停用中草药，改为早服蚂蚁通痹丸 2丸，中午、晚上服蚂蚁通痹胶囊 4 粒，连服 2 个月，病情基本稳定，减药为服用蚂蚁通痹丸，早晚各 2 丸，中午、晚上蚂蚁通痹胶囊 3 粒，戴芬 1 粒 / 日，连服 3 个月，停用戴芬，改服蚂蚁通痹丸，早晚各 2 丸，巩固 6 个月后停药，随访至今（2015 年 10 月）未复发。

病案 15（类风湿关节炎）

罗某，男，56 岁，重庆市渝北区人。病人于 2012 年 2 月无明显诱因出现右肩、左腕关节疼痛，双足趾关节肿胀疼痛，双手指关节晨僵，无力，在当地医院诊断为类风湿关节炎，服用西药未见效，改为注射云克，2 次 / 周，连用 1 个月后效果不明显。后经病人介绍于 2012 年 8 月 20 日来我院就诊。

查体：双手指、左腕关节压痛阳性，背屈略受限，右肩关节压痛阳性，抬举困难，双足趾关节压痛阳性，肿胀1度，行走略困难。脉弦细，舌质淡红、苔白腻。

化验：血尿常规均正常，CCP为阳性。

诊断：类风湿关节炎。

辨证：肾脾两虚、寒湿阻络型痹证。

治疗：蚂蚁通痹丸，每日2次，每次2丸，早晚口服。中午服中草药。

处方：

羌活12g	独活12g	威灵仙10g	淫羊藿12g
蜈蚣2条	制川乌6g	桃仁6g	丹参10g
桂枝9g	乳香3g	红花6g	延胡索9g
黄芪15g	党参12g	炒枣仁12g	

15剂，水煎服，2日1剂。

1个月后病人左腕、右肩关节疼痛减轻，改为口服蚂蚁通痹丸，早晚各2丸，中午蚂蚁通痹胶囊4粒。连服2个月后，各关节疼痛减轻，关节肿胀消失，改为口服蚂蚁通痹丸，早晚各2丸。连服3个月，全身各个关节无疼痛，病情稳定，又服蚂蚁通痹丸2个月巩固疗效，停药后随访至今（2015年6月）未复发。

病案16（成人still病）

李某，女，51岁，河南省宁陵县人。于2008年10月前无明显诱因出现发热，双足肿痛，发麻、体温最高达39℃，伴头疼，继之四肢小关节肿痛，双手有明显晨僵，在本地卫生所给以抗生素及退热药治疗，用药后四肢疼痛，效果没明显减轻。于4个月前在河南某医院耳、鼻、喉科检查，按"鼻窦炎"收住院，并行"双上颌窦手术治疗"，术后病人头疼、发热稍好转。但3月后再次出现发热，同时伴双睑结膜红、肿、热、痛，再次住河南某医院，按"结缔组织病"待查，住院治疗，经住院治疗仅月余，体温降至正常，头痛、四肢关节疼痛减轻而出院，但近来双下肢疼痛加重，口服泼尼松片效果不明显，疼痛难忍，晚上由于疼痛较重，不能入睡。经人介绍而来我院就诊。

查体：病人双手掌指关节，近指关节，腕关节肿胀压痛明显，无明显畸形，双上肢关节活动尚可，双踝关节呈Ⅰ度肿胀，双小腿伸侧有直径0.5~3cm大小不等鲜红色结节样红斑，呈圆形及椭圆形，两侧呈对称性。脉象：脉弦，细弱，舌象：舌质淡，体大，苔白腻。

化验：RF>320IU/ml；CRP>24μg/ml；ESR 61mm/h。

诊断：成人型 Still 病。

辨证：肾脾两虚，寒湿阻络型痹证。

治疗：服用蚂蚁通痹丸，早晚各 2 丸，中午中草药或蚂蚁通痹胶囊 4 粒。

处方：

蒲公英 18g	防风 15g	海桐皮 15g	鸡血藤 15g
蜈蚣 2 条	秦艽 15g	透骨草 18g	制川乌 9g
知母 12g	厚朴 12g	制乳没各 8g	川牛膝 15g
黄柏 12g	胆南星 6g	羌独活各 15g	龙胆草 12g
细辛 3g	茯苓皮 15g		

10 剂，二日 1 剂，水煎服。

二诊：半年后复查，双手、双腕、双踝关节肿胀好转，仍有疼痛，双小腿伸侧鲜红色结节样红斑消失。查风湿系列因子正常，又给予蚂蚁通痹丸，早晚各 2 丸，连续服用半年。电话回访，现已停药 6 年，未复发。

病案 17（类风湿关节炎合并硬皮病）

张某，男，42 岁，山西省隰县人。主因双腕、肘、膝关节疼痛，双上肢肘关节以下肌肤发硬，面部肌肉皮肤硬紧，无表情，在西安某医院就诊，诊断为硬皮病，给开些中草药服用，并介绍到我院服用蚂蚁丸治疗。1993 年 7 月来我院就诊。

查体：面部表情呆板，呈面具脸，睑裂不能完全闭合，双腕关节中度肿胀，肘、膝关节屈伸正常，双侧前臂肌肤不能捏起，病人四肢肌肤发凉，六脉沉弦紧，舌质淡，苔滑腻，舌体胖，有齿印。

化验：血常规正常，血沉 45mm/h，类风湿因子阳性（＋）。

诊断：类风湿关节炎合并硬皮病。

辨证：肾脾两虚，寒湿阻络型痹证。

治疗：服用蚂蚁通痹丸，早晚各 2 丸。

处方：

黄芪 15g	当归 6g	丹参 15g	桂枝 10g
制附子 10g	地龙 10g	防风 12g	海藻 12g
生地 12g	威灵仙 10g	牛膝 10g	狗脊 12g
菟丝子 12g	羌独活各 15g		

15剂，2日1剂，水煎服。

二诊：3个月后复查，肘、腕、膝关节疼痛、肿胀消失，关节活动自如，面部略变松软，说话能有表情，睑裂基本能闭严，双前臂肌肤可稍捏起，皮肤触之有温热感，六脉沉弦略紧，舌质淡，苔薄白，舌体微胖，略有齿印；化验：血沉25mm/h，类风湿因子弱阳性（±）。继续服用蚂蚁通痹丸，早晚各2丸。中药原方10剂，二日1剂，水煎服。

三诊：又3个月后复诊，关节未再疼痛、肿胀，活动正常，面部肌肤变软，表情表达基本正常，双前臂肌肤摸之较柔软，轻轻即可捏起。六脉沉弦细，舌质淡，苔薄白。化验：血沉16mm/h，类风湿因子转为阴性（−）。已经正常上班一个半月。继续服用蚂蚁通痹丸，每日2丸，连续2个月，以巩固疗效。停药后分别于半年、1年进行了随访，病人完全恢复，并能够正常上班。

病案18（强直性脊柱炎）

牛某，男，39岁，山西省古交市人。病人是从1984年11岁开始，经常腰髋关节疼痛，也未到医院做正规检查，找当地大夫给服一些泼尼松、保泰松、雷公藤等药而缓解，一直到1994年才确诊为强直性脊柱炎，经人介绍服用我院蚂蚁通痹丸治疗，到1997年病情完全缓解痊愈。直至2012年4月21日，病人一直间断小量（每日1~2丸）服用我院蚂蚁通痹丸已18年，感觉效果非常好，再未出现疼痛。"应该说蚂蚁通痹丸给了我正常人的生活和工作"。这是在2012年4月21日又来购药时，病人叙述他的心里话。

病案19（儿童型强直性脊柱炎）

陈某，男，14岁，广东省廉江市人。于2009年6月份无明显诱因左膝关节出现疼痛，继之肿胀、发热、屈伸受限；继之右膝关节也肿胀冷痛，发热时体温高达39℃，无明显规律。8月24日就诊于广东省某医院关节外科病区，住院16天，并于2009年9月1日做左膝关节镜检查＋滑膜消融切除术。出院后左膝关节冷痛加重，并且右膝关节也开始肿胀冷痛，现双膝关节下蹲困难，内服"尼美舒利片及布洛芬缓释胶囊"效果不明显。于2009年9月来我院就诊。

查体：双下肢下蹲困难，左膝关节呈屈曲130°~140°，伸直困难，关节肿胀，压痛阳性；右膝关节浮髌试验阳性，压痛阳性，腰骶部压痛阳性，骨盆分离试验阳性。"4"字交叉试验阳性。脉象：脉细数；舌象：舌质红，苔薄白，舌体大有齿印。X线片示：双侧骶髂关节模糊，间隙变窄，部分呈虫蚀样改变，左膝关节间隙变窄。

化验：CRP≥12μg/ml；ESR 132mm/h。

诊断：儿童型强直性脊柱炎。

辨证：肾脾两虚，寒湿阻塞型痹证。

治疗：服用蚂蚁通痹丸，早晚各 2 丸，中午中药（见处方）或蚂蚁通痹胶囊 4 粒。

处方：

独活 15g	桑寄生 15g	川牛膝 15g	杜仲 15g
蜈蚣 2 条	海风藤 10g	络石藤 10g	乌梢蛇 6g
僵蚕 6g	生地黄 12g	蜂房 6g	秦艽 15g
透骨草 15g	舒筋草 15g	柴胡 10g	木瓜 12g
黄柏 9g	龙胆草 9g	追地风 12g	

10 剂，二日 1 剂，水煎服。

二诊：服用 3 个月，病情明显减轻，左膝关节屈伸 140°~150° 左右，右膝关节浮髌试验弱阳性，腰骶部压痛减轻。化验 ESR 43mm/h。继续服用蚂蚁通痹丸，早晚各 2 丸，中午口服蚂蚁通痹胶囊 4 粒。

三诊：服药 3 个月复查，关节肿胀疼痛消失，能慢步行走，已恢复上学。

病案 20（系统性红斑狼疮）

李某，男，13 岁，山西省高平市人。病人于 2005 年无明显诱因的出现发热，双膝关节疼痛赴北京儿童医院诊治，诊为系统性红斑狼疮、小儿肺炎，给服泼尼松，每日 12 片，帕夫林每日 6 片，阿奇霉素每日 0.3g。于 2008 年 2 月来我院就诊双膝关节仍有疼痛，在劳累、气候变化时尤著，化验类风湿因子 95IU/ml，每日仍服用泼尼松 2 片，帕夫林 2 片。我院诊断为幼年型类风湿关节炎，给服蚂蚁通痹丸，间断配服中草药、清热丹，连续服药 5 个月后，病人双膝关节再未出现疼痛，也未发热，食欲睡眠良好，病情稳定。帕夫林已停服，泼尼松每日减至 1/2 片。继续服药 7 个月，患儿病情稳定，无其他不适，化验血沉正常，类风湿因子 33IU/ml，2009 年顺利的通过中考上了高中。至 2012 年 4 月随访，病人病情稳定，泼尼松和蚂蚁通痹丸已停服 1 年多，高中毕业后顺利考入大学。

病案 21（干燥综合征）

常某，女，42 岁，山西省屯留县人。病人在 1989 年因居住潮湿，又生小孩后引起全身游走性疼痛，经人介绍服用了我院蚂蚁通痹丸，病情缓解控制。1998年又复发，在当地和山西二院诊断为类风湿干燥综合征，给用甲氨蝶呤、泼尼松、得保松等治疗，病情时好时犯不能控制；来诊时全身游走性疼痛，以右髋关节、双腕关节较重，伴有口舌干燥、双眼干涩，每日服来氟米特、喜力特等，输注环磷酰胺。六脉沉细，舌质红，苔黄。

化验：RF 80IU/ml，ANA（抗核抗体）1：40，阳性。

诊断：类风湿、干燥综合征。

于2010年1月病人又来就诊，我院给服蚂蚁通痹丸1个疗程后，病人疼痛明显减轻、肿胀消退，精神食欲大有改善，口舌干燥和眼涩症状也大大好转。继续服用2个疗程，病人病症消失。为巩固疗效，又继续服用蚂蚁通痹丸2个疗程后停药，至2014年9月随访时，未复发。

病案22（类风湿关节炎）

王某，男，50岁，陕西省神木县人。病人于1995年因受凉后出现四肢关节不适继而疼痛，双手指关节肿胀，在当地医院确诊为类风湿关节炎，给予口服药物治疗（具体药名、剂量均不详），症状有所缓解。期间仍间断口服药物，病情时轻时重。2010年8月病情加重，各关节疼痛肿胀行走困难，经同村病人介绍来我院就诊。

查体：轮椅推入院，手指、腕、肩、膝、踝关节压痛（＋），双手指关节、双足趾关节肿胀，四肢肌肤扪之发凉，手指关节呈半握拳。脉弦紧，舌质淡、苔滑腻。

化验：WBC 13.6×10^9/L；HGB 127g/L；NEUT 80%；RF 180IU/ml；ESR 104mm/h；CRP 56mg/L。

诊断：类风湿关节炎。

辨证：肾脾两虚、寒湿阻络型痹证。

治疗：蚂蚁通痹丸，每日2次，每次2丸，早晚口服。中午口服中草药。

处方：

羌、独活各10g	威灵仙12g	淫羊藿10g	川牛膝10g
枸杞12g	延胡索15g	秦艽10g	当归10g
丹参12g	伸筋草12g	透骨草12g	桂枝9g
蜈蚣2条	全蝎4g		

15剂，两日1剂，水煎服。

连服2个月后改为早上口服蚂蚁通痹丸2丸，中午、晚上口服蚂蚁通痹胶囊 4 粒。服用 1 个月后病人各关节肿痛明显减轻，生活基本能自理。化验血尿常规正常，RF 100IU/ml；ESR 50mm/h；CRP 正常。改服蚂蚁通痹丸，早晚各 2 丸，中午口服蚂蚁通痹胶囊 4 粒，连续服用 3 个月，全身关节均无不适症状，化验各项指标均在正常范围之内，为防止病情反复，改为口服蚂蚁通痹丸，早晚各 2 丸。连续口服 3 个月巩固，临床上达到痊愈标准，定期随访至（2015 年 6 月）病情未复发，于 2015 年 6 月送锦旗一面，以表谢意。

病案 23（骨性关节炎）

张某，女，63 岁，祖籍河南，现居住于山西省太原市。病人于 2006 年因劳累受凉后出现双膝关节疼痛，无肿胀，疼痛不明显，未重视。2014 年 6 月双膝关节疼痛加重，关节僵硬，活动时有摩擦感，下蹲及上下楼梯困难。X 线拍片显示：关节间隙略变窄，双棘突变尖，确诊为骨性关节炎，给予口服药物治疗，效果不明显，贴天和追风膏致皮肤过敏，故于 2014 年 7 月来我院就诊。

查体：双膝关节压痛（+），屈伸受限，关节触摸肥大，皮肤扪之发凉，六脉沉细，舌质淡、苔薄白。

化验：血尿常规及风湿系列均为正常值。

诊断：骨关节炎、风湿性关节炎。

辨证：肝肾两虚、寒湿阻络型痹证。

治疗：蚂蚁通痹丸，早晚各 2 丸，中午配合中草药（处方不详）治疗，外用本院自制中药洗剂，外洗患处，每日 2 次，每次 30 分钟。1 个月后双膝关节疼痛减轻，关节无僵硬感，上下楼时疼痛较前缓解。改为早上口服蚂蚁通痹丸 2 丸，中午、晚上口服蚂蚁通痹胶囊 4 粒。连服 3 个月，能下蹲，膝关节疼痛消失，上下楼梯时无明显疼痛。继续服药 2 个月巩固疗效，2015 年 3 月随访至今（2015 年 10 月）未复发。

病案 24（强直性脊柱炎）

李某，男，31 岁，内蒙古呼和浩特市人。病人于 23 岁无明显诱因出现背腰部疼痛，未在意，后来疼痛逐渐加重，在本地医院检查，未明确诊断，给予一些止痛药治疗，效果不明显。后来就诊于多家医院，确诊为强直性脊柱炎，给予口服中草药及西药治疗，肝肾功能出现不同程度的损害，后因病情加重，疼痛部位增加，夜间翻身困难，故于 2013 年 5 月来我院就诊治疗。

查体：病人弯腰时脊柱呈强直状态，前屈幅度为45°，背伸5°，颈椎活动尚可，背腰部叩击痛（＋），双"4"字交叉试验阳性，胸廓扩张略受限。六脉弦细数，舌质红、苔黄。骨盆平片示：骶髂关节间隙下1/3融合，双侧股骨头轻度骨质疏松，骶髂关节炎。

化验：HLA-B27阳性；RF<20IU/ml；ESR 25mm/h；CRP 20μg/ml。

诊断：强直性脊柱炎。

辨证：肾脾两虚、寒湿阻督型痹证。

治疗：早上服用蚂蚁通痹丸2丸，中午口服草药，晚上口服蚂蚁通痹胶囊4粒。

处方：

伸筋草12g	透骨草12g	秦艽15g	川牛膝15g
追地风12g	海风藤12g	地龙6g	蜈蚣2条
延胡索10g	鸡血藤12g	木瓜12g	桂枝10g
制川乌6g	杜仲15g	桑寄生12g	

12剂，两日1剂，水煎服。

2个月后背腰部疼痛减轻，夜间翻身略轻松，胸廓扩张无受限，继续给予口服蚂蚁通痹丸，早晚各2丸，中午口服蚂蚁通痹胶囊4粒。3个月后背、腰部叩击痛明显减轻，双"4"字试验阴性，减药量为口服蚂蚁通痹丸，早晚各2丸。服用半年后病情稳定，停药，随访至今（2015年10月）未复发。

病案25（类风湿关节炎合并腰4、5椎体滑脱症）

赵某，女，68岁，山西省太原市人。患有腰困、腰痛，骶髂关节不适，下肢痛困，行走不便2年，双手指部分关节、膝关节疼痛、肿胀，双肩疼痛，曾与当地几家医院检查诊断为"类风湿关节炎""腰4、5椎体滑脱症"，服用一些西药和中药（药名不详），效果不佳，故于2014年11月由家属搀扶来我院就诊。

查体：双手指、双膝关节明显肿胀，双手握拳困难，双肘、双肩关节疼痛，不能梳头，弯腰、腰旋转困难，压痛阳性，4、5椎体处明显向前面突出，双膝关节下蹲受限，直腿抬高试验阳性。

化验：RF 40IU/ml；CRP 18.8mg/L；ESR 33mm/h；CCP>200RU/ml。

X光片：双手骨质疏松，核磁共振：腰4、5椎体滑脱症。

诊断：类风湿关节炎、腰4、5椎体滑脱症。

辨证：肾脾两虚，寒湿阻络型痹证。

治疗：服用蚂蚁通痹丸，早晚各 2 丸，中午中草药。

处方：

羌活 6g	独活 12g	青风藤 12g	忍冬藤 10g
姜黄 6g	苍术 12g	制川乌 6g	地龙 6g
防风 15g	胆南星 6g	蜈蚣 1 条	淫羊藿 10g
红花 6g	络石藤 10g	杜仲 12g	秦艽 15g
川牛膝 15g	海桐皮 8g	黄柏 6g	桂枝 10g

二诊：服用 2 个月后，双手指、双膝关节肿胀明显减轻，仍有疼痛压痛，关节活动度增加。化验：RF 160IU/ml；CRP 42.9mg/L；ESR 57mm/h；CCP>100RU/ml。继续服用蚂蚁通痹丸，早晚各 2 丸，中午草药。在原处方基础上增加：防己 15g、木瓜 15g、狗脊 12g、骨髓补 12g、续断 10g，减去：姜黄 6g、苍术 12g、防风 15g、黄柏 6g。

三诊：4 个月复查，四肢关节肿胀疼痛基本消失，除下蹲不灵活外，已完全能自理生活。继续服用蚂蚁通痹丸，早晚各 2 丸，中午继续服用加减中草药治疗。又过 3 个月后，化验：CCP>43.29RU/ml；CRP 7.48mg/L；RF 135.08IU/ml；ESR 10mm/h。劳累时仍有轻痛外，还能料理家务，参加轻微的劳作，以后逐步减量停药，随访半年病情未复发。

病案 26（幼儿类风湿合并强直性脊柱炎）

张某，女，10 岁，山西省大同市人。于 2013 年因感冒后腕关节、腰部、膝关节出现疼痛到北京某大医院诊断为未分化脊柱关节病及结核感染，服用扶他林、甲氨蝶呤、异烟肼效果不佳，又到太原某风湿医院治疗服用甲氨蝶呤，中药亦不能控制病情，故于 2013 年 1 月来我院就诊。

查体：双手腕、双膝关节疼痛，活动受限，脊柱压痛屈曲受限，双侧 4 字试验阳性。

化验：RF 200IU/ml；CRP 24mg/L；ESR 33mm/h。

诊断：幼儿类风湿、强直性脊柱炎。

辨证：肾脾两虚，寒湿阻督型痹证。

治疗：服用蚂蚁通痹丸，早晚各 2 丸，中午中草药。

处方：

秦艽 6g	忍冬藤 15g	青风藤 15g	泽泻 12g
海桐皮 15g	制川乌 6g	知母 12g	胆南星 6g

延胡索 15g	防己 12g	生地黄 15g	黄柏 12g
冬日参 5g	金银花 15g	厚朴 12g	黄芪 20g
石斛 12g	川牛膝 15g	蜈蚣 2 条	

二诊：服用 3 个月后，双手腕、双膝关节肿胀明显减轻，腰骶部僵硬度减轻，弯曲较自然，但仍有轻度压痛。化验：RF 10IU/ml；CRP 12μg/ml；ESR 16mm/h。继续服用蚂蚁通痹丸，早晚各 2 丸，中午口服蚂蚁通痹胶囊 4 粒。

三诊：6 个月复查，全部停服西药，双手腕、双膝关节肿胀、疼痛、压痛消失，腰骶部弯曲活动无疼痛、压痛，能出早操上学。继续服用蚂蚁通痹丸，早晚各 2 丸，中午蚂蚁通痹胶囊 4 粒。3 个月后逐步减量停药，至 2014 年底停药至今，病情稳定，未复发。

病案 27（幼儿类风湿关节炎）

田某，女，9 岁，山西省汾阳市人。在 3 岁半时因高热至 39℃不退，后引起左手腕、手指关节、左踝、左足关节疼痛肿胀，在当地医院诊断为幼儿类风湿关节炎，服用甲氨蝶呤、萘普生、白芍总苷治疗，病情时好时犯，不能控制。于 2014 年到交口县类风湿病专科医院治疗服用蚂蚁通痹丸，初步见效，为求诊治于 2015 年 3 月来我院。

查体：左手腕、手指关节疼痛肿胀，抬举困难，左踝、左足关节压痛阳性，肿胀 I 度，行走略困难。

化验：血尿常规均正常，RF 160IU/ml。

诊断：幼儿类风湿关节炎。

辨证：肾脾两虚、寒湿阻络型痹证。

治疗：服用蚂蚁通痹丸，早晚各 2 丸，中午中草药。

处方：

独活 15g	川牛膝 15g	杜仲 15g	防己 12g
五加皮 12g	海风藤 10g	络石藤 10g	乌梢蛇 6g
僵蚕 6g	狗脊 10g	蜂房 6g	秦艽 15g
透骨草 15g	舒筋草 15g	龙胆草 9g	制川乌 6g
海桐皮 12g			

1 个月后疼痛肿胀明显减轻，左手腕、手指关节肿胀基本消失，疼痛减轻。改为早上口服蚂蚁通痹丸 2 丸，中午、晚上口服蚂蚁通痹胶囊 4 粒。3 个月后激素逐步减量停服，各项化验结果正常，并恢复上学。又服 1 个疗程，病人已无全身不适，继续服药 2 个月巩固疗效，2015 年 7 月随访至今

未复发。

病案 28（类风湿关节炎）

李某，女，25 岁，吉林市人。病人全身多关节间断疼痛、肿胀数年，在当地医院确诊为类风湿关节炎，给服中草药治疗，效果不明显，后又去多家医院治疗，病情反复，时轻时重，于 2011 年来我院诊治。当时病人双肩、腕、肘、手指、膝、踝、足趾关节疼痛，腕、膝、踝关节肿胀，双肘关节外展受限，双手指关节握拳困难，双膝关节下蹲尚可，精神一般，饮食差，小便不黄，大便正常，夜间睡眠差。

查体：双肩、腕、肘、手指、膝、踝、足趾关节压痛（+），腕、膝、踝关节轻度肿胀，腕关节活动尚可，左肘关节外展 160°，左肘关节外展 150°，双上肢抬举、后伸不利，双手指关节半握拳，双膝关节可下蹲，生理反射存在，病理反射未引出，脉沉细，舌质淡，苔薄白。

化验：RF 160IU/ml，ASO 360IU/ml，ESR 60mm/h。

诊断：类风湿关节炎。

辨证：肾脾两虚，寒湿阻络证。

治疗：服用蚂蚁通痹丸，早晚各 2 丸，中午中草药或蚂蚁通痹胶囊 4 粒。

处方：

黄芪 20g	牛膝 10g	狗脊 12g	制附子 9g
威灵仙 12g	菟丝了 12g	羌活 10g	独活 12g
延胡索 15g	当归 8g	丹参 12g	桂枝 10g
苍术 12g	透骨草 15g	伸筋草 12g	生地 10g
焦三仙各 8g	泽泻 12g	防风 10g	

15 剂，二日 1 剂，水煎服。

服用 1 月后，病人诉全身各关节疼痛、肿胀减轻，双手指关节可握拳，双上肢抬举、后伸尚可，又给服蚂蚁通痹丸，早晚各 2 丸，中午中草药。1 个月后复诊，病人诉全身多关节疼痛明显减轻，肿胀不显，双上肢可抬举、后伸，双肘关节外展不利。继续给服蚂蚁通痹丸，早晚各 2 丸，中午蚂蚁通痹胶囊 4 粒，连服 1 个疗程后，病人全身多关节偶有疼痛，无肿胀，精神、饮食可，二便正常，夜间睡眠可。化验：RF 40IU/ml；ASO 140IU/ml；ESR 25mm/h。嘱其适度锻炼四肢关节，避免劳累，忌食生冷，继服蚂蚁通痹丸，早、中、晚各 2 丸，服用 3 个疗程后，病人各关节无不适症状，四肢关节活动可，化验各项指标均正常。后改早晚各 2 丸，服用 1 个疗程后停药，近期电话随访，病人病情稳定未复发，嘱其定期复查。

病案 29（类风湿关节炎）

刘某，女，38 岁，广西宾阳人。病人于 2008 年无明显诱因出现双手指关节疼痛，无肿胀，自行热敷后病情可消失，未重视，未治疗，后渐至双腕、肘、肩、踝、足趾关节疼痛，晨僵，双腕、踝关节肿胀，在当地医院化验检查，确诊为类风湿关节炎，给服止疼药及中草药治疗，病情稍有缓解，每遇阴冷天气，病情加重，后经朋友介绍服用我院蚂蚁通痹丸，早、中、晚各 2 丸，服用 1 个月，病情明显较前缓解，随后电话联系我院，并把近期化验单以 QQ 形式传过来，化验单显示：RF 180IU/ml；ASO 150IU/ml；CRP 52mg/L；ESR 45mm/h。给服蚂蚁通痹丸，早 2 丸，蚂蚁通痹胶囊，中午晚上各 4 粒。通过邮寄连服 2 个疗程，全身各关节不适症状消失，后改服蚂蚁通痹丸，早、中、晚各 2 丸，连服 1 个疗程，在当地医院检查，化验：RF 20IU/ml；ASO 120IU/ml；CRP 40mg/L；ESR 20mm/h。血常规、肝功能、肾功能、血糖均正常，为巩固疗效，后每年秋末、冬春天气变化时服用蚂蚁通痹丸，早晚各 2 丸，今年 2 月份，电话随访，病情稳定。

病案 30（类风湿关节炎）

陈某，女，17 岁，海南省海口市人。病人于 1997 年 3 月因受凉后出现双手指、腕、足趾、踝关节疼痛，无肿胀，自行热敷后疼痛消失，未重视，未治疗，后偶有四肢关节疼痛，于同年 6 月出现双手指、腕、足趾关节疼痛、肿胀，双肘关节疼痛，无肿胀，双上肢抬举、后伸均困难，经当地医院检查化验，确诊为类风湿关节炎，给予口服来氟米特、甲氨蝶呤等药物治疗，症状缓解，后每逢阴雨天气病情反反复复，时轻时重，后经人介绍服用我院蚂蚁通痹丸 1 月，自觉病情较前减轻，遂于 1997 年 11 月来我院就诊。当时病人双手指、腕、肘、踝、足趾关节疼痛，肿胀，双肩、膝关节偶有疼痛，双上肢可抬举，腕关节活动度可，精神、饮食可，二便正常，睡眠佳。

查体：双手指、腕、肘、膝、足趾关节压痛（+），双手指、腕、足趾关节肿胀，双上肢可抬举，腕关节活动度可。

化验：RF 120IU/ml；ASO 260IU/ml；CRP 36mg/L；ESR 30mm/h。

诊断：类风湿关节炎。

辨证：肾脾两虚，寒湿阻络证。

治疗：服用蚂蚁通痹丸，早晚各 2 丸，中午中草药或蚂蚁通痹胶囊 4 粒。

处方：

羌活 10g	独活 10g	桂枝 8g	当归 10g
伸筋草 12g	透骨草 12g	胆南星 6g	姜黄 10g
三七 6g	制川乌 6g	鸡内金 10g	苍白术各 8g
秦艽 10g	川牛膝 12g	赤白芍各 10g	泽泻 10g
威灵仙 12g	杜仲 10g	厚朴 10g	桑寄生 12g

15 剂，二日 1 剂，水煎服。

服用 1 个月后，又邮购蚂蚁通痹丸，早晚各 2 丸，中午蚂蚁通痹胶囊 4 粒，1 个疗程后，双手指、腕、肘、足趾关节偶有疼痛，无肿胀，双上肢抬举、后伸均不受限。在当地化验：RF 30IU/ml，ASO 200IU/ml，CRP 18mg/L，ESR 15mm/h。继续服用蚂蚁通痹丸 2 丸，早晚各 2 丸，中午蚂蚁通痹胶囊 4 粒，一年后病情稳定，各关节无不适症状。后改为服用蚂蚁通痹丸，早晚各 2 丸，服用 1 个疗程后停药，病情完全康复，电话随访中得知病人顺利完成学业，并走上工作岗位。

病案 31（类风湿关节炎）

管某，女，42 岁，湖南省衡阳市祁东县人。患类风湿关节炎 20 余年，多次在当地医院诊治，病情反复，时好时坏，后经同村病人介绍于 2010 年 6 月来我院就诊，当时病人双手指、腕、肘、肩、膝、足趾关节疼痛，晨僵，双手指关节、腕、足趾关节肿胀，精神一般，纳差，小便不黄，大便正常，睡眠差。

查体：双手指、腕、肘、膝、足趾关节压痛（+），双手指、腕、足趾关节肿胀，双手半握拳，腕、肘、肩、膝关节活动度可，脉沉，舌质红，苔薄黄。

化验：RF 160IU/ml；ASO 280IU/ml；CRP 36mg/L；ESR 30mm/h。

诊断：类风湿关节炎。

辨证：肾脾两虚，寒湿阻络证。

治疗：服用蚂蚁通痹丸，早晚各 2 丸，中午中草药或蚂蚁通痹胶囊 4 粒。

处方：

秦艽 12g	杜仲 12g	桑寄生 12g	威灵仙 12g
蜈蚣 2 条	僵蚕 6g	地龙 4g	蜂房 6g
伸筋草 12g	透骨草 12g	忍冬藤 15g	五加皮 10g
黄柏 10g	生地 15g	防风 15g	泽泻 12g

桂枝 6g	羌活 10g	独活 10g	延胡索 10g

15 剂，二日 1 剂，水煎服。

服用 2 个月后，双手指、腕、肘、肩、膝、足趾关节疼痛明显减轻，无晨僵，各关节无肿胀，改服蚂蚁通痹丸，早晚各 2 丸，中午蚂蚁通痹胶囊 4 粒，服用 1 个疗程后，各关节偶有疼痛，无肿胀，化验：RF 70IU/ml；ASO 150IU/ml；ESR 14mm/h。后改服蚂蚁通痹丸，早晚各 2 丸，服用 3 个月后各关节无不适症状，为巩固疗效，继续服用蚂蚁通痹丸 3 个月后停药，随访至今未复发。

病案 32（类风湿关节炎合并慢性肾功能不全）

于某，女，45 岁，1550 Cheshire Dr peeris，CA92571 USA。病人于 1999 年夏移民到美国定居，因饮水不足，引起尿路感染，发展为慢性肾盂肾炎，出现血尿、蛋白尿，在美国医院用消炎药 1 年，病情时好时犯；遂回国内，在北京中医药大学附属东直门医院住院 1 个月，病情好转，但尿中一直有红细胞 3~5 个之多，尿潜血阳性，磁共振左肾功能受损；到 2000 年 7 月出现手关节至多关节疼痛，疼痛剧烈而甚不能忍受，部分关节出现变形，而尿中增到 7~10 个红细胞之多，伴有蛋白、管型、潜血在 3 个加号，晨起眼睑、小腿肿胀，在美国洛杉矶医院给用消炎药阿莫西林、呋喃坦啶和抗风湿消炎痛等西药不能控制，胃部也出现疼痛，食欲减少。故又回到北京某大医院服中药治疗，病情减轻，但不能完全控制；后经国内病友介绍，得知旺龙蚂蚁丸胶囊治疗效果甚好，决定服用此药进行治疗。从 2007 年 8 月开始服此药，3 个月后关节疼痛明显减轻，胃肠功能也得到了改善，特别是尿中的红细胞、蛋白、潜血加号也在减少。到服药 6 个月时，关节疼痛、肿胀完全消失，尿量增多且色泽清亮，尿时也再无疼痛，化验尿液全为正常。这时他以前用的西药、中药全已停服，本院的旺龙蚂蚁丸胶囊也减量服用以巩固疗效。3 个月后停药。分别于 3 个月、6 个月、1 年后复查，关节再未出现疼痛，化验尿常规及肾功能一切正常。

第四节　蚂蚁丸的升级换代

蚂蚁通痹丸、蚂蚁通痹胶囊是升级换代后的第四代旺龙蚂蚁丸系列，对补肾健脾、养肝荣筋、祛风散寒、强筋壮骨效力更强，对类风湿关节炎、强直性脊柱炎表现的关节炎疼痛、肿胀、晨僵、屈伸不利、变形、畸形都适合服用，对硬皮病、干燥综合征、红斑狼疮也有良好效果，还对久痹、重痹、顽痹型类风湿关节炎、强直性脊柱炎、骨性脊柱炎、颈椎病、骨质增生、腰椎间盘突出症、股骨头坏死及顽固的腰腿疼痛等有独特的效果。而蚂蚁通痹胶囊是用地道的上等药材，应用先进的制备工艺加工而成，适合于较重型、顽固型类风湿、强直性脊柱炎及其他重型风湿病病人、糖尿病病人和不适合服用丸剂的病人。胶囊剂服用量较丸剂量少，服用方法也比丸剂方便，胃肠内溶解溶散快、吸收较完全，产生效果较快。

蚂蚁通痹丸的君药棕褐沙林蚁是一味新药材，是产于山西省吕梁山脉和太行山中的虫类宝药，常年生存于阴暗潮湿的灌木树丛中，具有很强耐风寒、抗风湿作用。经研究体内有特殊的能量化合物和蛋白质、微量元素，含有大量草体蚁醛，能加速组织再生能力和细胞活力，促进微循环，加快血流，改善局部血液循环，使类风湿因子转阴和组织修复。同时具有促进免疫球蛋白的形成和淋巴细胞的转化作用，它既是广谱的免疫增强剂，又是安全的免疫抑制剂，还使其免疫功能调节到平衡。除有现代的免疫调节作用外，还有中医的补肾健脾、祛风除湿和虫类药本能的搜剔通脉、通络功效，以此为主而组成的系列制剂，符合中医辨证论治和君臣佐使配伍用药法则，达到了中医整体治疗观和既治已病又治未病的现代中医与传统中医相结合的理论治病特点，实现了同病共性化治疗的经典系列配方，又有个性化不同人、特殊病证及有各种合并症的差异化治疗手段，从而达到早中期治愈，中后期、晚期缓解、控制、改善的效果。旺龙蚂蚁丸系列制剂特色疗法结合了中医传统治疗痹证的手段与现代科学研究成果应用的新发展，方法新颖，疗效独特，深受广大病人的欢迎。

旺龙蚂蚁丸系列制剂特色疗法是以治本为主、补肾健脾（正气内存），佐以祛风散寒、活血通络之品，使其外邪消除（体健邪不可干），达到标本兼治、体健病除；对个案病例，特殊体质，除服用通用的蚂蚁通痹丸外，还可针对病情通过辨证施治给予中药汤剂配合服用，根据中医急则治标，缓则治本的治则，对急症、病重、疼痛较重病人的给予中西药配合治疗。

该疗法服用安全，使用方便，基本上未发现毒副作用，30多年来的临床应用和动物实验均得到了证实，除少数病人需住院治疗观察一段时间外，多数病人通过面诊、确诊都可带药在家中服用，医患可通过电话、网络、书信等进行沟通、咨询、指导治疗。

该疗法中的君药材精选为优质的棕褐沙林蚁，原料当年收购当年用，药材新鲜药效高。在该疗法使用过程中，也根据病人不同情况给予辅助性治疗，如针灸、熏蒸、外敷外贴、电疗等康复性指导治疗方法。

该疗法组方独特，配伍严谨，每味药材的炮制都很精心，以蚂蚁补肾健脾、免疫双向调节为君；以补气养血、通络化瘀之药为臣，使气血生化有源；佐以祛风除湿、舒筋活络之品，豁达祛风寒湿邪；使以虫类药物，以其搜剔之能，走窜之功，开其气血之凝滞。诸药协力，扶正祛邪，标本兼治。

坚持用药是治愈的关键，不可半途而废。根据病人的康复反馈和多年观察总结，服用蚂蚁通痹丸，大部分病人1~1.5个月见效，表现为疼痛减轻，肿胀消退，食欲增强，身体健壮有力，精气神逐步提升。服用3个月轻症病人可基本痊愈，重症可明显减轻。对于关节已经变形、生活不能自理，病程较长的老病人，则需时1~1.5年，多数可使其病症得到明显缓解、控制和改善。

对原服用西药的病人，在服用本药后，不可立即停止西药，应采用上、下台阶方式，即服用我院药一段时间，逐步减量，停服西药（尤其是服用激素多年的病人，更是停药困难，因此要慢慢来，只要能够减少用量，就能减少其毒副作用）。

我院应用的旺龙蚂蚁丸系列制剂特色疗法是纯中药制剂，它虽没有西药那样止痛效果快，但其疗效持久稳定，可从根本上达到治愈或缓解控制病情的效果。因此只要病人有坚持服药的信心，就会取得满意的效果，这是其他疗法无法比拟的。

第五节　蚂蚁丸的继续研究

蚂蚁丸从1983年开始研发至今，从原始蚂蚁丸到复方蚂蚁丸，从旺龙蚂蚁丸系列1、2、3、4号到一、二、三、四代，从原始传统制剂到国家级新药，从旺龙蚂蚁丸到升级换代的蚂蚁通痹丸和蚂蚁通痹胶囊，研制团队在我们国家传承、开发中医药政策的导引下，在各级卫生、药监部门的支持下，省内外专家的共同努力下，我们把攻克类风湿、强直性脊柱炎等风湿免疫疾病作为奋斗目标。蚂蚁丸的研究虽然取得了一些成绩、成果，但只是个起点，仍将继续,从蚂蚁丸复方制剂到简味药、单味药的研究,从传统工艺到现代制备工艺提高,从三类药到二类、一类药的转化,从君臣佐使混合物到有效作用部位和有效成分的研究还有待深化、升华。蚂蚁丸的深入研究在继续,我们要与中西医药同仁共同努力,让世界更加认可中医药,使用中医药,享受中医药。

附　录

中药的煎剂

口服中药煎剂是我们传统中医治病主要和重要的给药途径，尤其是对急性重症病人表现得尤为突出。当我们抓到草药后，首先应该掌握中药汤剂的正确煎煮方法，从而最大限度发挥其治疗效果。在家庭煎煮中药过程中应该注意以下几个方面的问题。

1. 煎煮器具

煎药最好的器具是砂锅、陶器。忌用铝、铁、锡器具。这是因为铝、铁、锡易与中药发生化学反应，轻则降低疗效，重则产生毒副作用。

2. 煎前浸润

煎药前用清水浸泡，有利于有效成分的煎出。煎前浸泡时间以 30~60 分钟为宜，以种子、果实、根为主的药浸泡时间 60 分钟。夏天气温高，可以浸泡时间短些；反之冬天可以长些。浸泡用水，以常温或温水（25~50℃）为宜，切忌用沸水。中药入煎之前一般不需要清洗，因大都进行了加工炮制。

3. 入药方法

多数药物同时入煎，但部分药物因其性质、性能及临床用途不同，所需煎煮时间不同，分先煎、后下、包煎、另煎、烊化。

（1）先煎　先煎的目的是为了增加药物的溶解度，降低药物的毒性，充分发挥疗效。以下三种情况需要先煎：

①矿石类：贝壳类、角甲类药物，因质地坚硬，有效成分不易煎出，必须先煎。如生石膏、寒水石、赤石脂、灵磁石、代赭石、海浮石、礞石、自然铜、牡蛎、石决明、珍珠母、海蛤壳、瓦楞子、龟甲、鳖甲、穿山甲、龙骨、龙齿、鳖甲、水牛角等，可打碎先煎 30 分钟。

②有毒的药物：如乌头、附子、商陆等，先煎30分钟~2小时，以达到减轻毒性的目的。

③某些植物药：如天竺黄、火麻仁、石斛，只有先煎才有效。

（2）后下　花、叶类以及部分根茎类药因其有效成分易挥散，故宜后下。

①气味芳香，含挥发油多的药物，如薄荷、藿香、木香、豆蔻、砂仁、草豆蔻、檀香、降香、沉香、青蒿、细辛应后下，一般在中药汤剂煎好前5~10分钟入药即可。

②不宜久煎药物，如钩藤、杏仁、大黄、番泻叶选后下。

（3）包煎　将药用纱布包起来和其他药一起煎。如车前子、葶苈子、青葙子等，避免黏锅不容易滤除或刺激咽喉，引起咳嗽、呕吐等。

（4）另煎　一些名贵中药如人参、西洋参、虫草、鹿茸可单煎或研细冲服。

（5）烊化　如鹿角胶、阿胶等放入容器内加水炖化，再兑入煎好的药物中服用。

（6）煎汤代水　一般体积庞大吸水量较大的药物如丝瓜络、金钱草、糯稻根等先宜与水煎煮，将所得的药汁去滓后再煎他药。

（7）溶化　如芒硝、玄明粉可溶化冲入汤剂中应用。

（8）生汁兑入　如鲜生地汁、生藕节、梨汁、韭菜汁、姜汁、白茅根汁、竹沥等，不宜入煎可兑入煮好的汤剂中服用。

（9）合药冲服　某些贵重的药物有效成分不易在水中溶解的或加热后某些有效成分易分解的药物，如人参粉、牛黄粉、羚羊粉、三七粉、麝香粉、全蝎粉、肉桂粉、甘遂粉等，将药末合于已煎好的煎剂中搅拌后服。

4. 煎煮用水

以新鲜清洁的井水、自来水、河水、湖水、泉水为宜。在《本草纲目》记载："立春雨水宜煎发散及补中益气药"，"腊雪化水宜煎伤寒火喝之药"，"长流水煮药最验"，"井泉水宜煎补阴及一切痰火气血药"。

5. 煎水用量

一般用水量为将草木药加压后，液面没过饮片两横指（约2cm）为宜。其中，芳香易挥发及质地疏松的药物，可以只淹没药物为度；质地坚硬黏稠需久煎的药物，加水量可略多一些。科学化加水量：第一煎加水量 = 方中各药物总量（g）+150ml+ 服用量（成人服用量为150~300ml）。第二煎加水量：

服用量 +200ml。

6. 火候与时间

一般在未沸时用大火（武火），沸后用小火保持微沸状态（文火）。煎煮时间应根据药物性质而定，解表药第一煎煮沸后 10~15 分钟，第二煎煮沸后 5~10 分钟；滋补药第一煎煮沸后 40~60 分钟，第二煎煮沸后 30~40 分钟；其他类药物，第一煎煮沸后 20~30 分钟，第二煎煮沸后 15~25 分钟。

7. 煎煮次数

一般来说，一剂药煎煮二次为宜。但第二次药液滤出后，可将药渣放入双层纱布中包好，待稍凉后，加压绞取药渣所吸附的药液加入到第一、二次煎好的药液中，最后把药渣扔掉。

8. 服药方法

临床一般均为每日 1 剂，每剂分 2~3 次口服。病情急重的，可隔 4 小时左右服 1 次，昼夜不停，使药力持续。一般情况下，汤药多温服。对呕吐者宜小量频服。对丸、散等中药制剂，一般都用温开水送服。滋补药宜饭前服；对胃肠道刺激的药物宜饭后服；消食健胃药，宜食后服；驱虫或泻下药，宜空腹服；安神、镇静类中药，睡前 30 分钟至 1 小时服用。

目前的煎药方法：除以上传统煎药方法外，各家医院、药房都备有大型煎药机。其材质为不锈钢，有自动控制设备，能一次煎好一周或两周的药，并用塑料袋逐包封装。优点：省心，省力，重新加热即能食用；不足：其材质发热盘易附着药剂分子而发生色变，可能发生某些化学反应。除此之外，煎药机煎出的药剂量要多，浸透力也差，且有误服他人药的可能。

因此在条件允许的情况下，尽量自己煎煮药物较好。我院为风湿病专科医院，中药方剂中有时加有川乌、草乌等有毒药物，在煎煮时附有先煎嘱咐。方法是用温水将药先泡，武火煎煮沸 30 分钟，然后将方中的其他中药加入，混合起来一起煎煮，文火煮沸 30 分钟，将药汁过滤倒出，此为第一煎；留下的药渣加水稍作浸泡再煎，文火煎煮沸 30 分钟，将药汁过滤与第一煎药液混合，再进行煎煮浓缩 30 分钟，分 2~3 天服用。

参考文献

[1] 蔡辉，姚茹冰.新编风湿病诊断标准［M］.北京：人民军医出版社，2011.

[2] 房丽华.风湿免疫科进修医师问答［M］.北京：军事医学科学出版社，2012.

[3] 刘毅.风湿免疫系统疾病［M］.北京：人民卫生出版社，2012.

[4] 胡绍先.风湿病诊疗指南［M］.北京：科学出版社，2013.

[5] 陈明雁，梁迪.查口腔肠道菌群诊断类风湿关节炎［N］.健康报，2015.

[6] 郭海明.蚂蚁通痹丸治疗类风湿关节炎168例临床观察［J］.内蒙古中医药，2015，12（34）：26.

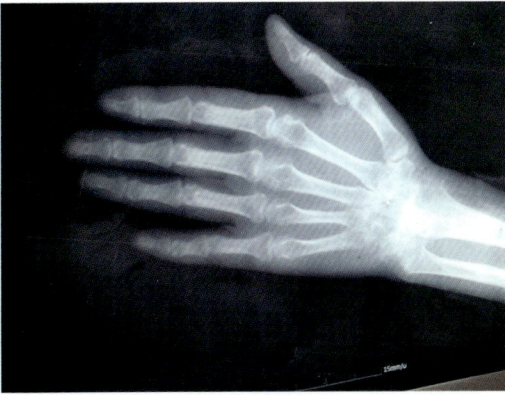

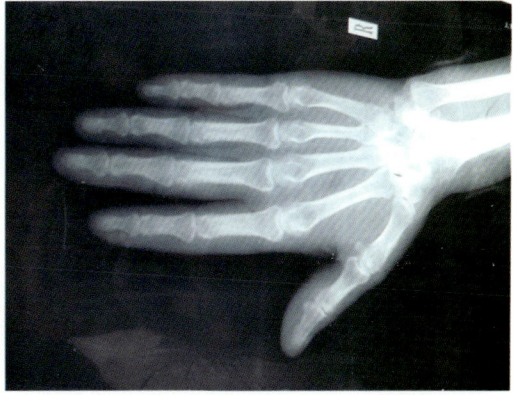

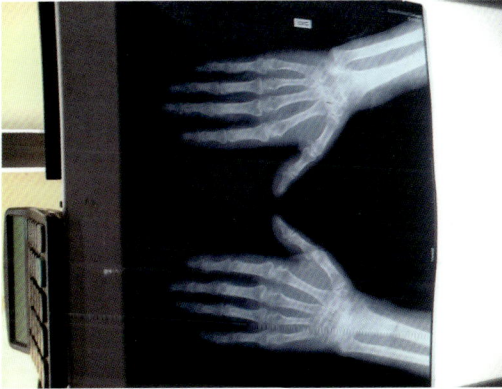

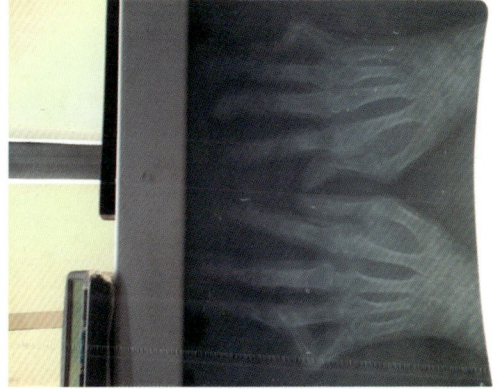

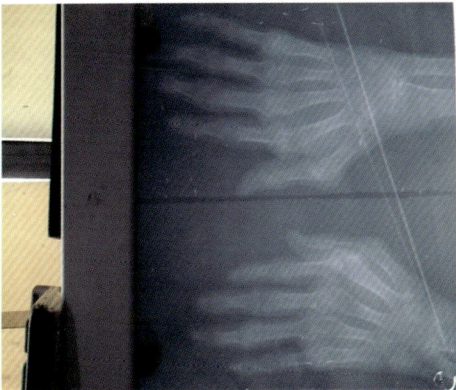

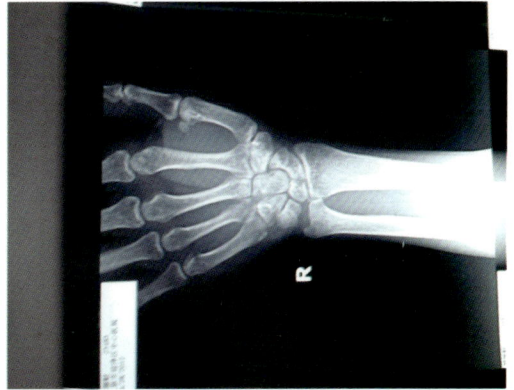

图 1　类风湿手、腕的 X 光片

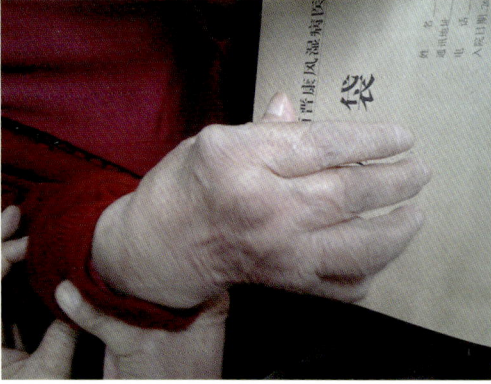
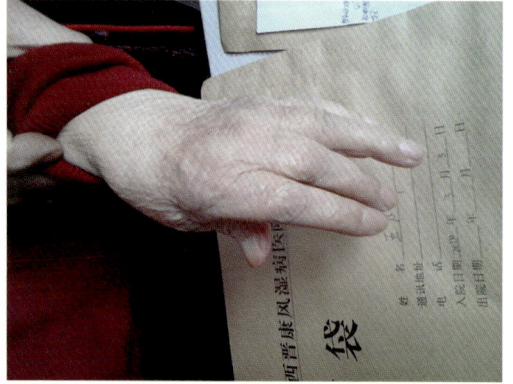
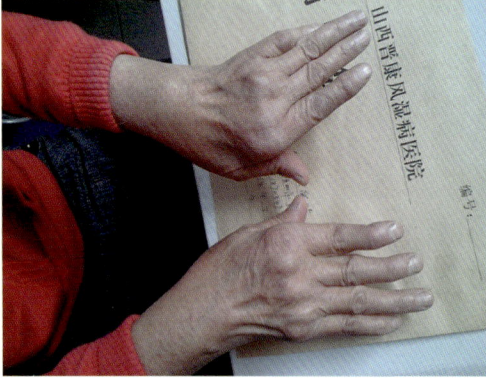
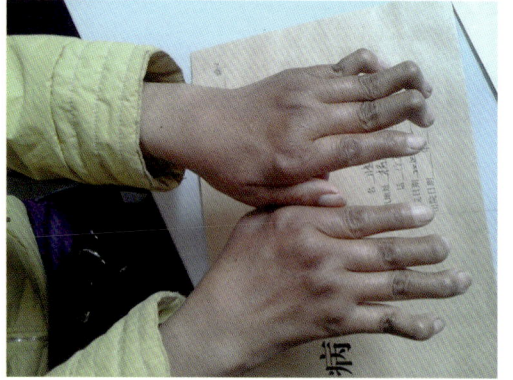
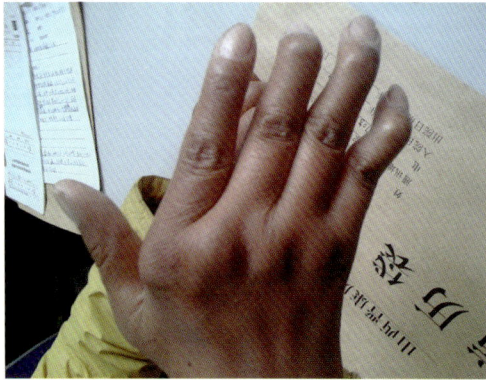
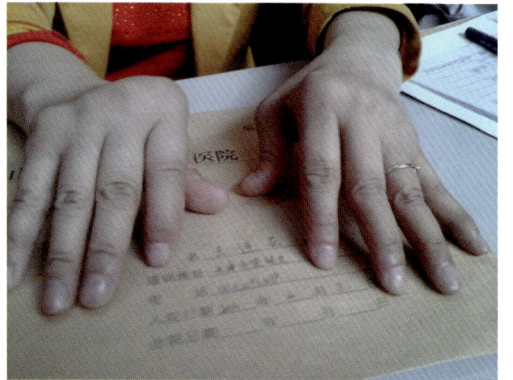

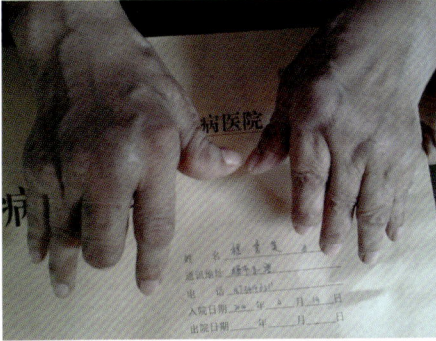

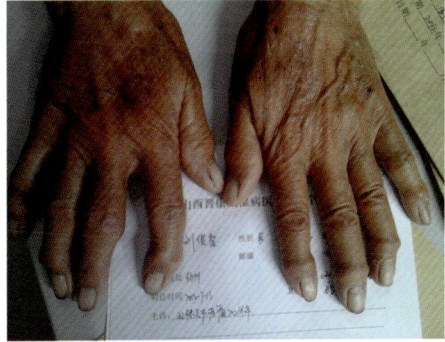

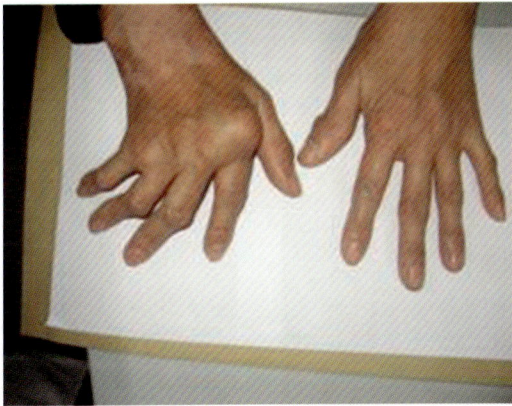

图 2　类风湿手的外形图片

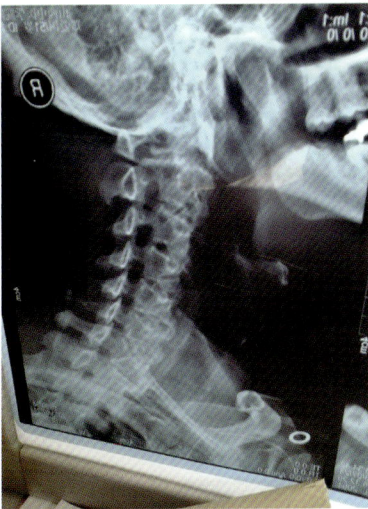

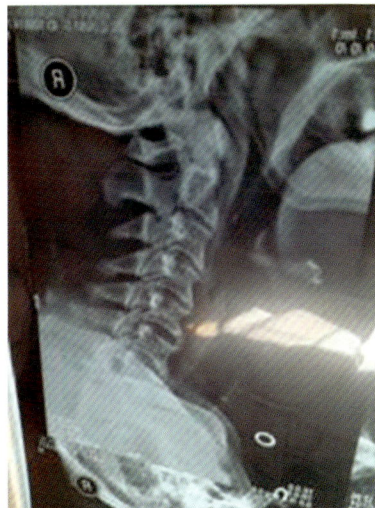

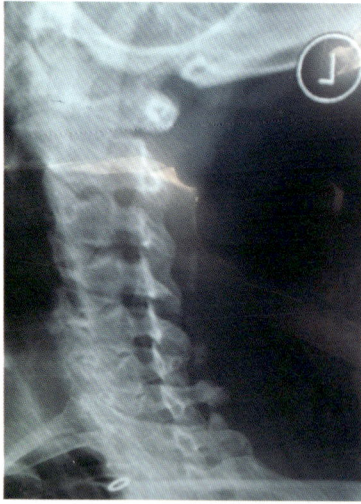

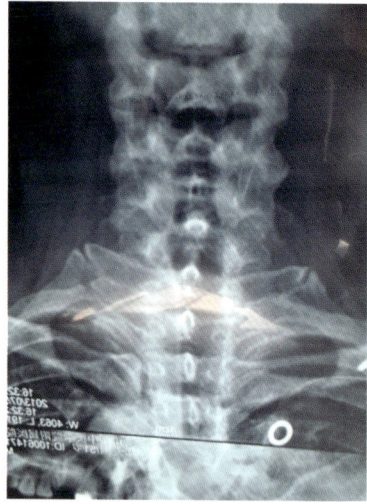

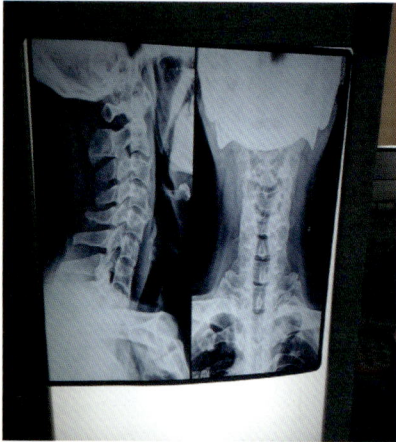

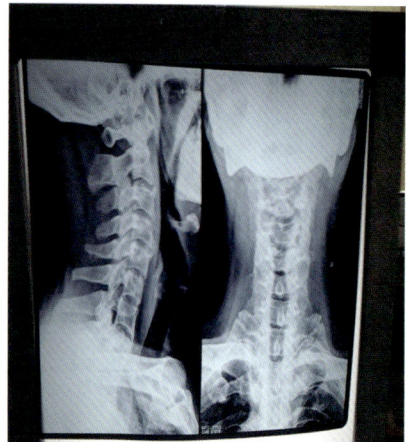

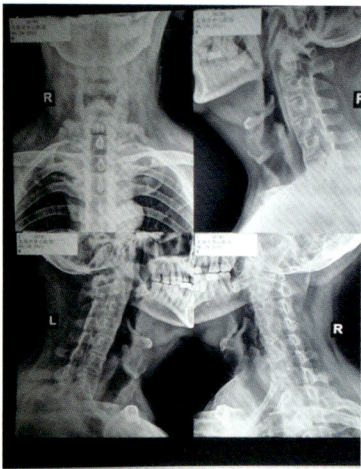

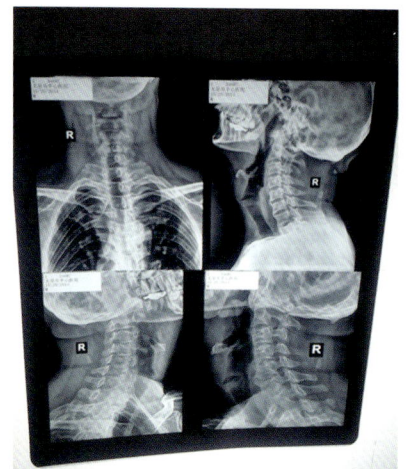

图 3　类风湿颈椎病变和颈椎骨质增生 X 光片

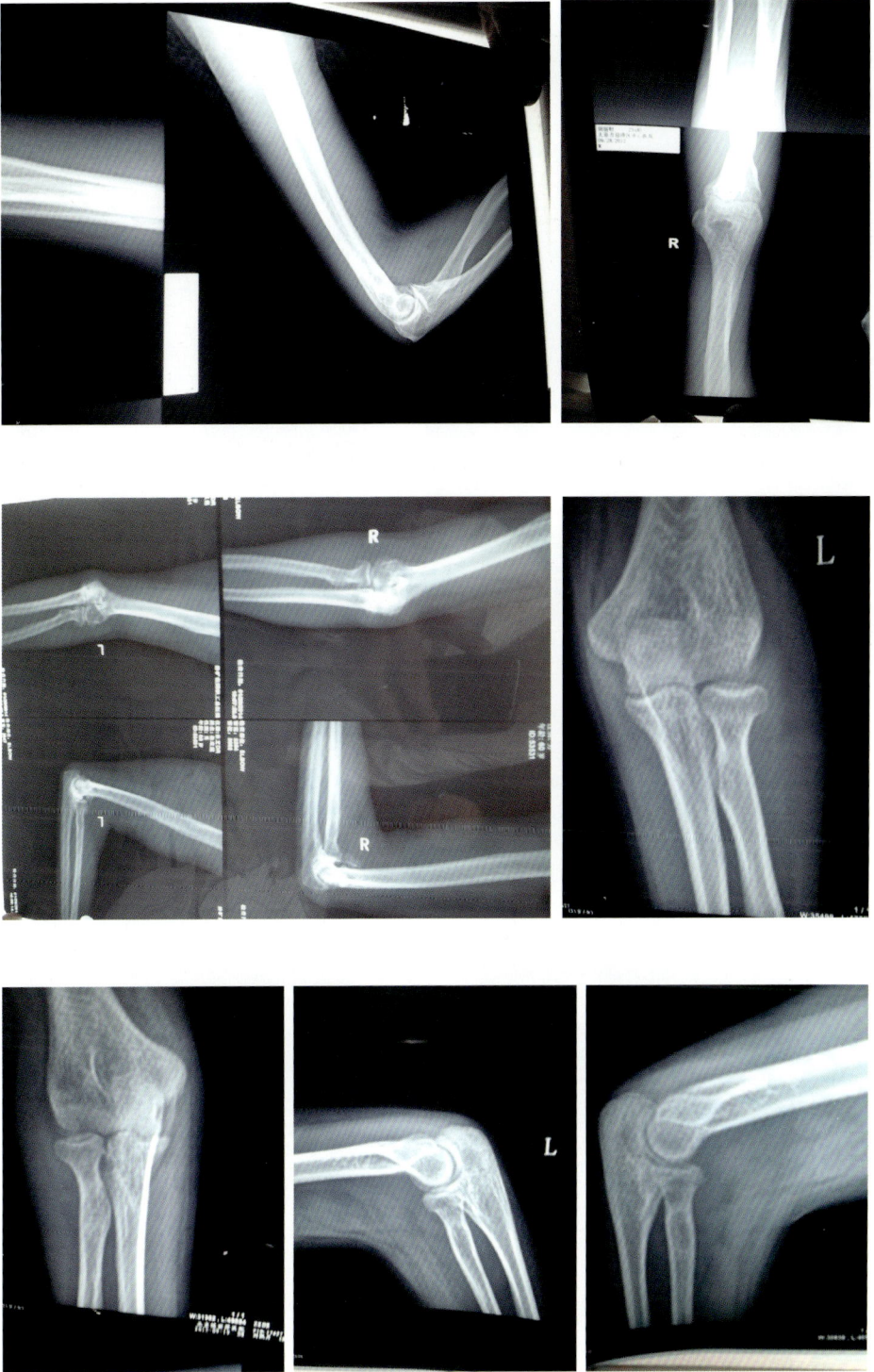

图 4　类风湿病肘关节 X 光片

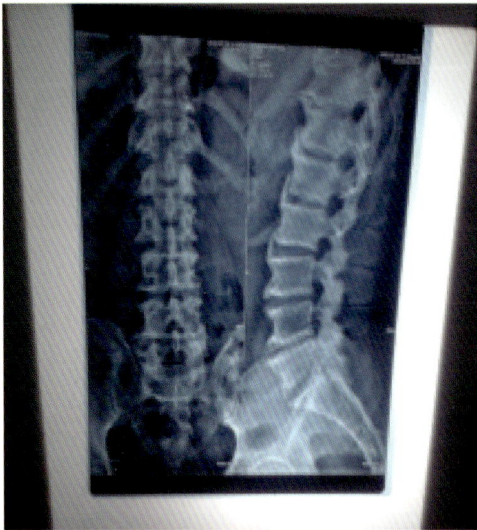
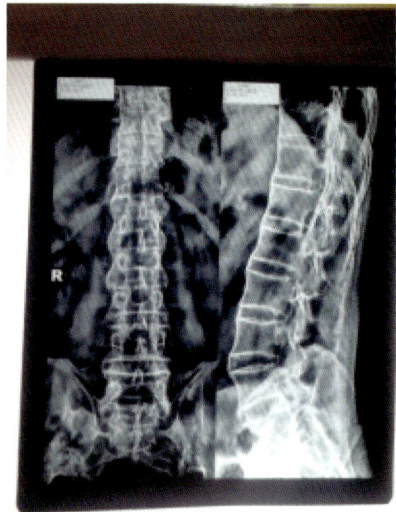
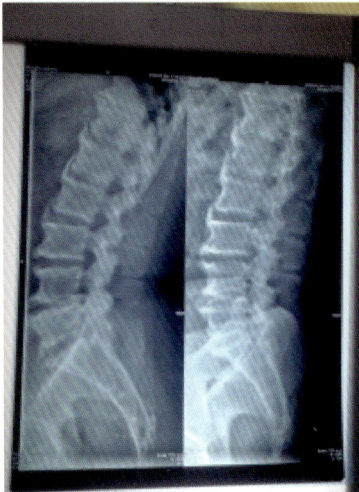
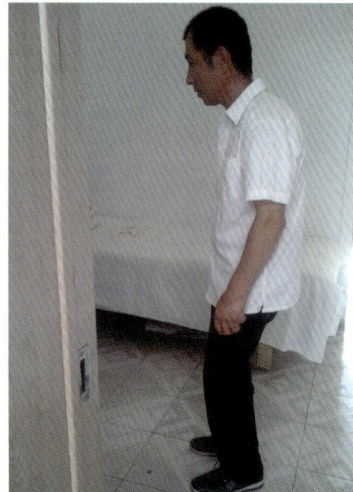
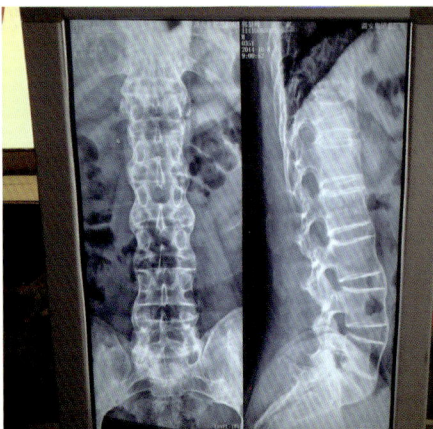
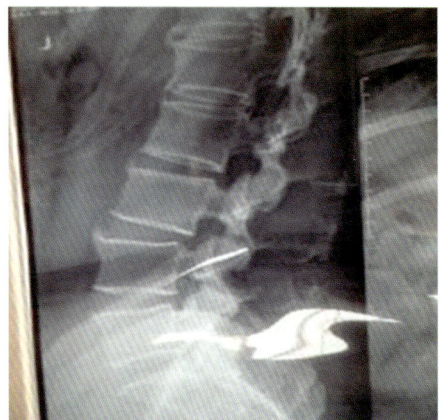

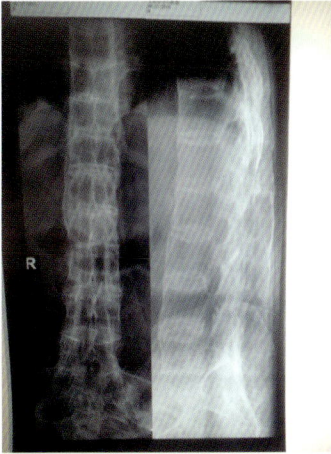

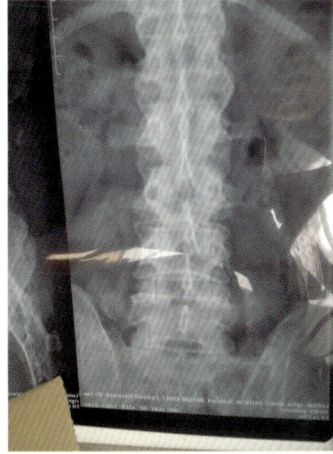

图 5　强直性脊柱炎竹节样改变和腰椎骨质增生 X 光、核磁共振片

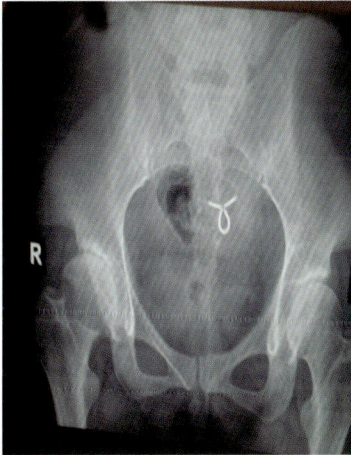

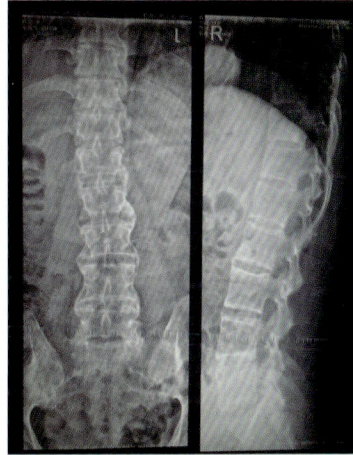

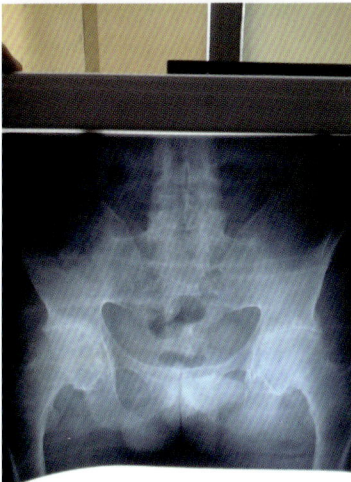

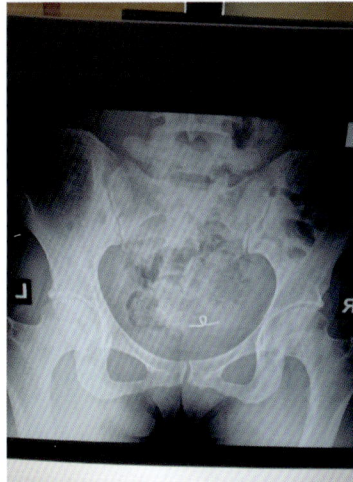

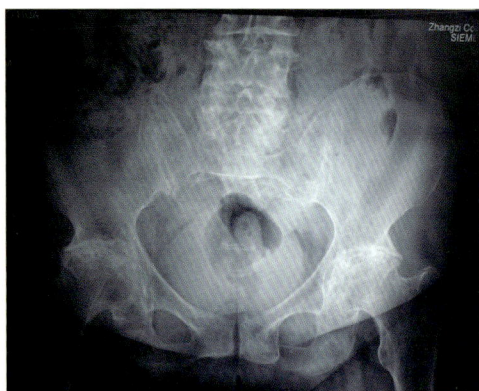

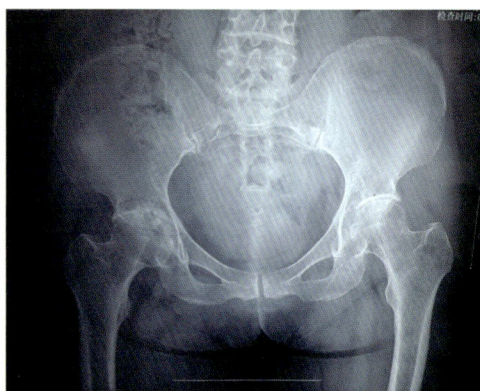

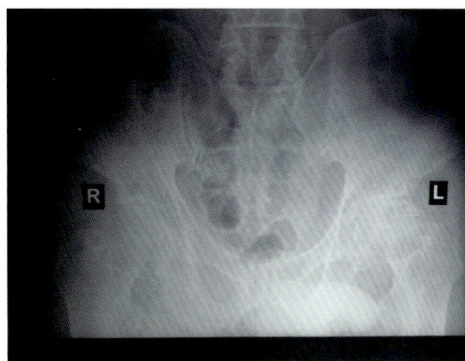

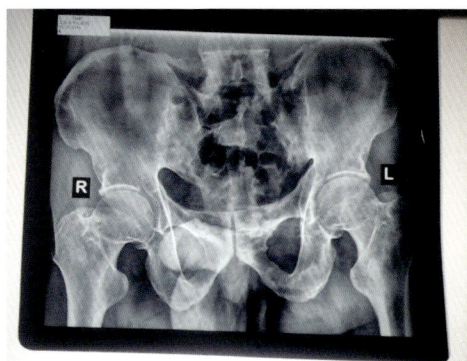

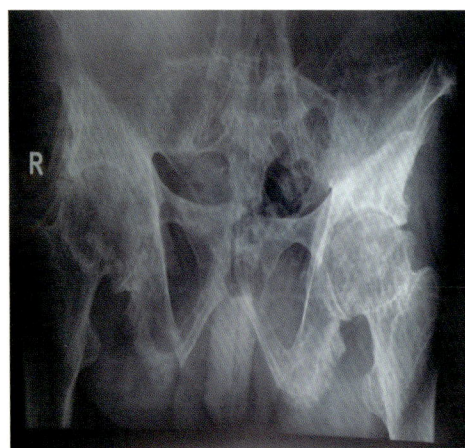

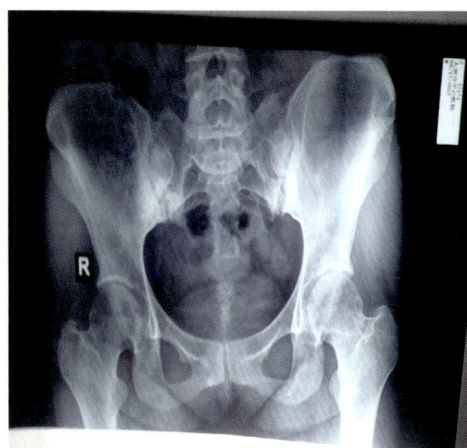

图 6 骨盆强直性脊柱炎骶髂关节、髋关节的病变 X 片

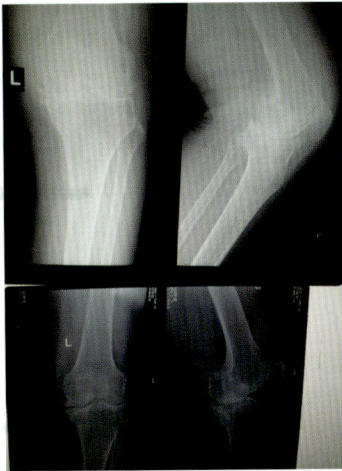
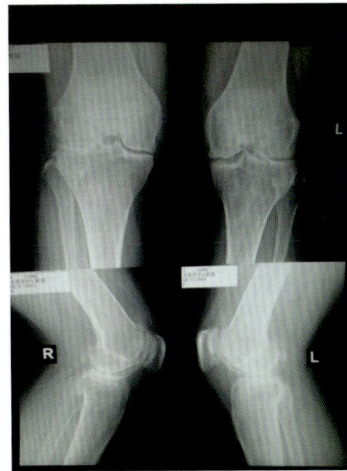
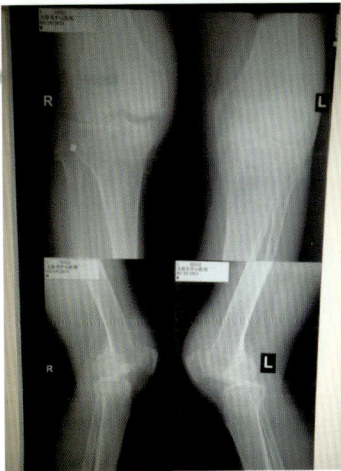
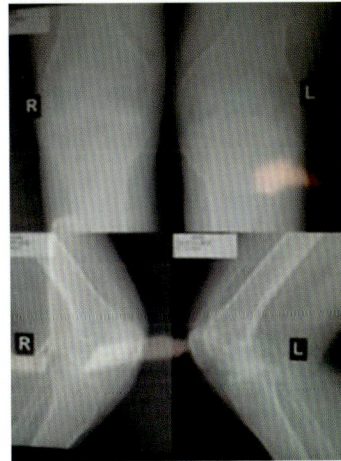
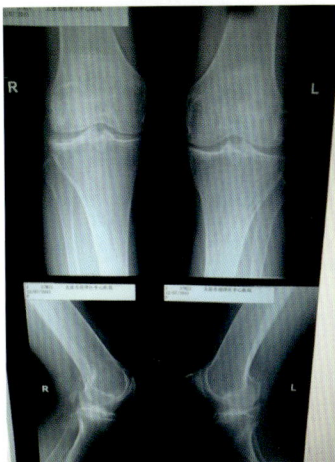
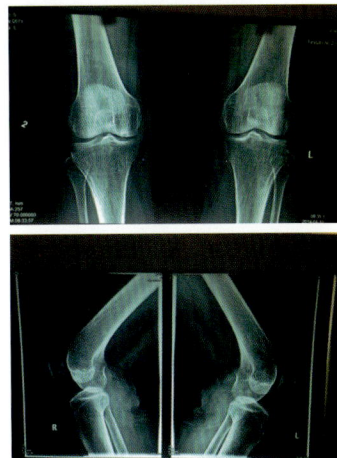

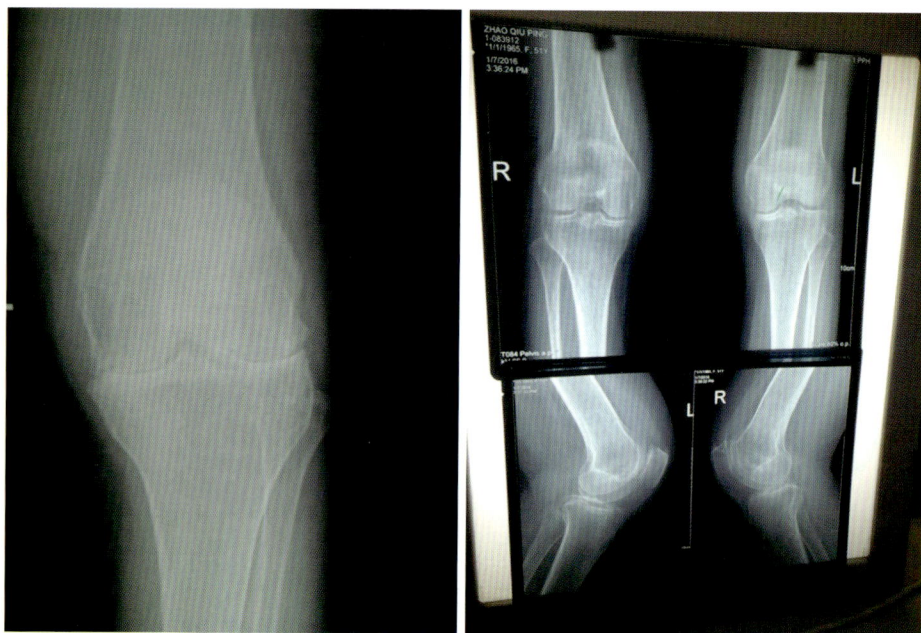

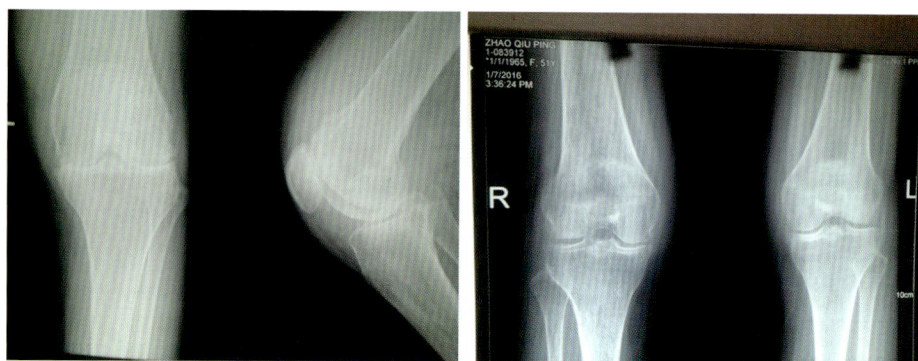

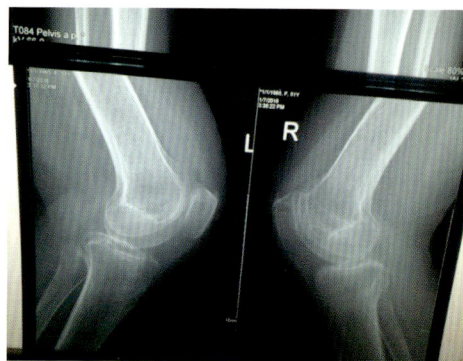

图 7　类风湿骨关节炎的膝关节 X 光片

图 8 类风湿脚的外形图片

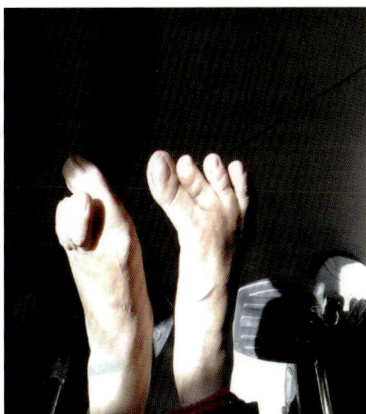

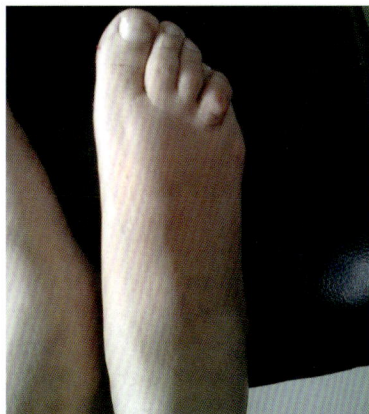

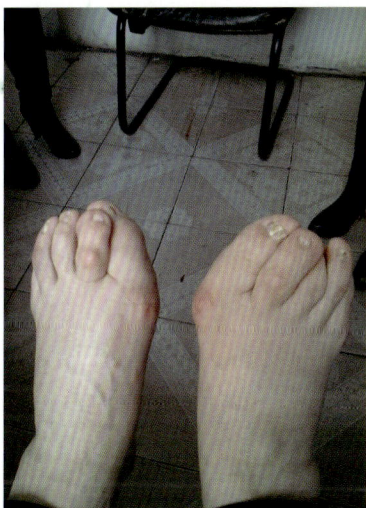

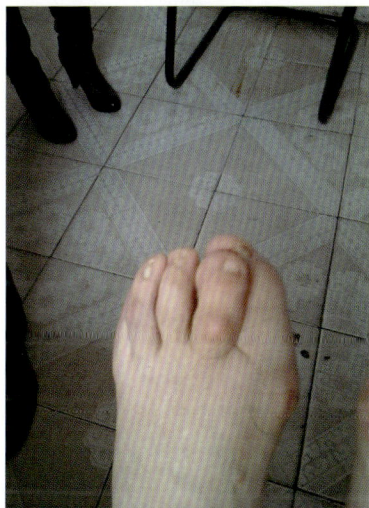

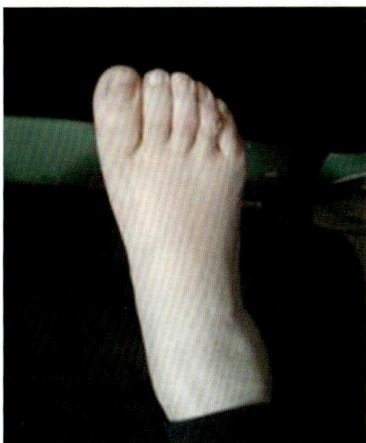

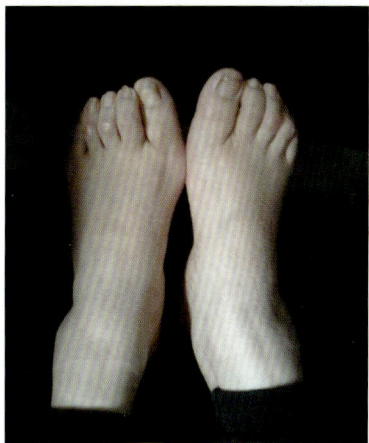

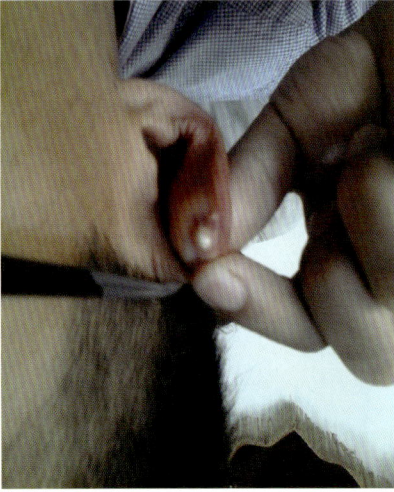

图 11 滑膜关节骨质增生

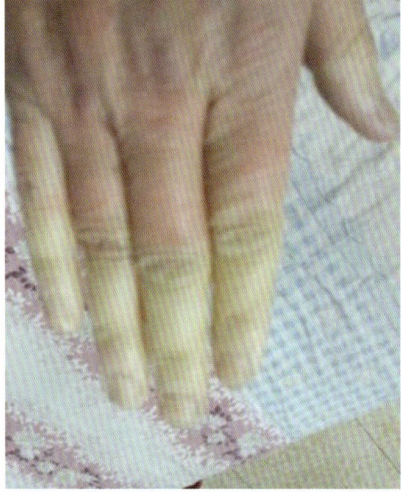

图 10 患者手指关节肿大

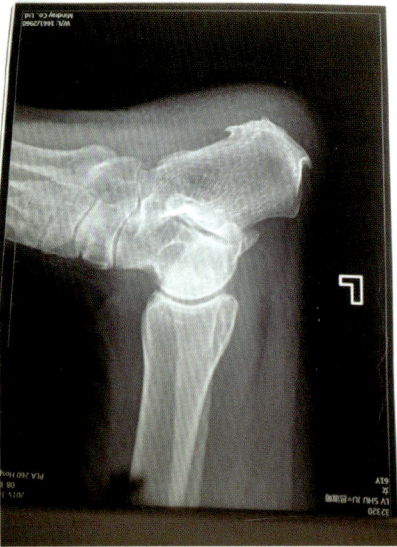

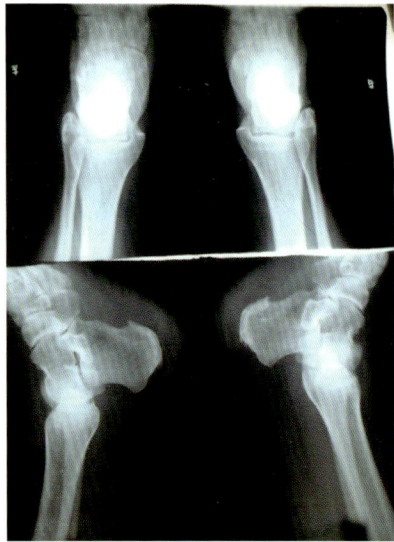

图 9 类风湿性关节炎病变膝、踝 X 线图片